Nu am venit să te învăț.
Am venit să te iubesc.
Iubirea te va învăța.

BONUS GRATUIT
Descoperă secrete antice de vindecare ce-ți pot schimba viața

Ai tu, sau cineva pe care îl iubești, vreo provocare:
- ✓ Fizică
- ✓ Mentală
- ✓ Emoțională
- ✓ Spirituală

Te-a afectat ceva ani de zile și ai nevoie de alinare?

Site-ul nostru de membru GRATUIT are toate link-urile, videoclipurile și resursele din această carte, ele fiind darul meu pentru tine. Te poți înscrie acum la:

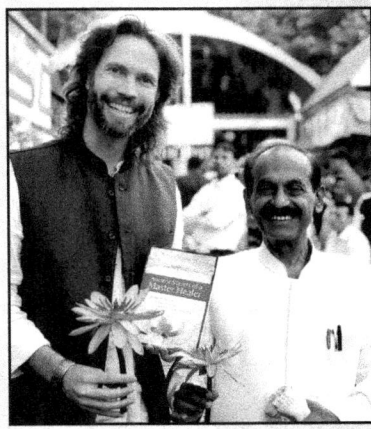

Dr. Clint G. Rogers și Dr. Naram

www.MyAncientSecrets.com/Belong

În ABONAMENTUL GRATUIT LA SITE, vei descoperi:
- ✓ Cum să-ți reduci instantaneu anxietatea
- ✓ Cum să slăbești și să menții greutatea
- ✓ Cum să îți îmbunătățești imunitatea și energia
- ✓ Cum să-ți ușurezi durerea articulară prin alimentație
- ✓ Cum să-ți îmbunătățești memoria și concentrarea
- ✓ Cum să descoperi scopul vieții tale
- ✓ Și multe altele ...

Vei obține videoclipuri care se potrivesc cu fiecare capitol, demonstrând secretele acestei cărți, astfel încât să te poți ajuta pe tine și pe alții.

De asemenea, poți experimenta un joc cu mare potențial, numit *"Descătușarea străvechii puteri secrete din tine în 30 de zile."* În timp ce joci, vei descoperi cum să aplici imediat secretele antice de vindecare în viața ta. (Notă: Acest joc include un conținut avansat care nu se găsește în carte)

Descoperă acum la: MyAncientSecrets.com/Belong

NOTA TRADUCĂTORULUI ÎN LIMBA ROMÂNĂ

Printr-o serie de circumstanțe, în care Dr. Clint G. Rogers și personalul său de suport au jucat un rol central, am avut șansa să-l cunosc personal pe doctorul Pankaj Naram și să devin studentul acestor metode străvechi de vindecare. Deci, am considerat că este o datorie de onoare să particip la pregătirea acestei traduceri realizată în coordonare cu Vanda Rumpel.

Atât apariția cărții în engleză cât și începutul traducerii în mai multe limbi, printre care și în românește, au avut loc în primăvara lui 2020 un an aparte pentru umanitate. Este de remarcat succesul cărții în contextul special al evenimentelor fără precedent din lume, o carte care a apărut exact când s-a dovedit a fi cel mai oportun.

Mulțumim autorului, Dr. Clint G Rogers, că ne-a încredințat nobila sarcină de a traduce această carte profundă în limba română și suntem încântați că și conaționalii români vor avea de acum acces la aceste secrete străvechi. Scopul nostru a fost să păstrăm nealterat mesajul original, deoarece conținutul este neprețuit.

Mulțumim lui Dumnezeu pentru că ne-a înlesnit oportunitatea de a participa la diseminarea acestei folositoare lucrări pentru umanitate.

Radu Borcoman,
Timișoara 1 Mai 2021

În cinstea cărții "Secretele antice ale unui maestru vindecător"

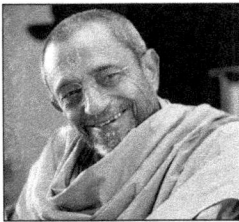

"Dr. Clint G. Rogers a făcut un mare seva (serviciu) cu această carte. Lumea are nevoie de un mare ajutor, întrucât este poluată nu doar în modul în care cred cei mai mulți … ci și prin poluare mentală, emoțională și spirituală. Anticele secrete de vindecare din această carte sunt o soluție mai profundă pentru cele mai mari probleme ale lumii de astăzi. L-am cunoscut și respectat pe Dr. Naram de mai bine de 40 de ani, l-am cunoscut personal pe maestrul său guru, Baba Ramdas, și am cunoscut puterea acestei transmisii neîntrerupte care vine în cele din urmă de la Jivaka (medicul personal a lui Buddha). Am văzut că Dr. Naram folosește principiile ancestrale de vindecare pentru a ajuta oamenii pe care i-am trimis la el să-și amelioreze și să-și învingă artrita reumatoidă, epilepsia, sângerarea menstruală severă, infecția hepatică, infecția pulmonară, scleroza multiplă, blocajele cardiace, cancerele, infertilitatea, fibroamele, diabetul zaharat, problemele tiroidiene, complicațiile în sarcină, colesterolul ridicat, hipertensiunea arterială, căderea părului, ascita, problemele tractului urinar, fractură de coccis, herniile severe, psoriazisul, autismul, eczemele, spondiloza cervicală și provocările creierului, pentru a numi doar câteva. Dr. Naram are o *siddhi* (putere) de vindecare dată de harul maestrului său. Secretele vindecării antice dezvăluite în această carte sunt necesare acum mai mult ca oricând."*

–H. H. Hariprasad Swami (conducător al Yogi Divine Society)

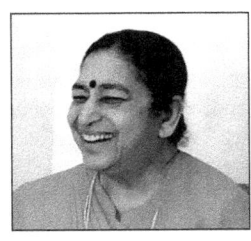

"Dr. Pankaj Naram este o autoritate mondială în secrete antice de vindecare. Această carte inspiră, împărtășind cum să infuzezi aceste vechi secrete de vindecare în viața de zi cu zi pentru o energie imensă, sănătate și fericire. Îmi administrez ierburi pe care dumnealui mi le-a recomandat pentru diabet și colesterol și au avut rezultate extraordinare. Mulți Sadhvis din Bhakti Ashram iau formulele lui pe bază de plante și au avut efecte incredibile și unii s-au vindecat complet. Fie că este vorba de diabet, tiroidă, artrită, dureri articulare, dureri de spate, și altele, toate au rezultate uimitoare. Mulțumesc Dr. Clint G. Rogers pentru această carte magnifică, pe care fiecare om ar trebui să o citească."*

–Mult iubitul Premben, Sadhvi Suhrad (Yogi Mahila Kendra)

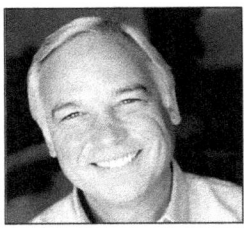

"Îl cunosc pe Dr. Naram, care este o ființă uimitoare, așa că, atunci când am auzit că Dr. Clint G. Rogers a scris această carte despre secretele sale vechi de vindecare, m-am entuziasmat. Majoritatea oamenilor nu au parte nici măcar de 3 minute cu Dr. Naram, dar prin această carte, oricine poate fi cu el într-o călătorie care îl va scălda în bucuria sa extraordinară, în pacea, claritatea și înțelepciunea sa profundă. Totul este într-un mod strălucit capturat aici ca un dar fenomenal pentru întreaga lume. Fă-ți o favoare și citește această carte."*

–Jack Canfield (lider de succes și co-autor al cărții *Chicken Soup for the Soul*)

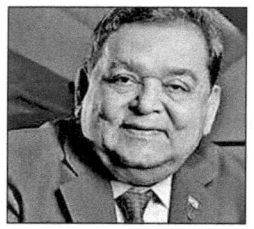

"Îl cunosc pe Dr. Naram de peste 30 de ani și am văzut că misiunea lui de a răspândi vindecarea crește în întreaga lume ... propagând relevanța învățăturilor antice de vindecare în societatea modernă. Dr. Naram a adus lumii practici de vindecare antice care s-au pierdut de-a lungul generațiilor. Sunt sigur că vei găsi această poveste adevărată, după cum a spus cercetătorul universitar Dr. Clint G. Rogers, ca fiind cu adevărat fascinantă și inspirată, pe măsură ce descoperi giuvaiere de înțelepciune străveche pe care le poți aplica în viața de zi cu zi."
–A.M. Naik (președinte de grup - Larsen & Toubro, unul dintre cei mai respectați CEO din India și din lume)

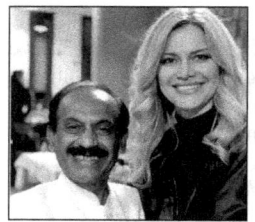

"Această carte ,Secretele antice ale unui maestru vindecător', este ca o rază de lumină pentru oameni. Pur și simplu m-am îndrăgostit de ea. Este atât de frumos scrisă și va da multe speranțe oamenilor care au nevoie. Nu voiam să se mai termine! Am descoperit că învățarea secretului lui Amrapali este o necesitate. Aceasta este cu siguranță una dintre cărțile mele preferate."*
–Arianna Novacco (Miss World Italia, 1994)

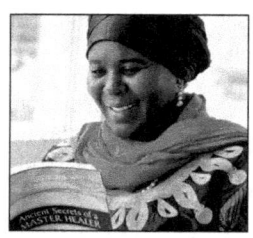

"Această carte cu potențial va schimba atâtea vieți din întreaga lume. Coranul și Hadith-ul vorbesc despre sănătate, profetul Mahomed (pacea să fie asupra lui) spunând: Dumnezeu nu a trimis nicio boală fără să trimită un leac pentru aceasta (Hadith nr. 5354). Prin secretele străvechi descrise în această carte, atât de mulți oameni își vor găsi leacul! Mă rog să fie cât mai mulți oameni care să-și dedice viața pentru învățarea și împărtășirea acestei științe antice pentru a ajuta oamenii din toată Africa și din întreaga lume."*
–Excelența sa Dr. Batilda Salha Burian (fost ambasador al Tanzaniei în Japonia, Australia, Noua Zeelandă și Coreea de Sud)

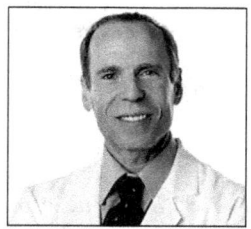

"Poveștile remarcabile despre oameni care își ameliorează tot felul de slăbiciuni și boli, nu sunt "minuni medicale." Aceste rezultate sunt previzibile atunci când urmezi anumite principii. Sănătatea este dreptul tău. Clint este un căutător al adevărului cu o curiozitate care l-a dus pe o cale și o misiune unice. El are o cunoaștere impresionantă a tehnicilor de vindecare antice utile, dar în general necunoscute. Îi doresc tot ce este mai bun în ce privește această carte și în misiunea sa de a ajuta umanitatea."*
–Joel Fuhrman, M.D. (președinte, Nutritional Research Foundation și de 6 ori cel mai vândut autor în *NY Times*)

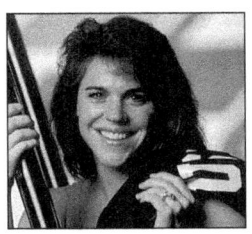

"Wow! Această carte, *„Secretele antice ale unui maestru vindecător'*, este schimbătoare de optică în materie de viață și sănătate pentru majoritatea oamenilor. Fiecare poveste are un impact profund. În timp ce citeam fiecare pagină, m-am gândit la cât de mult îmi doresc ca fiul meu și toți oamenii pe care îi iubesc, să o citească."*

–Wendy Lucero-Schayes (scufundător olimpic, de 9 ori campion național)

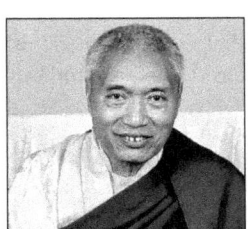

"Urmarea metodelor tradiționale de vindecare din această carte este foarte benefică. Dr. Naram este asemenea unui mare profesor în cunoașterea metodelor corecte de preparare a remediilor antice autentice, folosind ingrediente reale, astfel încât îi va ajuta pe alții să se vindece profund, fără efectele secundare ce dau alte boli. Chiar am avut probleme gastrice, diabet și, de asemenea, probleme cu tensiunea arterială. Dar după ce am urmat tratamentele doctorului Naram timp de trei ani, sunt mult mai bine. M-a ajutat foarte mult și în prezent mă simt foarte bine."*

- Eminența sa Namkha Drimed Ranjam Rinpoche (șeful suprem al descendenței Ripa, budismul Nyingma Vajrayana)

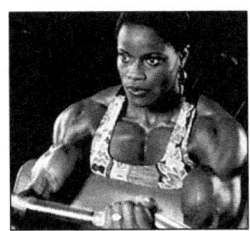

"Sunt încântată să împărtășesc aceste secrete cu alții și să văd bogăția acestor cunoștințe antice de vindecare răspândindu-se în toată lumea, pentru că știu cât de mult m-au ajutat. Aveam fibroame și pierdeam mult sânge, simțindu-mă foarte anemică. Medicii occidentali au vrut să-mi elimine uterul, dar eram convinsă că, dacă organismul creează o problemă, se poate și vindeca el însuși. După întâlnirea cu Dr. Naram, toată dieta mea s-a schimbat și am început să iau câteva ierburi care să ajute la detoxifiere și să-mi hrănească corpul. Acum sunt încântată să spun că mă bucur mai mult de viață. Nu numai că fibroamele mele au dispărut, dar și genunchii, care mi-au fost solicitați în ani buni de culturism profesionist, s-au îmbunătățit! Este nevoie de credință și de schimbare a gândirii de la ceea ce a fost la ceea ce este. Dar dacă ai o dorință arzătoare, Dr. Naram îți poate ajuta visul să devină realitate.

–Yolanda Hughes (câștigătoare de 2 ori a Competiției internaționale de culturism feminin)

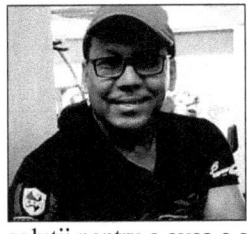

"Oamenii îl numesc pe Dr. Naram în mai multe feluri, dar eu îl numesc guru-ul meu vindecător. De ani de zile iau suplimente pe bază de plante pentru a-mi susține în mod natural nivelul de hormoni și testosteron, verificându-mi analizele de sânge pentru a vedea impactul și mă simt grozav. La 73 de ani, sunt încă la sală și mă antrenez pentru competițiile Mr. World. Este vorba foarte mult de mentalitate pozitivă și îmi place că Dr. Naram îmi oferă soluții pentru a avea o sănătate deosebită și pentru a-mi îndeplini visele într-un mod natural și netoxic."

–Sadanand Gogoi (câștigător de 5 ori la Mr. India Masters)

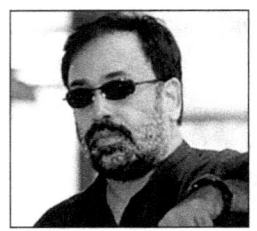

"Odată ce am început să o citesc, nu am vrut să o mai las! Această carte îmbină genial Estul și Vestul, așa cum a făcut-o *"Autobiografia unui Yogi,"* într-un mod sincer, antrenant și revigorant. Această carte se va răspândi în toată lumea, atingând milioane de vieți, întrucât secretele antice ale Dr. Naram împărtășesc convingerile noastre despre sănătate și vindecare profundă."*

–Pankuj Parashar (artist, muzician și regizor de film la Bollywood)

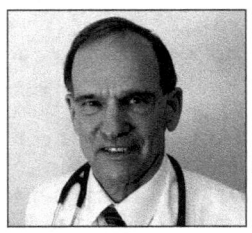

"Fiecare medic instruit în medicina occidentală își apreciază atuurile, dar înțelege în același timp limitările acesteia. Gândirea lui Einstein ne-a schimbat pentru totdeauna conceptul de energie și fizică. Există adevăr care trebuie descoperit în afara gândirii noastre curente și a condiționării din medicină de asemenea. Deschizându-ne mințile către cunoștințe acumulate de mii de ani în medicina estică ni se oferă posibilitatea de a completa și extinde medicina occidentală cu o mai mare eficacitate și capacitate de vindecare. Această carte, *"Secretele antice ale unui maestru vindecător,"* mi-a deschis mintea și sper să o deschidă și pe a ta într-un univers în care este mult mai mult pentru noi și de unde continuu avem de învățat și de beneficiat."*

–Bill Graden, M.D.

Va rugăm faceți referință la actul de declinare a responsabilității medicale pentru această carte.
Mai multe recomandări importante pentru această carte se găsesc la MyAncientSecrets.com

Secretele antice ale unui
maestru vindecător

Secretele antice ale unui
maestru vindecător

*un sceptic occidental,
un maestru estic,
și cele mai mari secrete ale vieții*

DR. CLINT G. ROGERS

Editura Wisdom of the World

SECRETELE ANTICE ALE UNUI MAESTRU VINDECĂTOR
Un sceptic occidental, un maestru estic și cele mai mari secrete ale vieții
de Dr. Clint G. Rogers

ISBN-13: 978-1-952353-22-2
eISBN: 978-1-952353-25-3

Copyright © 2022 de Paul Clinton Rogers

Toate drepturile rezervate.

Nicio parte a acestei cărți nu poate fi reprodusă sau stocată într-un sistem care dă acces la cărți sau documente, sau transmisă sub orice formă sau prin orice mijloace, electronice, mecanice, fotocopiere, înregistrare sau altfel, fără permisiunea scrisă a editorului.

Design copertă de Daniel O'Guin
Design interior de Jennie Smallenbroek
Traducere de Radu Borcoman și Vanda Rumpel

Publicată de editura Wisdom of the World

www.MyAncientSecrets.com

Tipărită în Statele Unite ale Americii

Notă despre cuvinte noi: Această carte introduce mulți termeni care vor fi probabil noi pentru tine - cu siguranță au fost pentru mine. De exemplu, când am auzit prima dată cuvântul *marmaa*, m-am gândit că ar putea fi orice - un tip de unt, un animal înfiorător sau cum un pirat beat ar putea numi-o pe mama lui (*„Ah, o iubesc pe draga mea marmaa!"*). Se dovedește a nu fi niciunul din cele enunțate. Unele dintre cuvinte ar putea suna ciudat la început. Voi face tot posibilul să traduc atât semnificația, cât și pronunția și, cel mai important, să vă explic modul în care acestea se pot aplica. Fiecare capitol conține note din jurnalul pe care l-am păstrat cu remedii, citate și întrebări. Te invit să fii ca un cercetător cu resursele pe care le-am distribuit aici. Testează-le și vezi ce se întâmplă. Există și un glosar în partea din spate a cărții.

*Act de declinare a responsabilității medicale: Această carte este destinată doar scopurilor educaționale. Această carte nu este menită să fie folosită și nici nu trebuie folosită pentru a diagnostica sau trata orice stare medicală sau emoțională. Autorul nu dispune de sfaturi medicale și nu prescrie utilizarea niciunei tehnici ca formă de tratament pentru probleme fizice, emoționale sau medicale, fără avizul medicului, direct sau indirect. Vă rugăm să găsiți un medic bun care să vă consulte cu privire la aceste aspecte, mai ales atunci când medicamente sunt implicate. Intenția autorului este de a oferi doar informații cu caracter general cu privire la bunăstarea fizică, emoțională și spirituală. Cazurile înregistrate în această carte sunt remarcabile și este important să ne amintim că rezultatele pot varia pentru fiecare persoană, în funcție de mulți factori, și poate nu sunt tipice. În cazul în care utilizați oricare dintre informațiile din această carte pentru dvs., ceea ce este dreptul dvs., autorul și editorul nu își asumă nicio responsabilitate pentru acțiunile dvs. Sunteți responsabil pentru propriile acțiuni și rezultatele lor. Educați-vă pe deplin, astfel încât să puteți face cele mai bune alegeri pentru a ajunge la rezultatele dorite.

CUPRINS

Scrisoare către tine   xvii

Capitolul 1: Secrete antice de vindecare care îți pot salva viața   1

Capitolul 2: 95% dintre oameni nu știu acest lucru important despre ei înșiși   19

Capitolul 3: India mistică, o știință antică și un maestru vindecător   41

Capitolul 4: Ce contează cel mai mult?   59

Capitolul 5: Un mare secret pentru a reuși în orice   67

Capitolul 6: Pot oare ghee-ul de vacă și punctele secrete ale corpului tău să-ți readucă tensiunea arterială la normal în câteva minute?   83

Capitolul 7: Un moment care mi-a schimbat viața   95

Capitolul 8: Fântâna tinereții   117

Capitolul 9: Miracole medicale moderne provenind dintr-o știință antică?   127

Capitolul 10: Poate o femeie după 50 de ani, aflată la menopauză, să aibă un copil?   151

Capitolul 11: O dietă secretă pentru a trăi mai mult de 125 de ani?   163

Capitolul 12: Secrete antice și pentru tratarea animalelor?   181

Capitolul 13: Lecții din istorie: cele mai mari obstacole și cele mai mari descoperiri   195

Capitolul 14: Secrete pentru descoperirea scopului vieții tale   209

Capitolul 15: Elefanți, pitoni și momente neprețuite   221

Capitolul 16: O nouă problemă neașteptată   231

Capitolul 17: Spunând rămas bun   237

Capitolul 18: Înțelepciune antică, lume modernă   243

Epilog: Călăuzire divină, secrete de auto-vindecare și principiile pentru manifestarea visurilor tale în realitate   257

Postfață: Minuni mistice ale iubirii   265

Nota autorului: Ce urmează?   279

Anexă: 285

   Glosar de cuvinte noi   285

   Comparație între medicina alopată (medicina vestică modernă), Ayurveda și Siddha-Veda   290

   Note din jurnalul meu despre secretul lui Amrapali   292

   Note din jurnalul meu despre cum să-ți stimulezi imunitatea   293

   Formule de ierburi menționate în această carte   294

   Poze vesele și binecuvântări   296

   Încă o poveste hazlie pentru tine: Binecuvântarea lui Hanuman   304

Nu citești aceste cuvinte din întâmplare. Tu și cu mine suntem conectați și cred că ai fost condus spre această carte în acest moment dintr-un motiv anume.

Cine sunt cei pe care-i iubești profund? Și cât de mult ai fi dispus să îi ajuți în caz că au nevoie disperată?

Iubirea este una dintre cele mai puternice forțe din tine. Nu subestima niciodată ce poate face aceasta.

Chiar și pentru un cercetător universitar bazat pe știință cum sunt eu, iubirea este forța care m-a propulsat din zona mea de confort să caut soluții care să depășesc ceea ce credeam că este logic sau posibil.

„Fiule?" Tonul din vocea tatălui meu indica faptul că ceva nu era în regulă. „Poți veni acasă? Am nevoie să vorbesc cu tine."

Era primăvara anului 2010. Eram student postdoctorand și făceam cercetări la Universitatea din Joensuu, Finlanda și am primit apelul în timp ce făceam o călătorie în India. Habar n-aveam că direcția vieții mele urma să se schimbe atât de drastic.

Am zburat înapoi în Statele Unite, cât de repede am putut și l-am întâlnit pe tata la biroul său din Midvale, Utah. În timp ce închidea ușa în spatele nostru, ne-am așezat unul lângă altul în scaunele din fața biroului său. Se uita la podea, fără să știe cum să înceapă. După ceea ce părea o tăcere insuportabil de lungă, ochii lui s-au îndreptat încet, în întâmpinarea privirii mele confuze.

„Nu știu cum să-ți spun," a spus el, „dar durerea este atât de intensă. Noaptea, mă trezesc în atât de mare agonie, încât sincer nu știu dacă vreau să mai trăiesc pentru a vedea dimineața. Este foarte posibil să nu mai trăiesc până la sfârșitul săptămânii."

Cuvintele lui m-au lăsat fără suflu. Am fost instantaneu inundat de tristețe și paralizat de frică. Parcă nu era tatăl meu. El fusese eroul meu. Suportul meu. Alături de mine în fiecare pas al vieții mele. Ultima dată când l-am văzut, se simțea bine din câte știam. Sigur, avusese probleme, la fel ca toți cei care îmbătrânesc. Dar asta? Orice altceva care mi se părea important, înainte de acel moment, se stingea în depărtare, în timp ce încercam cu disperare să-mi dau seama cum să-l ajut.

Tata primise deja cele mai bune îngrijiri medicale pe care le putea găsi; patru doctori distincți l-au pus pe douăsprezece medicamente pentru orice, de la artrită severă, hipertensiune arterială și colesterol ridicat până

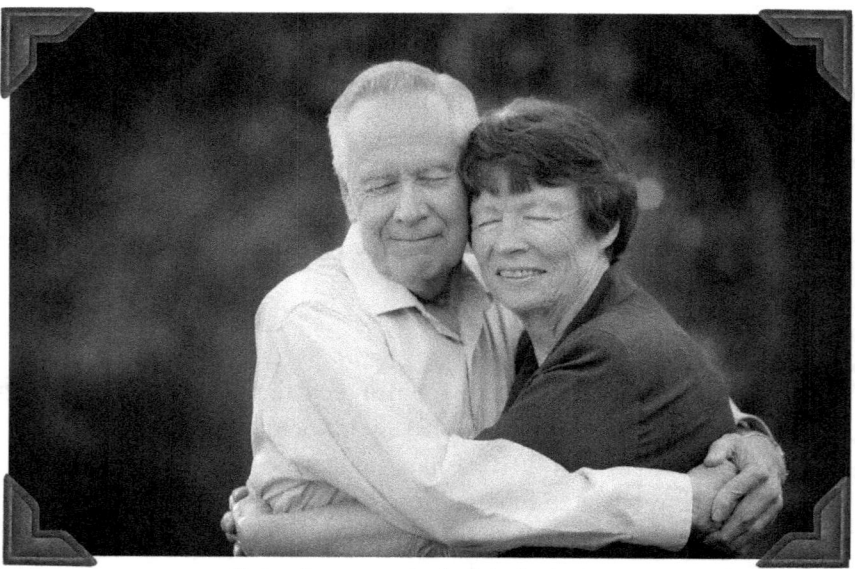

Tata și mama, îmbrățișându-se.

la probleme gastrointestinale și de somn, dar problemele nu dispăruseră. Dimpotrivă, durerea creștea doar. Mintea și corpul meu erau în stare de șoc. Am simțit parcă aș fi fost lovit pe neașteptate în plex.

Nimic din viața mea nu mă pregătise pentru un moment ca acesta. Și nimic din ceea ce am făcut până la acel moment nu mi-a dat cunoștințe despre cum să ajut. Ani de zile, am lucrat ajutând oamenii să-și investească economiile din pensii la bursă. Recompensat din punct de vedere financiar, dar neîmplinit personal, am mers în continuare să obțin un doctorat în psihologie și tehnologie instrucțională. Studiile mele de doctorat m-au antrenat bine pentru rigorile cercetărilor academice, dar nu știam nimic despre vindecare. După cum mi-a spus odată unul dintre profesorii mei absolvenți, „Acumularea de grade avansate înseamnă de obicei doar faptul că știi tot mai mult despre tot mai puțin."

Deci ajunsesem în acest punct. Tatăl meu a spus: „Doi dintre medicii mei mi-au spus luna aceasta că nu știu ce să mai facă pentru mine." El decisese că sfârșitul este aproape și voia pur și simplu să-l ajut să încheie lucrurile ce trebuiau terminate, în caz că nu va mai avea mult timp. Văzând că și-a pierdut credința în posibilitatea de recuperare, am spus: „Tată, nu ți-am împărtășit niciodată cu adevărat ceea ce am văzut în India. Pot să-ți spun câteva povești?"

Experiențele pe care le-am împărtășit cu el, le împărtășesc și cu tine în această carte. Nu știam dacă îl vor ajuta sau nu, dar eram disperat și nu știam ce să mai fac.

Probabil că asta face viața în mod inevitabil fiecăruia dintre noi. Ne aduce într-un moment de disperare, în care orice avem și oricine suntem nu este suficient. Și o știm. În acel moment, fie renunțăm, fie ajungem la ceva dincolo de ceea ce știam - pentru o putere mai mare.

În timp ce scriu acest lucru, îmi dau seama că tu - sau cineva pe care îl iubești - poate fi acum chiar în acel moment. Rugăciunea mea este ca această carte să te transforme și să-ți binecuvânteze viața oferindu-ți ceea ce îți trebuie cel mai mult: speranță și curaj. Sper că există soluții la orice problemă cu care te confrunți și curaj de a păstra o minte deschisă pentru a le primi chiar dacă provin din surse neașteptate.

Ceea ce s-a întâmplat cu tatăl meu m-a ajutat să înțeleg cum iubirea ne poate călăuzi, chiar și în cele mai întunecate perioade ale vieții noastre. Voi reveni la acea discuție dificilă cu tatăl meu mai târziu în această carte, dar mai întâi trebuie să împărtășesc seria neașteptată de evenimente care au precedat-o.

În 2009, l-am cunoscut pe Dr. Pankaj Naram (pronunțat *[Pan-kaj Naram]* în California. Deși relativ necunoscut în Statele Unite, el a fost recunoscut ca un maestru vindecător de mai mult de un milion de oameni din țări din Europa, Africa și Asia, inclusiv India, unde s-a născut. Datorită unei tradiții de maeștri vindecători, transmisă neîntrerupt de secole începând cu medicul personal al lui Buddha, fiecare maestru a păstrat și a transmis secrete străvechi pentru a ajuta pe oricine să se îmbunătățească mental, fizic, emoțional și spiritual.

Personal, n-am fost niciodată atras de medicina alternativă sau de oamenii care au promovat-o, presupunând că cele mai bune descoperiri medicale ar veni din cercetări științifice bine finanțate în universități și spitale. Cei pe care Dr. Naram i-a ajutat, au spus că le-a cunoscut instantaneu problemele, doar atingându-le pulsul. Apoi le-a dat remedii, pe baza forțelor prezente în natură, care i-au ajutat să se vindece, chiar și de boli „incurabile." Descrierile lor l-au făcut să-mi sune ca un vindecător Jedi din filmul *"Războiul Stelelor."*

Când l-am cunoscut pe doctorul Naram, am fost extrem de sceptic. Cum a fost posibil să facă ceea ce mi s-a spus că poate face? Înainte de evenimentele descrise în aceste pagini, atitudinea mea despre sănătate a fost ceea ce ar putea fi etichetat ca tipic american. Consumam multă mâncare procesată și fast-food și, ori de câte ori mă îmbolnăveam, căutam fie pe Google pentru a afla ce aș putea face, fie mergeam la medic. Pentru diagnosticarea problemei mele, mă așteptam ca medicii să folosească un termometru pentru a-mi măsura temperatura, să-mi infigă ace sterile pentru a-mi extrage sângele din corp și, în unele cazuri, să mă bombardeze cu radiații electromagnetice sau să mă roage să fac pipi într-o ceșcuță. Pe baza rezultatelor, mă așteptam la o rețetă de pilule sau de injecții care să mă facă mai bine, sau în cazuri extreme, o intervenție chirurgicală. Porneam de la prezumția că îmi vor oferi orice ar putea fi cea mai bună soluție, conform ultimelor cercetări. Aceasta fiind situația, nu puteam înțelege modul în care Dr. Naram putea diagnostica atât de exact și ajuta în mod eficient oamenii cu ceea ce el numea cele „șase chei secrete ale unei vindecări profunde."

Chiar și după ce l-am întâlnit pe Dr. Naram și am văzut impactul pe care munca lui l-a avut asupra pacienților săi, am avut multe îndoieli și m-am străduit să înțeleg ce am văzut. Cu curiozitatea unui cercetător universitar, amestecată cu o doză sănătoasă de scepticism occidental, am petrecut timp vizitând clinicile sale, întrebându-l pe doctorul Naram și pe cei pe care i-a ajutat. Chiar scriind aceste cuvinte, îmi dau seama că povestea este una pe care nu aș crede-o, dacă n-aș fi trăit-o.

Călătoria m-a dus de la hotelul Lowes Luxury din Hollywood, California, la cel mai bun restaurant de pizza din Italia; de la epicentrul dezastrului din New York la mahalalele din Mumbai, India; și din cercetările mele de la universitatea curată și ordonată din Joensuu, Finlanda, până la plimbări cu elicopterul pentru a vizita gropi de foc și temple ascunse în zone îndepărtate ale munților Himalaya. Am vizitat până acum, împreună cu Dr. Naram, peste o sută de orașe din douăzeci și unu de țări în ultimii zece ani.

Cu mult mai uimitori decât locurile erau oamenii, care veneau cu miile să-l vadă pe doctorul Naram; de la ofițeri de poliție, preoți și mafioți la maici, vedete de film și prostituate. Am văzut femei venind purtând sari, burka și bikini; bărbați purtând ținute de lucru sau haine religioase și chiar câțiva swami goi! Au venit miliardari în costume întunecate bine călcate, titani în afaceri, politică și mass-media; și copii ai străzii care purtau haine murdare și încrețite. Oamenii și-au adus copiii, vecinii și animalele. Cu Dr. Naram, am întâlnit rinpoche cu mantii de culoarea șofranului și lama în templele lor de culoare aurie; yoghini sau swami cu mantii portocalii, adulați de milioane de oameni, în așramuri de pe malul fluviilor; maeștrii mistici aghori tantrici înveșmântați în negru pe langă ruguri funerare arzătoare. Am fost martor la problemele cu care s-au confruntat fiecare și am observat cum Dr. Naram, îmbrăcat într-un alb imaculat, i-a ajutat pe fiecare.

În locațiile clinicilor am înregistrat videoclipuri și am documentat sute de cazuri de pacienți, cu permisiunea lor, făcând poze (unele dintre ele apar în această carte) și cerând să văd copii ale rapoartelor medicale și alte dovezi ale experiențelor lor. Cel puțin în unele dintre problemele lor (cum ar fi anxietate, indigestie, hipertensiune arterială, infertilitate, creșterea în greutate, căderea părului și autism) îmi imaginez că ar putea să te intereseze. Am vorbit adesea cu oamenii înainte să-l întâlnească pe Dr. Naram, apoi din nou ani mai târziu, fiind martor la întregul spectru al transformării lor.

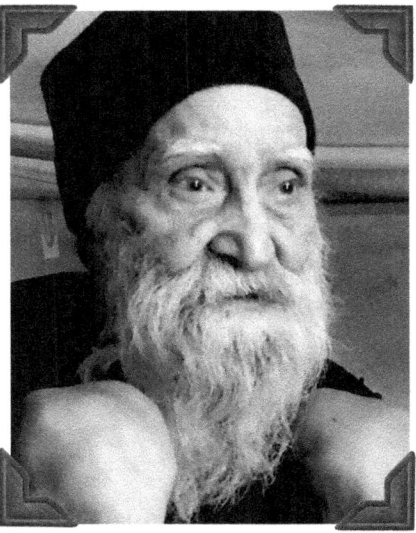

Tyaginath, un maestru Aghori în vârstă de 115 ani, pe care l-am vizitat de mai multe ori cu Dr. Naram.

De asemenea, am înregistrat multe dintre nenumăratele mele conversații cu Dr. Naram. Acestea dezvăluie secrete transmise de maeștri de secole. Spre surprinderea mea, am descoperit că foarte multe remedii extraordinare pentru problemele noastre de sănătate, pot fi găsite chiar în propriile noastre case și bucătării, dacă știm doar ce să facem.

Alimentat de dragostea mea pentru tatăl meu, "Secretele antice ale unui maestru vindecător" îmi trasează tranziția dintr-un occidental sceptic cu privire la aceste științe antice ale vindecării într-un … ei bine, vei afla în timp ce citești. Timpul meu petrecut cu Dr. Naram m-a provocat atât pe mine cât și credințele mele despre sănătate și viață într-un mod pe care nimic altceva nu ar fi putut-o face. Această carte surprinde primul an al acestei călătorii. Din păcate, Dr. Naram a murit în 19 februarie 2020, cu doar câteva luni înainte de publicarea acestei cărți. Drept urmare, acest lucru este mai important de împărtășit acum ca niciodată.

În timp ce împărtășeam aceste secrete prețioase cu alții, am fost șocat cât de puțini știau că există o astfel de știință antică a vindecării. Deci, de ce ai fost condus spre această carte? Poate că nu ai cunoscut o vindecare mai profundă pentru că nu ai avut șansa. Sunt încântat de modul în care cunoscându-le acum, aceste secrete, îți pot schimba total viața ție și celor pe care îi iubești, probabil arătându-ți că este posibil mai mult decât te-ai așteptat vreodată.

Dr. Clint G. Rogers,
Mumbai, India
Martie 2020

CAPITOLUL 1

Secrete antice de vindecare care îți pot salva viața

Cele mai bune lucruri din viață se întâmplă pe neașteptate. Cele mai bune aventuri nu au fost niciodată planificate așa cum au ieșit în realitate. Eliberează-te de așteptări. Ce este mai bun va veni când și de la cine te aștepți cel mai puțin.
—Autor necunoscut

Mumbai, India

Iubirea profundă este o forță care te poate ridica la înălțimi cerești și uneori te poate pune pe o cale care te conduce în fălcile iadului.

Reshma s-a rugat pentru orice soluție de a-și salva singura fiică, ce se afla într-o situație care-i punea viața în pericol, fiind în comă din cauza complicațiilor survenite din tratamentele pentru cancerul de sânge. „Nu există nicio speranță," i-au spus medicii de la spitalul din Mumbai. „Nu am văzut niciodată pe nimeni să iasă dintr-o condiție atât de severă. Este timpul să o lași să plece." Ce poți face când cineva pe care îl iubești profund este pe cale să moară și vrei să-l ajuți cu disperare, dar nu știi cum? Și cum te-ai simți dacă lucrurile pe care ai încercat să le faci nu vor face decât să înrăutățească lucrurile?

Ghidat de inspirație sau disperare?

Am fost în Mumbai, India, vizitând clinica Dr. Naram, despre care mi s-a spus că este un vindecător de renume mondial. A fost o serie de circumstanțe improbabile care m-au condus acolo, pe care le voi împărtăși ulterior. Deocamdată, voi spune pur și simplu că fiind în India a fost multă informație de acumulat, iar activitatea ce se învârtea în jurul Dr. Naram a fost confuză. Într-una din ultimele mele zile pline la clinică, l-am întrebat de ce au zburat oameni din toată lumea, doar ca să-l vadă timp de cinci minute. De unde au știut despre el?

Dr. Naram a zâmbit și m-a invitat la studio pentru a viziona, în timp ce înregistra, o emisiune TV despre vindecarea antică, difuzată în 169 de țări. Din curiozitate, am decis să merg.

Deși Dr. Naram a vorbit în mare parte în hindi în timpul înregistrărilor, procesul de filmare m-a fascinat. Nu mai fusesem niciodată în spatele scenei unei emisiuni TV și eram uimit de cât de mare efort se depunea în orice detaliu. A fost nevoie de aproximativ patruzeci de minute pentru a obține iluminatul optim înainte ca directorul să spună, în sfârșit, „Gata, liniște, acțiune!"

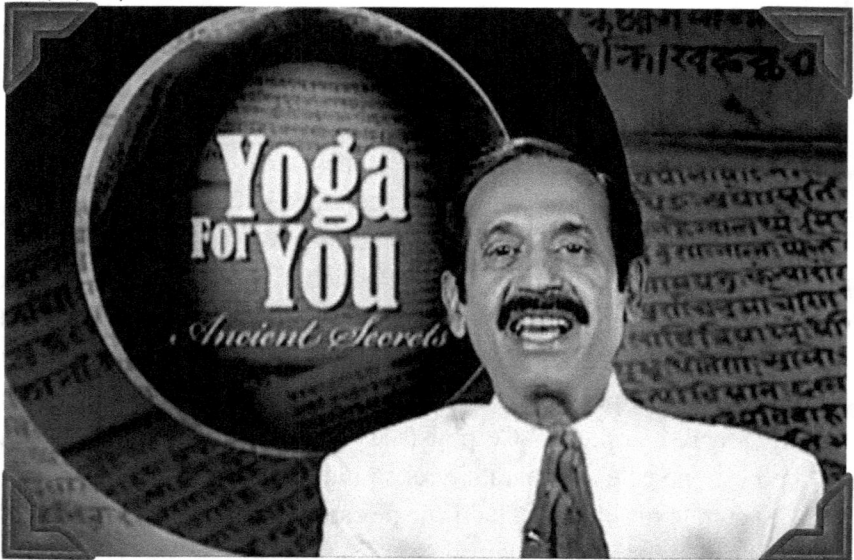

Dr. Naram fiind înregistrat pentru o emisiune TV difuzată de Zee TV în 169 de țări.

A fost un moment de reculegere. Atunci doctorul Naram a început să vorbească cu camera de filmat ca și cum ar fi fost cel mai bun prieten al său. Toți erau încremeniți de prezența și vocea lui. Cum a durat atât de mult să se ajungă în acest punct, m-am simțit enervat când am auzit o agitație în cameră. O femeie care purta un șal verde a intrat în studio, vorbind cu voce tare, perturbând și ignorând complet liniștea din încăperea în care se afla.

Regizorul era și el iritat. Dar doctorul Naram, văzând-o pe femeie, a cerut să se înceteze înregistrarea. S-a apropiat și a ascultat-o răbdător în timp ce ea insista: „Dr. Naram, am nevoie de dumneavoastră. Vă rog, salvați viața fiicei mele. E pe cale să moară. Vă implor." În timp ce ea a izbucnit în lacrimi, inima mea s-a înmuiat.

"Vă urmăresc emisiunea TV în fiecare dimineață în Bangladesh," a spus ea, "unde ajutați atâția oameni. Folosim la domiciliu remedii pe care le împărtășiți, oricând ne îmbolnăvim, și funcționează. Am găsit adresa acestui studio TV, m-am urcat într-un taxi și am venit aici pentru a-mi salva fiica." Numele femeii era Reshma. A călătorit împreună cu fiica ei de 11 ani, Rabbat (pronunțat *Rabbat*), la peste o mie de mile până la Mumbai din Bangladesh, la unul dintre cele mai bune spitale de cancer din lume. Rabbat avea cancer de sânge și, ulterior, a ajuns la spital, a căzut victimă unei infecții pulmonare cumplite, unul dintre nefericitele efecte secundare posibile ale tratamentelor sale. Reshma a descris cum, odată zâmbitoare și jucăușă, de îndată ce infecția a luat în stăpânire corpul lui Rabbat, aceasta a alunecat rapid în comă. De unsprezece zile încoace, Rabbat a rămas inconștientă, 100% dependentă de un ventilator pentru respirație. În ciuda faptului că aveau cele mai scumpe echipamente medicale, medicii de top de la spital au fost nevoiți să declare șansa supraviețuirii lui Rabbat ca fiind aproape de zero și o încurajau pe Reshma să o scoată de pe aparate.

Reshma epuizase toate resursele financiare ale soțului și familiei sale, intrând în datorii serioase, în încercarea de a-și salva fiica. Chiar dacă ar fi avut mii de dolari pe zi să plătească pentru ca să-și păstreze fiica în viață în UTI (unitatea de terapie intensivă), ceea ce nu avea, ea rămânea fără timp. Cu cât Rabbat nu prezenta semne de îmbunătățire, cu atât mai mult medicii insistau ca Reshma să-i înceteze sprijinul de viață.

> „Oricât de mare este problema sau dificultatea, nu renunța niciodată la speranță!"
> —Baba Ramdas (maestrul doctorului Naram)

Ca orice mamă devotată, Reshma căuta frenetic orice sau pe oricine altcineva care ar putea ajuta. Presiunea de a-i înlătura suportul de viață se intensifica atunci când o mică scânteie de speranță s-a ivit în interiorul ei în timp ce Reshma și-a amintit brusc că doctorul Naram locuia în Mumbai. Disperarea lui Reshma și intuiția ei de mamă au condus-o la locul unde doctorul Naram făcea o înregistrare, cu doar 12 ore înainte de a pleca din nou din țară. Dr. Naram călătorea atât de des, încât era rareori în India, cu atât mai puțin la studioul de înregistrări, așa că Reshma a luat-o ca un semn de la Dumnezeu.

Trebuie că ești aici pentru un motiv, a spus Reshma. „Allah [Dumnezeu] m-a condus către tine. Tu ești singura mea speranță!"

Asta mi s-a părut o mare presiune pusă pe cineva și am urmărit îndeaproape cum a răspuns Dr. Naram.

El a atins-o ușor pe Reshma pe braț și a spus: „Maestrul meu m-a învățat că oricât de mare este problema sau dificultatea, să nu renunți niciodată la speranță!"

Deși părăsea în curând țara, a promis să-l trimită pe unul dintre elevii săi de top, Dr. Giovanni Brincivalli, la spital a doua zi pentru a o vedea pe fiica ei. Apoi, întorcându-se către mine, mi-a spus „Clint, de ce nu îl însoțești pe doctorul Giovanni? S-ar putea să înveți ceva de valoare."

Nu-mi propusesem să-mi petrec una din ultimele zile în India, mergând la un spital, dar m-am dus oricum. Această decizie a sfârșit prin a fi monumentală.

Distanța dintre viață și moarte

A doua zi, Reshma ne-a întâmpinat cu nerăbdare pe doctorul Giovanni și pe mine la intrarea spitalului. Avea părul lung și întunecat, prins într-un elastic la spate și purta un șal verde înfășurat în jurul corpului. Fără a mai pierde timpul, ne-a dus repede la secția de terapie intensivă, unde fiica ei, Rabbat, se afla în comă. La fel ca alte unități de terapie intensivă din alte spitale, era o atmosferă sterilă și fără speranță. Patru paturi erau înghesuite în această cameră, fiecare având pe cineva în comă adâncă. Ceva greu plutea în atmosferă și speram că nu va trebui să stau mult timp. Membrii familiei stăteau în tăcere supusă. Șoaptele lor și lacrimile căzând în liniște pătrundeau printre bipurile neîncetate ale aparatelor și monitoarelor. Atmosfera sumbră mi-a adus aminte de vizionarea unei înmormântări și am fost străfulgerat de probabilitatea că aceste familii, inclusiv cea a lui Reshma, vor sta în curând în jurul unui sicriu sau a unei urne funerare învăluind persoana iubită. Dr. Giovanni s-a apropiat de patul lui Rabbat, îmbrăcat în pantaloni albi și o cămașă albă cu butoni. Avea părul ușor grizonat, pestriț și o dispoziție blândă. În timp ce luă pulsul lui Rabbat, ochii săi pasionați, însoțiți în mod normal de un zâmbet larg și vesel, erau acum îngrijorați.

Am stat lângă Reshma, la poalele patului fiicei sale. „Nu cu mult timp în urmă, am privit-o în timp ce sărea coarda, zâmbea și mânca înghețată în grădina noastră," mi-a spus ea în timp ce ne uitam la trupul fragil al fiicei sale învelit în pături precum gogoașa unui vierme de mătase.

Rabbat abia respira. Ochii i se mișcau involuntar, în timp ce erau ținuți închiși cu niște benzi adezive subțiri. Fața și trupul ei tânăr erau umflate și puhave aducând a moarte. Un ac ascuțit i-a străpuns încheietura și a fost conectat la un dispozitiv de perfuzie. Tuburile care ieșeau din nas și

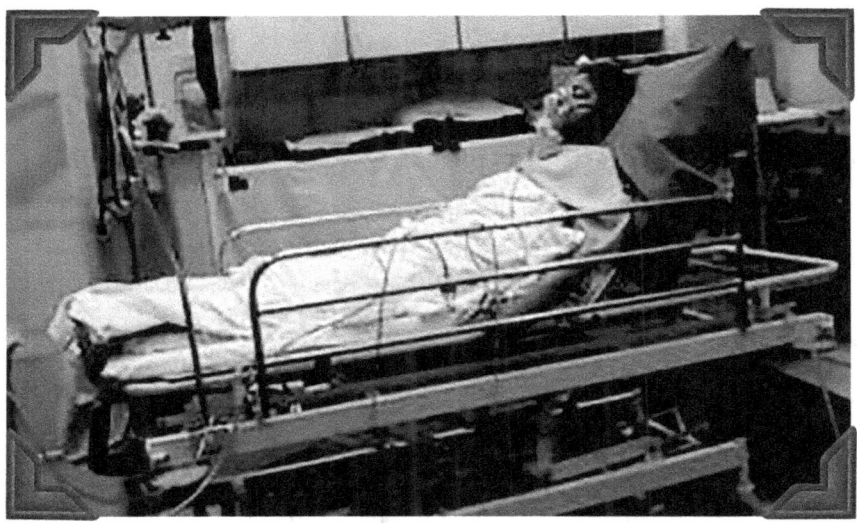

Rabbat, în comă, fotografiată de mama ei.

gură o ajutau să respire, în timp ce firele electrice atașate la piept și la cap îi urmăreau semnele vitale.

Nefiind sigur de ce aș putea spune, în timp ce stăteam cu ochii pe fiica ei inconștientă, m-am gândit la întrebarea pe care mi-a pus-o Dr. Naram când ne-am întâlnit prima dată - aceeași întrebare pe care o pune tuturor. Așa că, am întrebat-o pe Reshma, „Ce îți dorești?"

Cu lacrimi curgând pe obraji, ea s-a uitat direct la mine, răspunzând într-o engleză rudimentară: „Tot ce vreau este ca fetița mea să deschidă ochii și să spună din nou 'mami'." Vocea lui Reshma tremura în timp ce vorbea.

Magnitudinea și durerea din afirmația ei au apăsat puternic pe inima mea, deoarece nu știam cum ar putea deveni vreodată o realitate.

"Ce îți dorești?"
(Întrebarea cheie pe care Dr. Naram a adresat-o tuturor)

Privind în jur la spitalul modern, de înaltă tehnologie, m-am gândit că, dacă cineva și-ar putea salva fiica, oare nu ar trebui să fie în acest loc? Această unitate medicală egala orice am văzut în Statele Unite sau Europa. Era unul dintre cele mai bune spitale pentru tratamente împotriva cancerului, iar medicul curant al lui Rabbat era un renumit specialist în cancer. Fiind una dintre autoritățile de vârf din domeniul său, nu doar în India sau Asia, dar și în lume, dacă nu avea o soluție, părea dezarmant de evident că nu exista nicio soluție nicăieri.

Era oare Dr. Naram arogant să creadă că metodele sale de vindecare antice ar putea sfida aparențele evidente, când cei mai buni experți nu puteau? Sau poate că Dr. Naram a știut că nu poate face nimic, așa că a evitat să vină și a trimis studentul în loc. Dacă da, de ce nu putea fi el sincer cu Reshma și să-i spună că nu are o soluție? De ce să-i ofere o speranță falsă trimițându-l pe doctorul Giovanni? M-am îngrijorat că speranțele lui Reshma erau deșarte, că, punându-și credința în metodele antice de vindecare ale Dr. Naram, ea se pregătea pentru o inevitabilă dezamăgire.

Era trist să stau lângă Reshma, care se uita neajutorată către fiica ei. Am început să simt și să înțeleg și mai mult presiunea și trauma pe care Reshma le întâmpina. Sacrificase totul. Își lăsase soțul și cei doi fii tineri în Bangladesh, căutând cel mai bun tratament pentru singura ei fiică. Era optimistă că merită totul când Rabbat arătase semne de îmbunătățire, până în acea zi nefastă când o infecție fungică a invadat brusc întregul corp al fiicei sale. „Într-o zi, Rabbat a început să se țină de gât," a explicat Reshma în liniște, spunând că se simțea ca și cum cineva o sufocă. La scurt timp, a intrat în comă. Realitatea tristă a fost că efectele secundare ale tratamentelor pentru care au intrat în datorii uriașe, amenințau acum viața lui Rabbat mai mult decât cancerul în sine. Asistenta i-a spus lui Reshma că dacă tuburile de oxigen i-ar fi fost scoase din gură, probabil că ar fi supraviețuit doar câteva minute.

Iubirea lui Reshma pentru fiica ei era la fel de vastă și puternică precum un ocean, dar acum umplea cerul și pamântul. Privind la fiica ei, Reshma se confrunta cu întrebări chinuitoare. Era acesta rezultatul final al tuturor rugăciunilor, banilor și lacrimilor ei? Trebuia să fie ea cea care să facă alegerea temută de a pune capăt vieții fiicei sale? Cum ar putea fi posibil așa ceva? Era o decizie cu care nimeni nu ar trebui să se confrunte – teroarea incomprehensibilă a unei mame.

Fiind martor la disperarea lui Reshma, s-au declanșat emoții care au fost îngropate de mult timp în mine. Aveam opt ani, vizitându-mi propria soră la spital, nu cu mult înainte de neașteptata ei moarte. Ca și copil, am văzut-o pe sora mea cum suferă și m-am simțit neputincios să fac orice în acest sens. Uimit de această amintire, în timp ce Reshma stătea lângă mine liniștită, plângând, am simțit că lacrimile-mi inundă ochii.

În acel moment am fost șocat de cât de fragilă este viața; distanța dintre viață și moarte pentru oricare dintre noi ar putea fi la doar una sau două respirații distanță. Am devenit conștient de aerul care intră și apoi iese din plămâni.

Am înțeles, că fiecare respirație, este un cadou.

Tristețea mea s-a transformat într-un disconfort al conștiinței de sine. În acel moment am simțit că poate a fost o greșeală să vin în India, mai ales că stăteam acolo, urmărind această fetiță luptând pentru fiecare respirație rămasă, fără idee dacă doctorul Naram sau metodele sale antice o vor ajuta.

Perplex de decizia lui Reshma de a-l contacta pe doctorul Naram - și încercând să-mi depășesc disconfortul - mi-am îndreptat atenția către Dr. Giovanni.

Lacrimi și ceapă

L-am urmărit pe Dr. Giovanni cum lua pulsul lui Rabbat și l-a sunat pe Dr. Naram pentru a discuta situația. Dr. Giovanni a absolvit medicina la una din cele mai vechi și mai respectate școli de medicină din Europa, înainte de a se pregăti sub îndrumarea Dr. Naram timp de mai bine de șaptesprezece ani. La prima întâlnire cu el, mă întrebasem de ce acest medic foarte educat de la o școală medicală de prestigiu ar fi interesat să studieze aceste metode antice de vindecare, mai ales pentru o perioadă așa de lungă. În ciuda curriculumului său în medicina occidentală cât și în cea estică, am pus la îndoială modul în care Dr. Giovanni ar evalua acest prognostic aparent grav.

La clinică, l-am văzut pe doctorul Naram sau pe doctorul Giovanni prescriind formule de plante sau remedii la domiciliu. Deși oamenii mi-au spus că acestea i-au ajutat să se vindece, am bănuit că este efectul placebo mai mult decât orice. Poate că pacienții săi *credeau* că Dr. Naram îi poate ajuta și crezul lor a creat rezultatul pozitiv de a se simți mai bine. Dar ce impact putea avea efectul placebo pe Rabbat, care era inconștientă? Nu putea doar *să creadă* că ceva ar putea să o ajute și să se și întâmple așa. Credința este credință, dar faptele sunt fapte. Fata asta era în comă. Ea nu putea mânca nimic, ceea ce făcea imposibilă înghițirea remediilor casnice sau a suplimentelor din ierburi. Cum ar fi putut administra chiar și un remediu natural?

Am ascultat cu atenție când doctorul Giovanni a început să vorbească. „Dr. Naram spune că trebuie să facem imediat anumite lucruri." În loc să sugereze un amestec de abordări moderne și antice, occidentale și estice, Dr. Giovanni s-a concentrat exclusiv pe metodele de vindecare antice.

În primul rând, a scos din geantă tablete pe bază de plante pe care Reshma le-a zdrobit, a amestecat cu *ghee* (un unt clarificat, prin eliminarea cazeinei) și a aplicat pe buricul lui Rabbat. Dr. Giovanni a explicat că „în cazurile în care persoana nu poate mânca, această zonă a corpului acționează ca o a doua gură, folosită în timpuri străvechi pentru a ajuta la aducerea nutrienților necesari în corp."

Această abordare părea ciudată, dar din moment ce medicii de la spital făcuseră deja tot posibilul și nu mai era nimic de pierdut, nimeni nu-l oprea.

În continuare, Dr. Giovanni i-a arătat lui Reshma unde și cât de des trebuie să apese puncte specifice pe mâna, brațul și pe capul fiicei sale. „Conform descendenței doctorului Naram, acest instrument de vindecare mai profund se numește *marmaa shakti*," a spus Dr. Giovanni lui Reshma. Era cea mai aparte priveliște, să vezi un medic european respectat, implicându-se în aceste activități ciudate cu atâta încredere. Iar ceea ce a făcut el după asta a fost complet bizar.

"Avem nevoie de o ceapă," spuse el, "și ceva lapte." Cineva i-a adus o ceapă din bucătărie, pe care a așezat-o pe masă, lângă chipul lui Rabbat. În timp ce o tăia în șase bucăți, părea că vaporii de ceapă i-au provocat ochii să se răsucească și să lăcrimeze puțin. Dr. Giovanni a pus bucățile într-un bol și le-a așezat pe o masă din stânga capului lui Rabbat. Apoi a rugat-o pe Reshma să toarne lapte într-un al doilea bol și l-a așezat în partea dreaptă a capului fiicei sale.

„Nu trebuie să faci nimic cu bolurile," a explicat el. „Pur și simplu, lăsați-le aici, în timp ce Rabbat doarme."

Era suprareal. Eram înconjurați de cele mai scumpe echipamente medicale de ultimă generație și noi tăiam o ceapă și turnam lapte într-un bol. Nu am spus nimic, dar m-am gândit, *chiar așa*? Nu am participat, ci am urmărit dintr-o parte a camerei, nevrând să fiu asociat cu o abordare având un aspect atât de bizar și superstițios. Nu puteam să-mi dau seama în ce mod ceea ce făcea Dr. Giovanni crea vreo diferență. Reshma, cel puțin, părea recunoscătoare că are ceva de făcut, în afară de a-și vedea viața fiicei sale atârnând de-un fir de păr.

Deoarece nu exista nicio șansă ca Rabbat să fie rănită, personalul spitalului nu i-au oprit pe Reshma și Dr. Giovanni, dar privirile de pe fețele lor oglindeau propria mea îndoială în ceea ce privește îmbunătățirea situației.

Când Dr. Giovanni și cu mine am ieșit din spital în acea după-amiază, nu credeam că o vom vedea din nou pe Rabbat decât dacă am fi fost invitați la înmormântarea ei. În timp ce șoferul nostru se îndrepta încet printre claxoanele gălăgioase ale unui blocaj rutier din Mumbai, o tristețe tăcută mă învăluia. Această senzație era prea familiară, un fundal al vieții mele dincolo de experiența din această zi. Amintirile mă inundaseră. Majoritatea oamenilor ar fi spus că par fericit și cu succes de la o vârstă fragedă, dar în interior mă simțeam diferit. Purtam o singurătate melancolică tot timpul despre care vorbeam rar, chiar și celor apropiați. În schimb, căutam distrageri de la ea.

Nu-mi fac griji pentru propria moarte, dar teama de a pierde pe cineva pe care-l iubesc mi-a evocat emoții deosebit de sensibile încă de când a murit sora mea Denise, când eram mic. Iar ceea ce a înăsprit mai mult această pierdere a fost că, după mai multe încercări, și-a luat propria viață.

Îmi aduc aminte acea noapte, când ieșind din camera întunecată în care mă uitam la televizor, eram azvârlit într-o clipă din iluzia unui serial de comedie de familie, în realitatea sumbră a propriei mele familii. M-am îndreptat spre sufragerie, derutat de luminile intermitente ale vehiculului de urgență de afară. Tatăl meu m-a tras într-o cameră laterală, unde ceilalți frați și surori se strânseseră împreună, înlăcrimați. Printre lacrimi mi-a spus că sora mea murise. Își luase viața.

Chiar dacă aveam doar opt ani, mi-am pus aceleași întrebări încă o dată. *Cum de nu a funcționat nimic din ce au făcut medicii sau părinții mei? Ce aș fi putut face pentru a o ajuta? Ar fi fost altceva ce aș fi putut spune sau face pentru a produce un alt deznodământ?* Consilierul care s-a întâlnit cu familia mea mi-a spus că nu trebuie să mă simt vinovat, dar pur și simplu nu mă puteam opri din auto-învinovățire.

În anii următori, întrebările pe care le aveam ca și copil s-au transformat într-o dorință puternică de a ști ce înseamnă viața. *De ce merită viața trăită? Sunt suficient de prezent pentru persoanele pe care le iubesc? Îmi petrec timpul care mi-a mai rămas făcând lucruri care contează cu adevărat? Îmi trăiesc viața într-un mod care merită?*

Fiind în spital cu Reshma și Rabbat s-au stârnit toate acele întrebări și emoții din interiorul meu. Am reflectat din nou atunci, la cât de scurtă și prețioasă este viața.

Inimaginabilul

A doua zi, Reshma a sunat cu vești uimitoare. Dependența lui Rabbat de ventilator s-a redus de la 100 la 50 la sută. Respira mai mult pe cont propriu! Deși a rămas în comă și semnele ei vitale erau încă critice, starea ei se stabilizase. Dr. Giovanni părea plin de speranță, dar eu rămăsesem îndoielnic că ar fi altceva decât un răgaz momentan pentru o mamă disperată după orice semne de speranță.

La trei zile după vizita noastră de la spital, Reshma a sunat din nou. "E trează!"

"Poftim?" întrebă doctorul Giovanni, surprins.

"E trează!" exclamă Reshma. "Rabbat, fetița mea, a deschis ochii!" Cu o voce tremurătoare și cu accent pe fiecare cuvânt, a exclamat: „M-a privit în ochi și mi-a spus ,mami'!" Vocea lui Reshma s-a transformat într-un plâns liniștit, recunoscător. Am fost șocat. Creierul meu era zdruncinat. Ar putea fi acest lucru adevărat?

Dr. Giovanni și cu mine ne-am întors la spital. El avea acum pilule suplimentare pe bază de plante pentru ea, întrucât acum putea înghiți. Chiar în timp ce traversam traficul, recunosc cu regret că mă întrebam dacă Rabbat nu va fi din nou în comă când vom sosi. Poate că deschiderea ochilor fusese doar o chestiune de moment?

Îndoielile mele au dispărut în momentul în care am intrat pe ușa salonului ei și am văzut această fată frumoasă, acum trează, așezată în pat!

În timp ce doctorul Giovanni îi lua pulsul, Rabbat se uită la numeroasele inele de pe degetele lui. Crezând că ar putea fi superstițios, ea l-a întrebat: „Ai vreo teamă de viitor?" Am râs cu surprindere de cât de alertă și conștientă era. Am fost impresionat de vocea ei puternică și de faptul că vorbea mai bine engleza decât mama ei. Ochii îi străluceau de viață și de mirare.

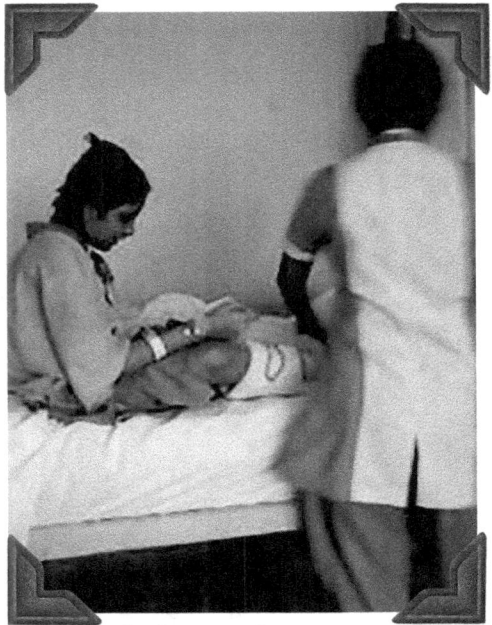

Rabbat fiind vizitată de o asistentă la scurt timp după trezirea din comă.

Am înregistrat această întâlnire cu camera video. "Arăți bine," i-am spus.

"Nu ca înainte, acasă," a spus ea. „Dacă m-ai fi văzut înainte, Rabbat de acum și Rabbat de atunci, nu sunt la fel."

"Ei bine, cu siguranță arăți mai bine decât ultima dată când te-am văzut," am spus cu blândețe. Ea a zâmbit.

"Cum a început asta?" am întrebat.

Rabbat a povestit durerea care a început în corpul ei într-o zi și confuzia cu privire la motivul pentru care lucrurile se înrăutățeau. Și-a împărtășit ultimele amintiri înainte de a intra în comă și primele gânduri la ieșirea din comă. Reshma i-a spus lui Rabbat despre cine a ajutat-o și, pe lângă faptul că i-a mulțumit doctorului Giovanni, a spus: „Toate mulțumirile din lume pentru „Unchiul Naram." Este o persoană miracol pentru că mi-a salvat viața."

"Este Dr. Naram unchiul tău?" am întrebat, derutat.

Ea a râs. „Nu, dar în cultura mea, numim bărbații mai în vârstă „unchiul" și femeile mai în vârstă „mătușa" ca semn de afecțiune și respect."

Am zâmbit la răspunsul ei, dar eram complet dezorientat de ceea ce văzusem. Fusese în comă! Cum ar fi putut ajuta presarea punctelor pe corp sau plasarea cepei și a laptelui lângă cap? Chiar a fost acest rezultat legat de ceea ce făcuse doctorul Giovanni, sau ea se trezise din cauza vreunui alt factor care nu avea legătură cu ce făcuse el?

Deși recuperarea rapidă a lui Rabbat era suficientă pentru a mă șoca, încă mai șocantă a fost nu numai recuperarea *ei*, ci și ce am văzut întâmplându-se celorlalți pacienți în comă care se aflau în aceeași cameră la unitatea de terapie intensivă (UTI).

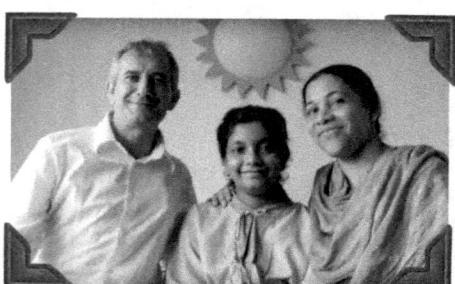 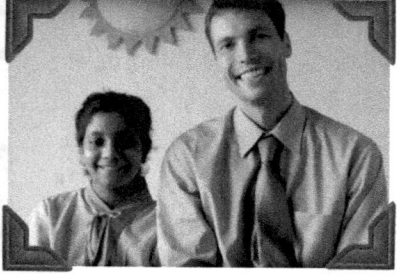

Dr. Giovanni cu mine, cu Reshma și cu Rabbat la spital, după ce a ieșit din comă.

Vindecare contagioasă

Multe persoane care intră pe ușile UTI nu pleacă în viață. Din voia destinului, sora asistentei care se ocupa de îngrijirea lui Rabbat era, de asemenea, în comă, în patul opus ei. A venit la spital cu o problemă severă a ficatului pe care medicii nu i-au putut-o vindeca. Pe măsură ce toxinele s-au acumulat în corpul ei, a alunecat rapid în inconștiență.

Ca și în cazul lui Rabbat, medicii i-au spus asistentei că nu există nicio speranță pentru sora ei. Văzând recuperarea remarcabilă a lui Rabbat, ea a întrebat-o pe Reshma cum a procedat. Reshma i-a spus asistentei, iar ea a început să urmeze exact aceeași procedură pentru sora ei.

Când am terminat vizita cu Reshma și Rabbat, asistenta ne-a luat pe doctorul Giovanni și pe mine să o vedem pe sora ei. Ochii ei, care cu câteva zile înainte fuseseră închiși pentru ceea ce părea a fi ultima dată, acum erau deschiși și era complet alertă. A zâmbit în clipa în care ne-a văzut.

„A durat ceva timp folosind metodele antice," a spus asistenta. „Schimbările au apărut lent la început, până când în cele din urmă, ea s-a trezit. Și acum puteți vedea singuri rezultatul uimitor!" spuse ea cu exaltare și recunoștință.

Asistenta mi-a spus că familiile altor pacienți au început să pună în aplicare și metodele antice de vindecare. Dintre cei patru pacienți comatoși din acea cameră, trei erau acum conștienți și nu mai erau la terapie intensivă, iar unul plecase deja acasă. Ea a vorbit despre uimirea ei că aceste metode antice au facilitat o vindecare atât de profundă, chiar și în cazul în care medicii se dăduseră bătuți.

Am ieșit din spital cuprins de mirare și respect, gândindu-mă dacă oamenii de acasă din Statele Unite mă vor crede când le voi spune ce-am văzut. Am simțit că ar putea crede că am fumat ceva în India! M-am bucurat că mi-am adus camera video și jurnalul pentru a înregistra evenimetul la care am fost martor.

M-am întrebat, *cum au creat aceste metode antice o vindecare atât de profundă?* Dacă aceste metode au fost atât de eficiente chiar și în cazuri

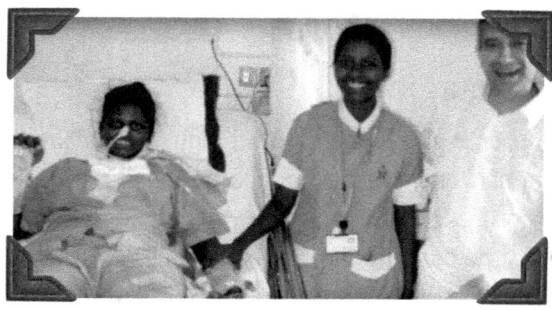

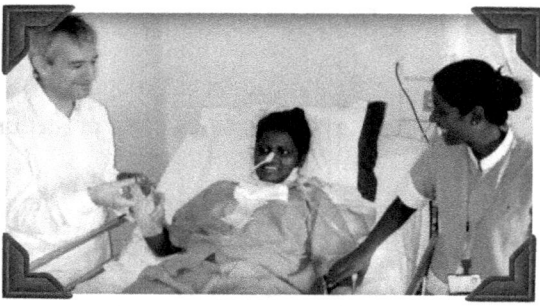

*Sus: Dr. Giovanni, asistenta și sora ei, a doua zi după ce a ieșit din comă.
Jos: Dr. Giovanni demonstrând un punct marmaa pentru asistentă și sora ei.*

extreme de viață și moarte, de ce nu știau mai multe persoane despre ele ca opțiune? Ce se întâmpla dacă familia mea ar fi știut de asta când sora mea a avut nevoie de ajutor? Ar fi putut să-i salveze viața? De ce ceapa și laptele? Cum au funcționat tocmai acestea? Funcționează în fiecare caz? De unde provin aceste „secrete antice" și cum le-a învățat doctorul Naram? Și, mai ales, de ce *am fost eu* martor la acest lucru?

Poate fi util acum să împărtășesc modul în care l-am cunoscut pe Dr. Naram. Era în timp ce vizita California în octombrie 2009. La vremea respectivă, nu aveam absolut niciun interes în „vindecarea alternativă" și nicio dorință de a călători în India. Eram preocupat de ceva mult mai important pentru mine: încercarea de a impresiona o fată pe care tocmai o întâlnisem.

Notele mele de jurnal

Trei secrete antice de vindecare pentru a ajuta pe cineva să iasă din comă*

1) Remedii din plante - Zdrobește ierburile necesare, amestecă cu ghee într-o pastă și pune-le pe ombilic (de exemplu, formulele pe bază de plante pe care Dr. Giovanni le-a folosit pentru Rabbat au fost pilule pe care Dr. Naram le-a creat pentru a susține funcționarea sănătoasă a creierului și a plămânilor *; mai târziu, pentru sora asistentei, a adăugat un comprimat pentru ficat *).

2) Marmaa Shakti - Iată punctele marmaa shakti pe care Dr. Giovanni a instruit-o pe Reshma să i le preseze lui Rabbat, fiica ei. Ea a presat acest set de puncte în mod constant de 15–21 de ori pe zi, în timp ce îi spunea numele lui Rabbat și își exprima iubirea pentru ea:

   a) La mâna dreaptă, în partea de sus a degetului arătător, presează și eliberează de 6 ori.

   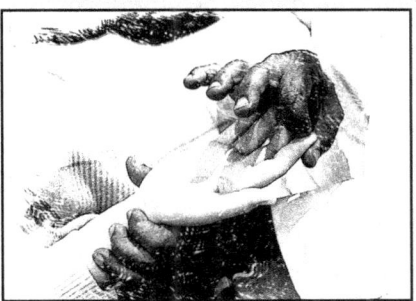

   b) Pe fața persoanei chiar sub nas și deasupra buzei superioare, presează și eliberează de 6 ori.

   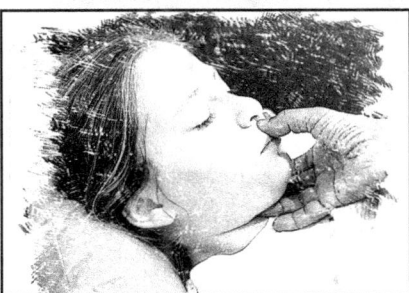

c) Strânge ușor capul de 6 ori, punând o palmă pe frunte, cealaltă palmă pe partea din spate a capului, îndoind toate degetele pentru a se atinge între ele în timp ce presezi scalpul.

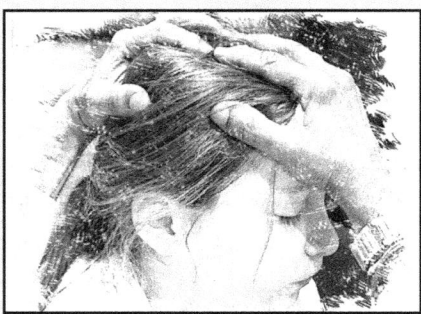

d) În unele cazuri, se pot adăuga puncte suplimentare.

3) Remediul casnic - taie o ceapă proaspătă crudă în 6 bucăți și așeaz-o într-un bol în partea stângă a capului; pune laptele într-un alt bol și pune-l în partea dreaptă a capului. Lasă bolurile acolo în timp ce persoana este inconștientă.

(Alte două secrete pentru a ajuta pe cineva în comă sunt dezvăluite mai târziu în această carte.)

* Informațiile (inclusiv ingredientele cheie) pentru orice formulă pe bază de plante și tabletele menționate în această carte sunt enumerate într-un grafic din apendice. Material bonus: Pentru a o „întâlni" pe Reshma, Rabbat, asistenta ei și pe Dr. Giovanni prin intermediul videoclipului pe care l-am surprins și pentru a înțelege mai profund această metodă, te rog să vizitezi site-ul cu membership gratuit (www.MyAncientSecrets.com/Belong).

* Important - notă de declinare a responsabilității medicale : Această carte este destinată doar scopurilor educaționale. Informațiile găsite în această carte și online nu sunt destinate a fi utilizate și nici nu trebuie utilizate, pentru a diagnostica sau trata orice stare medicală sau emoțională. În urma publicării acestei cărți, aceste remedii secrete antice nu au fost dovedite sau respinse de niciun studiu medical occidental cunoscut, inclusiv în studiile clinice. Ele se bazează pe învățături antice pentru bunăstarea generală. Pe măsură ce citiți, vă rugăm să vă amintiți că autorul nu dispune de sfatul medicului și nu prescrie utilizarea niciunei tehnici ca formă de tratament pentru problemele medicale, fără sfatul unui medic bun. Vă rugăm să consultați un furnizor de servicii medicale pentru tratament medical. De asemenea, cazurile înregistrate în această carte sunt remarcabile și este important să ne amintim că rezultatele pot varia pentru fiecare persoană, în funcție de mulți factori și poate nu sunt tipice. În cazul în care utilizați oricare dintre informațiile din această carte pentru dvs., ceea ce este dreptul dvs., autorul și editorul nu își asumă nicio responsabilitate pentru acțiunile dvs. Sunteți responsabil pentru propriile acțiuni și rezultatele lor. Educați-vă pe deplin, astfel încât să puteți face cele mai bune alegeri pentru a obține rezultatele dorite.

Capturi de ecran din videoclipul pe care l-am făcut cu Rabbat, mama ei Reshma și fericita asistentă.

Notele tale de jurnal

Pentru a aprofunda și a mări beneficiile pe care le vei experimenta din citirea acestei cărți, ia-ți câteva minute acum și răspunde la următoarele întrebări importante pentru tine:

Pe cine iubești?
_____
_____
_____
_____

Ce îți dorești? (Pentru tine? Pentru cei pe care îi iubești?)
_____
_____
_____
_____
_____

Ce alte perspective, întrebări sau realizări ți-au apărut în timp ce citeai acest capitol?
_____
_____
_____
_____

CAPITOLUL 2

95% dintre oameni nu știu acest lucru important despre ei înșiși

*Dacă vrei să-l faci pe Dumnezeu să râdă,
spune-i despre planurile tale.*
–Woody Allen

Los Angeles, California, S.U.A (cu câteva luni mai devreme)

Ți s-a întâmplat vreodată ca întâlnirea cu cineva să sfârșească prin a-ți schimba viața complet, doar că nu ți-ai dat seama decât mult mai târziu?

În toamna anului 2009, lucram în Finlanda ca cercetător universitar. În timpul meu liber, am fost voluntar la o organizație cu sediul în San Francisco, numită Wisdom of the World (Înțelepciunea Lumii). Proiectul, numit "*10 Zile pentru a atinge 10 milioane,*" a lucrat la răspândirea unor mesaje de inspirație în timpul sărbătorilor, pentru a ajuta la scăderea depresiei și a sinuciderii. Pentru a ajuta la captarea atenției, am creat o serie de interviuri cu oameni celebri, pe care i-am putut promova în fiecare zi a evenimentului.

Unul dintre rolurile mele a fost să contactez și să ajut luând interviuri vedetelor. După ce am analizat lista de artiști, sportivi și alți potențiali interlocutori pe care i-am compilat, fratele meu Gerald mi-a spus că trebuie să mă întâlnesc cu Gail Kingsbury. Aparent, ea coordona un eveniment la un hotel de lux din Hollywood. El a spus că vor participa mulți oameni celebri și că singurul mod în care aș putea avea acces, era dacă aș face voluntariat. Ceea ce am și făcut.

Îmbrăcat într-o cămașă roșie cu mânecă scurtă și blugi de culoare închisă, m-am simțit stânjenit în hotelul de lux, dar am fost imediat confortabil alături de Gail. Era o organizatoare eficientă de evenimente, dar și o persoană sufletistă. În timpul unei pauze în activitățile noastre, în timp ce stăteam pe hol, i-am spus că motivația mea principală în voluntariat a fost să o întâlnesc și să îi cer ajutorul. Proiectul nostru a sensibilizat-o și a spus că va ajuta. Când i-am înmânat lista noastră cu diversele vedete de film, celebrități sportive și muzicieni pe care intenționam să-i intervievăm, ea s-a uitat la aceasta, apoi a făcut o îndelungă pauză. „Mă simt făcând parte din obiectivul proiectului tău și simt că majoritatea persoanelor din lista ta nu sunt cu adevărat cine ai vrea să fie. Mulți nu sunt cine par a fi și s-ar putea să nu se potrivească cu mesajul tău," a spus ea, făcând din nou o pauză. "Știi pe cine ți-aș sugera?"

"Pe cine?"

„Ar trebui să-l intervievezi pe Dr. Naram."

"Cine este dumnealui?"

„Este un Maestrul vindecător din India, între a cărui pacienți au fost persoane precum Maica Teresa și Dalai Lama. Și astăzi are zi de clinică la acest hotel."

Un maestru vindecător?! Nu era cel pe care-l aveam noi în minte. Eram pe punctul de a o întreba dacă ar avea în vedere să mă prezinte către oricine altcineva.

Chiar atunci însă, ochii lui Gail s-au concentrat asupra cuiva din spatele meu. "Uimitor. Iată-l," a spus ea.

M-am întors pentru a vedea un bărbat indian, într-un costum alb unic și o femeie cu un sacou lung, decorativ, cu aspect etnic, mergând în direcția noastră. Am zâmbit în sinea mea, gândind că nu sunt singurul care nu se potrivea în peisaj.

„Dr. Naram, acesta este Clint," spuse Gail în timp ce se apropiau de noi. „Dr. Naram, trebuie să auziți despre proiectul pe care îl face Clint cu organizația Wisdom of the World. Poate îi puteți acorda un interviu, dacă aveți timp."

Dr. Naram se întoarse și se uită la mine. Era înalt cam de cinci picioare

(1,55m), cu 30 de centimetri mai scund decât mine. Purta un costum alb în stil Nehru; avea părul negru tăciune, cu doar un smoc argintiu în față și o mustață atent decupată. Arăta tânăr, dar ceea ce mi-a atras interesul au fost ochii atenți și stilul său conversațional energic și plin de afecțiune.

"Foarte încântat să vă cunosc," a spus el cu căldură. „Ce este Wisdom of the World?"

I-am povestit doctorului Naram despre fondatorul organizației, prietenul meu

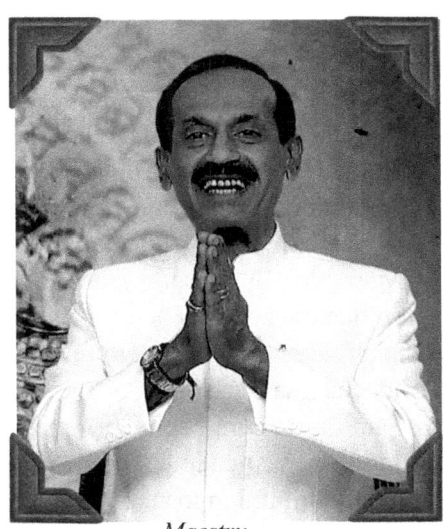

Maestru Vindecător Dr. Pankaj Naram. Fotografie preluată de pe Wikimedia.

Gary Malkin, un muzician premiat, care are o pasiune pentru conectarea oamenilor cu cele mai bune lucruri care există în lume și în ei înșiși. Unul dintre harurile lui Gary este crearea de momente de uimire și inspirație prin intermediul mijloacelor media infuzate cu muzică, pentru a ajuta oamenii să-și amintească ce contează cel mai mult. I-am explicat că facem un proiect special pentru sărbători.

"Ce îți dorești?" m-a întrebat. Vocea lui era dezarmant de sinceră. Ochii lui de culoare căprui închis s-au concentrat cu blândețe asupra ochilor mei obosiți și oarecum albastru-verzui precum jadul. Răspunsul meu m-a surprins.

"Am avut o soră," am început. „Și-a luat propria viață. A fost unul dintre cele mai dificile lucruri cu care m-am confruntat vreodată." Acest subiect nu a fost ceva despre care eram deschis să vorbesc de obicei și, cu siguranță, nu cuiva pe care l-am întâlnit pentru prima dată. În timp ce vorbeam despre ea, am simțit durerea de a o pierde. „Vreau să fac ceva pentru a-i ajuta pe alții în aceeași situație ca sora mea. Vreau să aduc mai multă pace pe această planetă."

"Înțeleg. Cum pot ajuta?" întrebă el cu adevărat interes.

„Facem interviuri cu oameni remarcabili care ar putea avea un mesaj de speranță sau inspirație. Gail mi-a spus că unul dintre interviuri ar trebui să fie cu dumneata."

Dr. Naram pleca a doua zi dimineața spre următorul oraș în turneul său, așa că am convenit să înregistrăm interviul în acea noapte la hotel după sfârșitul consultațiilor. După ce am stabilit ora și locul, Dr. Naram a băgat mâna în buzunarul de la sacoul său alb și a scos ceva.

„Acesta este pentru tine, un cadou binecuvântat de un mare maestru care are mai mult de 147 de ani. Faci o muncă valoroasă."

Mâna lui întunecată, împodobită cu mai multe inele cu aspect semnificativ, era în contrast puternic cu mâneca alb strălucitoare a jachetei sale. În mâna lui era un inel lucios, cu o inscripție scrisă în ceea ce aducea a sanscrită.

Fără să știu cum să iau afirmația lui că cineva ar avea 147 de ani, i-am mulțumit pentru cadou. Apoi, Dr. Naram și femeia care era cu el și-au continuat drumul în josul holului iar eu am băgat inelul în buzunar.

După acea întâlnire neobișnuită, m-am întors la îndatoririle mele de voluntariat. În timp ce am încercat să fac legătura cu alte persoane pe care am vrut să le intervievăm, am reflectat asupra modului în care Los Angeles-ul era un oraș al contrastelor. În timp ce televiziunile și filmele s-au concentrat pe stilul de viață al celor bogați și faimoși din Beverly Hills și Hollywood, pe distracția din Disneyland și a plajelor frumoase din sudul Californiei, am fost șocat să descopăr că existau mai mult de cincizeci de mii de bărbați, femei și copii în oraș, fără adăpost. Aceasta înseamnă mai mulți oameni decât întreaga populație din Eden Prairie, Minnesota, unde am crescut. Am putut să urmăresc viețile lor mai îndeaproape mulțumită lui Les Brown, un cunoscut vorbitor motivațional care s-a oferit voluntar pentru a ne susține în această cauză, pornind evenimentul nostru de zece zile, printr-o cuvântare ținută la un cămin de oameni fără adăpost, într-una dintre cele mai dificile zone din Los Angeles.

De-a lungul zilei, mintea mea a revenit la Dr. Naram, îmbrăcat în alb. Curios să aflu mai multe despre cine este acest individ pe care în curând urma să-l intervievez, am intrat online. Pe atunci existau puține informații despre el în engleză. Am văzut imagini cu el alături de câteva vedete de la Hollywood și Bollywood, precum Liv Tyler, renumită pentru rolurile sale în *Lord of the Rings*, *Armageddon* și *The Incredible Hulk*. De asemenea am văzut imagini, așa cum spunea Gail, cu Dr. Naram împreună cu Dalai Lama sau cu Sfânta Maică Teresa. Am găsit, de asemenea, și o descriere a activității fundației sale în ajutorarea persoanelor fără adăpost, bolnave și uitate.

În afară de un program de turneu care-l arăta vizitând multe orașe diferite, am găsit câteva articole pe site-uri aleatorii despre oameni care fuseseră în India pentru a-l întâlni. Au vorbit despre abilitatea lui de a înțelege o persoană atingând pulsul acesteia. În postări au fost o mulțime de cuvinte pe care nu le-am înțeles și întregul concept despre ceea ce a făcut mi-a fost ciudat. Oamenii au susținut că i-a ajutat să învingă boli și probleme majore în moduri ce depășeau imaginația. Și totuși părea că oriunde mergea, îi slujea pe toți fie bogați fie săraci. Și asta făcea el în

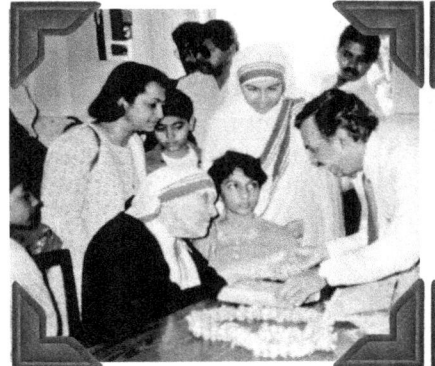
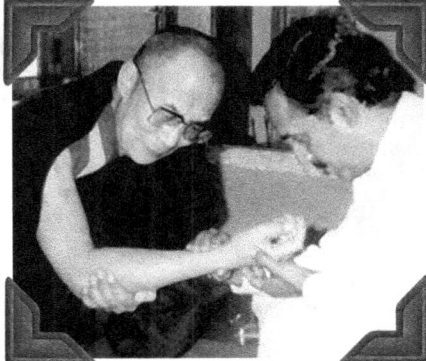
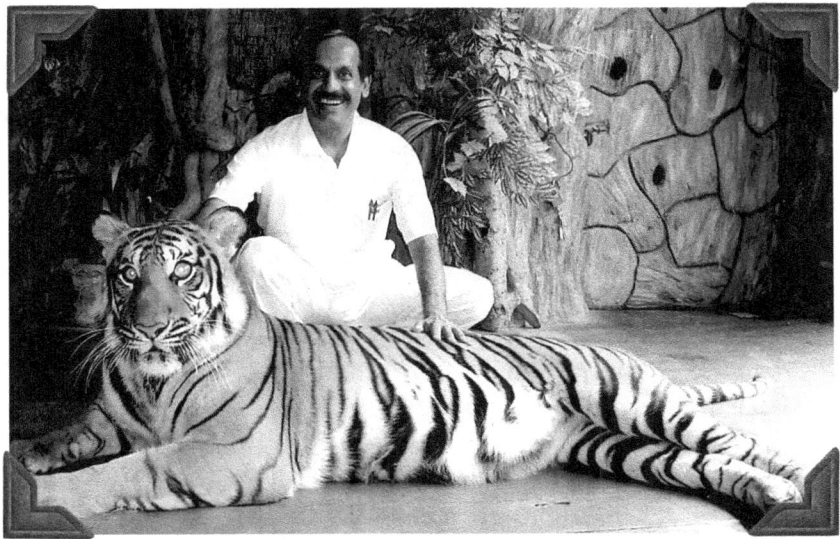

Dr. Naram, diagnosticându-i prin puls pe Sfânta Maică Teresa, Sfinția Sa Dalai Lama și un tigru bengalez regal.

Los Angeles, cu celebrități de la Hollywood și cu oamenii fără adăpost. M-am întrebat dacă fac ceea ce trebuie, luându-i interviu. Cum putea fi adevărată vreuna dintre poveștile pe care le-am citit? Și dacă ceea ce a făcut el ar fi avut un real efect, nu ar fi știut mai mulți oameni despre el? Nu ar fi fost mai multe informații despre el? De la prima noastră întâlnire, Dr. Naram părea sincer, simpatic și abordabil. Mi-a plăcut atenția și deschiderea lui. Totuși, m-am întrebat: *A fost oare un fel de înscenare?*

Pregătirea mea ca cercetător universitar mi-a dictat să investighez mai departe, până când voi putea dovedi lucrurile într-un fel sau altul. Cu asta în minte, m-am îndreptat spre camera de hotel care servea ca zonă de salon pentru clinica Dr. Naram.

Mai erau câteva persoane care așteptau să fie văzute de el, așa că am stat și-am așteptat. Pe masă am văzut aceleași poze pe care le-am văzut online. Când finalmente mi-a venit rândul să intru, doctorul Naram m-a salutat cu un zâmbet.

Un maestru în vârstă de 125 de ani?

Mă întrebam dacă doctorul Naram nu va avea oare energia scăzută către sfârșitul programului de consultații. Dimpotrivă, era plin de viață și atât de prezent și atent la mine încât m-a șocat. Cu camera video pornită, l-am rugat pe Dr. Naram să se prezinte.

„Am avut un maestru care a trăit 125 de ani, care la rândul lui a avut un maestru care a trait 145 de ani, într-un lanț de maeștrii ai tradiției de vindecare neîntrerupt, care se întoarce în timp mai bine de 2500 de ani. Această linie a transmisiei se numește *Siddha-Veda*. În această linie a transmisiei este încă în viață, astăzi, fratele maestrului meu, cel care a binecuvântat inelul pe care ți l-am oferit. El are acum 147 de ani. Fiecare maestru a trăit mai mult de 125 de ani, cunoscând și transmițând secrete ale vieții lungi, sănătății și fericirii. "

Habar n-aveam cum să răspund. Dacă erau oameni care au trăit într-adevăr atât de mult, nu ar fi oare cunoscuți în toată lumea? Oare oamenii pe care el i-a menționat nu ar trebui să fi fost trecuți în *Guinness Book, cartea recordurilor mondiale?*

„Primul maestru al liniei noastre a fost Jivaka. El a fost medicul personal al lordului Buddha. Îți poți imagina cât de iluminat trebuie să fie un vindecător care să lucreze îndeaproape cu Buddha. Printre ceilalți pacienți celebri ai lui Jivaka se numără Amrapali, considerată una dintre cele mai frumoase femei din lume, precum și regele indian Bimbisăra. Jivaka și fiecare dintre marii maeștri ai acestei linii au consemnat în manuscrise antice cunoștințele secrete despre obținerea sănătății vibrante, a energiei nelimitate și a liniștii sufletești la orice vârstă."

Tot ce spunea Dr. Naram era dublat de un puternic entuziasm.

„Când l-am cunoscut pentru prima dată pe maestrul meu, avea în jur de 115 ani, sau cum ar spune el, era tânăr de 115 ani, și având încă mulți ani de trăit. Și la această vârstă grozavă, încă mai ajuta zilnic șaizeci până la optzeci de oameni care veneau la el cu problemele lor de sănătate."

Când l-am întrebat pe Dr. Naram cum poate cineva să trăiască atât de mult și încă să fie capabil să lucreze, mi-a oferit o „rețetă secretă" de la maestrul său de 125 de ani, pentru energie nelimitată. Implica înmuierea feniculului, migdalelor și a curmalelor peste noapte și amestecarea lor împreună dimineața. M-am îndoit că o voi folosi vreodată, dar oricum am scris-o în caiet.

"Mulțumesc," am spus. „Dar cum faci lucrurile pe care alte persoane cred că sunt imposibile, cum ar fi vindecarea unor boli aparent incurabile?"

„Nu sunt eu, ci secretele antice ale tradiției din care fac parte. Atribui totul maestrului meu. Cunoști termenul de "bandă rulantă?" Am dat din cap.

„Eu sunt ca o bandă rulantă, care livrează secretele antice lumii moderne. Și deși ceea ce se întâmplă deseori pare a fi magie, este cu adevărat o știință străveche; este o tehnologie de transformare pentru o vindecare mai profundă.

Desigur, mi-am spus în sinea mea.

Găsind semințe ale speranței

Revenind la motivele mele inițiale pentru realizarea interviului, l-am întrebat: „Ce credeți că ar putea ajuta oamenii care se luptă cu singurătatea, depresia și chiar cu gânduri sinucigașe în timpul sărbătorilor?"

„Foarte bună întrebare," a răspuns Dr. Naram. „Am văzut că depresia și sinuciderea au impact asupra unor vedete iubite foarte cunoscute și a celor necunoscute, atât asupra oamenilor săraci, cât și asupra celor super înstăriți.

Am cunoscut atei și chiar lideri spirituali având milioane de adepți, care s-au sinucis. Oricine riscă să piardă în acest fel pe cineva pe care îl iubește."

Dr. Naram a împărtășit modul în care era contactat în mod regulat de cei depresivi și sinucigași și că este veșnic recunoscător pentru fiecare dată când a simțit binecuvântarea maestrului său în a ști cum să-i ajute.

"Cel mai important este să-i înțelegem, să nu-i judecăm. Unii copii încearcă sinuciderea doar pentru a atrage atenția părinților, implorându-i să înțeleagă durerea și frustrarea lor. Odată ce părintele înțelege, lucrurile se pot îmbunătăți. Cei care se confruntă cu depresia, se confruntă cu o provocare mare. Și maestrul meu m-a învățat cum să ajut pe oricine să iasă din ea ca un câștigător. "

Am ascultat cu atenție.

"Majoritatea oamenilor nu știu ce înseamnă să fii atât de deprimat încât să vrei să te omori," a continuat Dr. Naram. "Ce face ca cineva să vrea să se rănească? Unele motive includ neputința de a face față temerilor, frustrărilor, dezamăgirii, vinovăției, furiei, singurătății sau problemelor financiare. Fiecare dintre acestea aproape că poate paraliza creierul. Maestrul meu a spus că există opt tipuri diferite de temeri cu care se pot confrunta oamenii. Una dintre cele mai puternice provocări de pe această planetă este teama de respingere. Odată ce un băiat sau o fată, femeie sau bărbat, simte respingerea și are inima rănită, datorită unui părinte sau a unui partener de dragoste, mintea lor poate plonja în depresie. Și-ți poți imagina ce trebuie să simtă un băiat sau fată homosexual din anumite țări dacă se confruntă cu respingerea de către societatea lor sau chiar de către Dumnezeu? De fapt, este imposibil ca Dumnezeu să-i respingă, pentru că Dumnezeu este în ei și Dumnezeu este iubire; dar așa se pot simți, respinși de toată lumea și asta doare. Este o problemă foarte serioasă. "Mai sunt unii oameni cu dezechilibre chimice în creierul lor, tulburări bipolare, depresie maniacală sau se luptă cu efectele secundare ale consumului de droguri și alcool. Teama din atâtea surse poate paraliza creierul încât să nu vadă posibilități de scăpare. Maestrul meu m-a învățat secretul prin care să-i ajut pe oameni să iasă din aceste provocări.

Dr. Naram mi-a spus o poveste a unui tată și a unei fiice care l-au sunat de la Roma. Ea era îndrăgostită, îndrăgostită euforic.

Apoi, ea și iubitul ei s-au despărțit, iar ea a căzut într-o depresie severă. Ea a spus: „Dr. Naram, m-am pierdut pe mine și acum mă urăsc. În inimă am o durere ascuțită. Am încetat să trăiesc și am început să mor. Nu-mi pot asuma nicio responsabilitate. Viața pare imposibilă și mă blamez mereu. Dacă cineva mă apreciază, simt că vorbește cu falsitate."

Fata și-a pierdut slujba, nu putea să doarmă noaptea, avea transpirații și era copleșită de anxietate. Durerea fizică era mai bună decât durerea emoțională pentru ea, așa că își provoca durere. A fost dusă la un spital psihiatric și i s-au administrat medicamente care au făcut-o să se simtă goală pe dinăuntru, incapabilă să se concentreze, ca și cum creierul i s-ar fi atrofiat. Ea a spus: „Nu simt nici o bucurie, nici o plăcere și nimic nu mă mai interesează."

Tatăl fetei era chinuit de îngrijorarea apăsătoare că, în fiecare dimineață, când se trezește, ar putea fi ziua în care ea se va fi sinucis. El i-a spus doctorului Naram că simte o vinovăție constantă și că vrea să ajute, dar tot ceea ce spunea sau făcea părea să o doară mai mult. Tot ce putea face era să-și păstreze speranța că lucrurile se vor îmbunătăți.

Dr. Naram mi-a spus: „Am întrebat-o pe fată, 'Ce îți dorești?'"

Și ea a spus: „Vreau ca oamenii să mă înțeleagă și să nu mă judece! În profunzime sunt nefericită. În inima mea mă simt tristă și furioasă pe boala mea. Mă tem că nu mă pot ajuta. Vreau să știu cum să-mi reconstruiesc viața, să dau drumul trecutului și să merg mai departe. Vreau să fiu din nou în viață, fericită. Și vreau să descopăr și să înțeleg sensul existenței. Dar am nevoie de ajutor!"

Povestea doctorului Naram m-a făcut să mă gândesc la sora mea și la vremurile în care am vizitat-o în spital. Habar n-aveam de felul în care fusese rănită emoțional de ajunsese la depresie.

"Deci cum ajutați pe cineva care se simte așa?" am întrebat.

Dr. Naram a răspuns împărtășind o altă poveste. Era un bărbat având o căsătorie zbuciumată. Soția sa l-a amenințat de trei ori că va divorța și de fiecare dată doctorul Naram i-a ajutat să descopere ce doreau cu adevărat și să lucreze prin deosebirile dintre ei. Problema de data aceasta a fost mai severă ca niciodată. Acest bărbat a pierdut peste o sută de milioane de dolari din banii altor persoane în câteva zile în timpul unei prăbușiri a pieței bursiere. O parte din bani proveneau de la prieteni și de la părinții soției sale. Tatăl soției sale îi oferise toate economiile pentru pensionare. Investițiile au crescut și toată lumea a fost fericită până la prăbușire; acum nu știa cum să le facă față.

Într-o seară, soția sa l-a sunat pe doctorul Naram, panicată. În timp ce bebeluşul ei plângea necontrolat în fundal, ea a spus: „Soţul meu stă chiar acum pe jos, în faţa mea. Are o armă în gură şi degetul pe trăgaci!"

Dr. Naram a spus: „Poţi pune telefonul lângă soţul tău, pe difuzor? Şi atunci poţi ieşi din cameră, ca să pot vorbi singur cu soţul tău?" A făcut-o.

Dr. Naram a spus: „Namaste" şi apoi şi-a spus numele. "Ce vrei?"

Scoase pistolul din gură suficient de mult ca să spună: „Vreau să-mi pun capăt vieţii."

"Foarte bine," a răspuns Dr. Naram. "Cum te pot ajuta să mori?" A fost o pauză lungă. Bărbatul a fost şocat. „Vreau să te ajut să obţii ceea ce vrei. Dacă vrei să mori, atunci cum te pot ajuta?"

"Nu glumi cu mine, Dr. Naram."

"Ce vrei *cu adevărat*?" l-a întrebat doctorul Naram.

Dr. Naram mi-a explicat că întrebările pe care le-a pus erau parte din metoda învăţată de la maestrul său, pentru a ajuta oamenii să depăşească gândurile sinucigaşe, dar că nu a recomandat altora să o facă fără o pregătire adecvată. În timp ce doctorul Naram a vorbit cu acest bărbat, a descoperit că ceea ce dorea cu adevărat acesta, era să ştie cum să iasă din situaţia în care se afla. El a vrut să spere că lucrurile se pot îmbunătăţi şi că durerea va dispărea.

Dr. Naram i-a cerut să pună arma jos, astfel încât să poată presa un punct marmaa pentru a-l ajuta să realizeze ceea ce-şi doreşte şi, imediat, omul s-a simţit mai calm. În continuare, Dr. Naram l-a îndrumat să amestece câteva ingrediente din bucătăria sa ca parte a unui remediu de casă (½ linguriţă de ghee cu un fir de şofran şi un vârf de linguriţă nucşoară, să încălzească amestecul uşor şi să pună două picături în fiecare nară). Acest lucru l-a făcut să se simtă şi mai calm, ceea ce i-a permis să-şi recapete perspectiva.

"Nu a fost o soluţie rapidă," a continuat Dr. Naram. „A fost nevoie de timp. Dar acest om s-a angajat să facă ceea ce era necesar pentru o vindecare mai profundă. Şi-a schimbat dieta mâncând doar alimente care să hrănească gânduri şi emoţii bune. A luat remediile de casă în mod regulat, constând în amestecarea unor ingrediente împreună cu ghee şi luarea lor de două ori pe zi. Maeştrii tradiţiei mele de vindecare au creat, de asemenea, anumite formulări pe bază de plante care ajută la hrănirea şi întinerirea părţilor creierului şi corpului, care au fost epuizate, astfel încât oamenii să poată lua contact din nou cu fericirea şi scopul din interiorul lor. Din nou, nu este o soluţie rapidă, dar funcționează atunci când oamenii se angajează să respecte procedura. I-am oferit și alte puncte de marmaa care au ajutat la stimularea creativității sale. Puterea sa creatoare a revenit atât de mult, încât sunt mândru să spun că în câțiva ani, a câștigat tot ce a pierdut și mult mai mult. Și-a plătit socrul și toți prietenii cu dobândă."

Dr. Naram a subliniat: „Maestrul meu m-a învățat: „Fiecare adversitate - fiecare situație dificilă sau rană emoțională - are în ea semințele unor beneficii egale sau mai mari. "

„Dar mai întâi, toți avem nevoie să descoperim răspunsul întrebării: Cine sunt eu?" Dr. Naram a continuat. „În viață, majoritatea provocărilor noastre apar atunci când există un blocaj sau un dezechilibru sau ambele. Trebuie să descoperim care este blocajul și unde se află dezechilibrul. Dezechilibrul poate fi *vata, pitta, kapha* sau o combinație." Nu cunoșteam acești termeni, dar înainte să pot cere clarificări, a continuat: „După ce știi cine ești, care sunt blocajele și dezechilibrele tale, atunci poți ști care este alimentul tău. Trebuie să acordăm mai multă atenție nu numai alimentelor pe care le oferim corpului nostru, ci și gândurilor cu care ne hrănim mintea și atitudinilor cu care ne hrănim emoțiile. Secretele antice oferă îndrumări asupra fiecăruia. "

Am ascultat, fără să cred că ceea ce a spus Dr. Naram ar putea fi adevărat. Sora mea fusese pe medicamente grele pentru depresie cu tendințe de suicid și asta nu ajutase mai deloc. Cum ar putea presarea anumitor puncte pe corp și modificările de dietă să creeze acest tip de impact într-un moment atât de critic din viața cuiva? Ceea ce a propus Dr. Naram părea prea simplu pentru a fi adevărat.

"Ce s-a întâmplat cu fata?" am întrebat.

„Aha, da! Ea este un exemplu perfect. Întrucât doctorul Giovanni era la Roma, am rugat-o să-l vadă la fiecare patru zile, pentru ca el să efectueze o marmaa specifică asupra ei, ajutând-o să-și lămurească foarte clar ce voia și curățând gunoiul vechi din sistemul ei. S-a simțit puțin mai bine în scurt timp și în două luni a găsit un nou iubit cu care voia să se căsătorească.

Dar asta a fost pur și simplu din răzbunare față de primul ei iubit și

> „Fiecare adversitate - fiecare situație dificilă sau rană emoțională - are în ea semințele unor beneficii egale sau mai mari."
>
> –Baba Ramdas
> (maestrul doctorului Naram)

astfel relația s-a destrămat și ea a dat înapoi în progresul ei. I-am spus: „Trebuie să te fortificăm pentru a nu avea o relație doar cu scopul de a evita singurătatea și durerea." Apoi, ea a devenit într-adevăr implicată pentru viitorul ei. I-am oferit câteva remedii de casă și suplimente pe bază de plante, pe care le-a luat în mod regulat și a făcut o mare schimbare în dieta ei. Am învățat-o ce alimente trebuie evitate care invită emoțiile negative și ce alimente poate mânca pentru a încuraja emoțiile pozitive.

„Din nou, a fost nevoie de timp, nu a fost o soluție rapidă, dar a început să aibă mai multă încredere în ea însăși. Și după ce am lucrat cu ea timp de doi ani, a fost atât de plină de încredere încât a putut face față oricărui fel de respingere sau provocare și nu o mai afecta. Ea a descoperit că visul ei este să fie profesoară și a obținut un loc de muncă la o școală unde a devenit o profesoară importantă. Nu după mult timp, a întâlnit un bărbat de care s-a îndrăgostit profund, mai mult decât de oricine dinainte, pentru că și ea se iubea pe ea însăși. Au trecut aproape nouă ani și are doi copii. Cu amândoi copiii, ea face anumite marmaa și-i hrănește cu alimente specifice, astfel încât să crească cu emoții sănătoase și încredere în ei înșiși."

> „Dumnezeu este în fiecare dintre noi și toți avem un scop de descoperit."
> –Baba Ramdas
> (maestrul Dr. Naram)

„Ce sfat ai da pentru oricine se simte trist sau deprimat acum?" am întrebat.

„Cel mai important lucru de știut pentru oricine este să afli cine ești, unde te duci și ce te poate ajuta să ajungi acolo," a continuat Dr. Naram. „Maestrul meu m-a învățat că Dumnezeu este în fiecare dintre noi și toți avem un scop de descoperit. Dar nu poți vedea sau simți asta când ești deprimat. O modalitate de a începe să scoți la iveală acestea este prin a face aceleași lucruri pe care le-am oferit acelui bărbat și acelei fete."

Notele mele de jurnal

Trei secrete antice de vindecare care te ajută să-ți calmezi mintea, să-ți reechilibrezi perspectiva și să-ți stimulezi emoțiile pozitive*

1) Marmaa Shakti - În fiecare zi, trebuie să ai o disciplină zilnică pentru a face acest lucru de 6–9 ori pe zi. Pune mâna stângă pe partea din spate a capului pentru sprijin și, cu mâna dreaptă, apasă și eliberează punctul de marmaa shakti chiar de sub nas și de deasupra buzei superioare, de 6 ori. De fiecare dată când apeși punctul, inspiri adânc. Poți face asta pentru altcineva sau doar pentru tine.

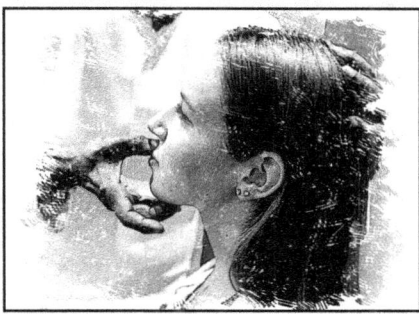

2) Remediu de casă - Amestecă următoarele ingrediente: 1/2 linguriță ghee, nucșoară cât se poate lua cu două degete și un fir de șofran. Încălzește ușor amestecul, înclină capul pe spate și pune două picături în fiecare nară. Fă acest lucru de 2 ori pe zi.

3) Remediu de casă - Amestecă și mănâncă următoarele ingrediente: pudră de Brahmi churna 1/4 linguriță, pudră de Jatamasi 1/8 linguriță, pudră de turmeric 1/2 linguriță, ghee 1 linguriță.

Amestecă ingredientele de mai sus într-o pastă și ia de două ori pe zi (primul lucru care îl faci dimineața și seara înainte de masă).

* Material bonus: pentru a vedea o demonstrație de presare a punctelor marmaa shakti și pentru a descoperi mai multe secrete care te pot ajuta în acest domeniu (de exemplu, sugestii cu privire la alimentele pe care le poți mânca pentru a promova emoțiile pozitive), te rugăm să consulți videoclipurile de pe site-ul cu membership gratuit, MyAncientSecrets.com

Întâlnindu-l pe Dumnezeu

„Ce vrei să spui prin ,Dumnezeu este în fiecare dintre noi?', am întrebat.

„În India avem un concept pentru când vine un oaspete neașteptat să ne viziteze casa. Se numește „Atithi Devo Bhava" - ceea ce înseamnă că-l tratezi pe orice invitat, oricine ar fi și oricât de incomodă ar fi vizita lui, ca și cum Dumnezeu însuși ar fi venit să îți viziteze casa. În tradiția mea de vindecare Siddha-Veda, noi luăm asta foarte în serios."

"Deci crezi că atunci când întâlnești pe cineva, îl întâlnești pe Dumnezeu?" am întrebat.

„În India salutăm oamenii spunând *Namaste* sau *Namaskar* și ținând mâinile împreună în fața inimii noastre. Acest salut înseamnă „Dumnezeul din mine se închină Dumnezeului din tine și onorez acel loc în care tu și eu suntem una."

„Deci Siddha-Veda este o religie?" am întrebat.

„Siddha-Veda poate ajuta oamenii spiritual, fizic, mental și emoțional, dar nu este o religie. Este o școală de gândire de care oricine poate beneficia. Aceste secrete antice de vindecare sunt dincolo de religii, dincolo de politică, rasă, castă sau crez. Funcționează pentru toată lumea - la fel cum o mașină te poate duce acolo unde trebuie să mergi indiferent de religia ta, de culoarea pielii tale sau de orientarea ta sexuală. Cei din tradiția mea sunt super-specialiști, instruiți în linia marilor maeștri ai secretelor antice, pentru a ajuta să se elibereze pe oricine care se confruntă cu o durere sau disconfort în corp, minte sau emoții. Când o persoană vine la noi căutând ajutor, îl vedem pe Dumnezeu în el. Nu simțim că îl îndatorăm față de noi, ci că el ne oferă un cadou. Suntem onorați că a venit la noi. Maestrul meu m-a învățat că datoria mea de vindecător este pur și simplu să ajut la curățirea templelor pentru ca Dumnezeu să sălășluiască fericit în acestea.

„Luând în considerare cazurile celor cu depresie severă, chiar până la punctul de a se sinucide. Ei nu sunt tot una cu acele sentimente grele de tristețe, frică sau furie. Aceste sentimente nu sunt cine sunt ei. Dar mințile și corpurile lor sunt condiționate în așa fel încât să nu realizeze acest lucru. Ei simt acele emoții și nu știu cum să le dea drumul. Se tem că problema lor este atât de mare, încât nu există scăpare. În acea stare, nu poți vedea deloc un viitor fericit. Deci, cum îi ajutăm pe cei care se simt triști, nervoși sau temători? Cum ajutăm să curățăm templul trupului lor, minții și emoțiilor lor, astfel încât Dumnezeul din ei să fie fericit? Asta m-a învățat maestrul meu."

Nu știam ce voia să spună prin asta, dar înainte ca Dr. Naram. Să poată explica, era timpul să închei interviul. Aveam mult mai multe întrebări acum decât atunci când începusem.

O tehnologie antică

În timp ce îmi împachetam aparatul foto, doctorul Naram a întrebat: „Care este munca ta? Ce faci exact pentru a trăi, Clint?"

"Sunt voluntar în acest proiect pentru organizația Wisdom of the World, deoarece cred în el," am spus. „Dar lucrez la Universitatea din Joensuu, în Finlanda, ca cercetător postdoctorand." M-am lansat în explicația obișnuită a activității mele. „Predau despre calculatoare, cultură, tehnologie și inovație. Interesul meu personal este modul în care inovația în tehnologie poate fi utilizată creativ pentru a reduce sărăcia și a crește pacea."

Dr. Naram era intrigat. „Dacă ești interesat de pace," a spus el, „trebuie să îți prezint niște oameni."

Își băgă mâna în buzunar și scoase un telefon vechi Nokia cu un ecran LCD mic. „De vreme ce știi despre computere, poți să-mi arăți cum funcționează ăsta? Oamenii vorbesc despre 'murele și merele' lor [Blackberry și Apple] și mă simt atât de confuz gândindu-mă că trebuie să însemne mâncare, dar nu, este vorba despre telefonul lor! Ei spun că acesta al meu nu este un telefon isteț [smartphone]. Este un telefon prost [dumbphone]?"

Am zâmbit. Întrebarea lui era încântătoare și plină de umor. El voia să știe cum să salveze noi numere de telefon și cum să citească și

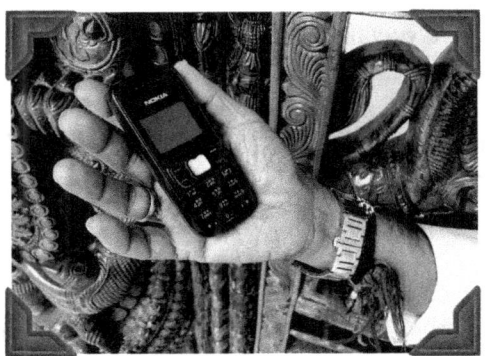

Telefonul Nokia al Dr. Naram

> „Nouăzeci şi cinci la sută dintre oamenii de pe această planetă nu ştiu ce vor."
> - Dr. Naram

să trimită mesaje text. În timp ce l-am învăţat pas cu pas ce să facă, el a urmărit cu anticipaţie şi veneraţie ca un copil. Când mi-a salvat cu succes numărul în telefon, a spus cu bucurie triumfătoare: „Aha, am reuşit! Este o maşinărie uimitoare, nu?"

Amintindu-mi ceva ce a spus mai devreme, l-am întrebat: „Aţi menţionat că maestrul dvs. v-a dat tehnologie sau instrumente. Tehnologie sau instrumente pentru a face ce? Ce vreţi să spuneţi?"

"Bună întrebare. Crezi sau nu, maestrul meu m-a învăţat un secret de un miliard de dolari. El a spus că 95 la sută dintre oamenii de pe această planetă nu ştiu ce vor. Pur şi simplu nu ştiu ce vor! Aşadar, îşi petrec cea mai mare parte a vieţii uitându-se în vitrine fără nici o intenţie de a cumpăra ceva. Încercând acest lucru sau acel lucru, acest job sau acel job, acest soţ şi apoi un alt soţ, dar nu se simt împliniţi niciodată.

„Maestrul meu a spus că trei la sută dintre oamenii de pe această planetă ştiu ce vor, dar nu reuşesc să-şi atingă scopul niciodată. Nu au instrumentele potrivite. Un procent ştiu ce îşi doresc şi îşi ating scopul, dar deşi reuşesc nu se pot bucura de aceasta. În procesul de atingere al scopului, aceştia dezvoltă tensiune arterială ridicată, colesterol ridicat, probleme de spate, probleme de familie, probleme de relaţie şi orice altceva. Nouăzeci şi nouă la sută dintre oameni se încadrează în aceste trei categorii. Doar restul de 1 la sută dintre oameni ştiu ce vor, îşi ating scopul şi apoi se bucură de acesta."

Auzind aceste numere, m-am întrebat: *Sunt parte dintre cei 95 la sută care nu ştiu ce vor? Am multe lucruri pentru care sunt recunoscător, deci de ce sunt încă nemulţumit majoritatea timpului? Se îndreaptă oare viaţa mea în direcţia cea bună?*

Dr. Naram a continuat, „Sistemul de vindecare vechi din *Ayurveda*, care poate fi învăţat la universităţile din India, este cunoscut sub numele de 'ştiinţa vieţii'. *Siddha-Veda* (sau *Siddha-Raharshayam*) conţine secretele pentru o vindecare mai profundă.

Secretele antice ale tradiţiei mele pot fi învăţate numai direct de la maestru la student, ca o super-specializare, o tehnologie a vindecării mai profunde. O parte din secretele sau tehnologiile de vindecare din Siddha-Veda îi ajută pe oameni *să descopere* şi apoi *să obţină* ceea ce îşi doresc și asta în așa fel încât să se poată bucura de ceea ce au obținut."

S-a oprit și mi-a spus: „Totuși, tehnologia pe care nu o înțeleg este cea pe care o numesc *interneturi.*"

Am râs că el a pronunțat cu „,-uri" la sfârșit.

"Spune-mi," spuse el. „Crezi că interneturi m-ar putea ajuta să ajung la mai multe persoane? Din punct de vedere fizic, nu mă pot întâlni cu mai mulți pe zi decât am făcut-o deja." S-a adeverit că a văzut aproximativ o sută de oameni pe zi în Europa, Statele Unite și Australia și trei sute pe zi în India. Și nu îmi puteam imagina cum a fost posibil acest lucru.

„Știu că poți ajunge la mai multe persoane cu *Internet-ul*," am spus, accentuând formularea corectă. „Dar, sincer, încă nu înțeleg exact ce faci." Mi-a plăcut să fiu alături de el, m-am simțit bine. Avea o inocență tânără și jucăușă, combinată cu o profundă grijă care era revigorantă. Numai că nu știam cum îl puteam ajuta, mai ales când nu înțelegeam foarte mult din ceea ce spunea.

Dr. Naram a spus ceva la care nu mă așteptam: „De ce nu vii în India ca să vezi cu ochii tăi? Sunt acolo câțiva oameni pe care aș vrea să-i întâlnești."

Surprins și tulburat de invitație, nu am răspuns.

„Unele lucruri ar putea să nu aibă sens pentru creierul tău la început, Clint," Dr. Naram a continuat, „pentru că vezi viața uitându-te printr-o altă lentilă. Nu poți înțelege ce fac, dar fiind în preajma mea, vei începe să simți o moleculă de speranță în interiorul tău și vei fi fericit. Ai putea să nu știi exact de ce la început, dar încet, încet, lucrurile îți pot deveni mai clare."

Deși am fost marcat de invitația lui, mi-a fost greu s-o iau în seamă și nu aveam intenția de a merge în India prea curând. Așa că am schimbat subiectul în ceva care m-a intrigat.

„Cum înțelegeți pe cineva doar atingându-i pulsul?"

„Vrei să experimentezi?"

Am dat din cap, iar el mi-a cerut să-mi întind mâna. Mi-a așezat trei degete pe încheietura mea și a închis ochii înainte de a vorbi.

„Ai dureri de cap uneori? Uneori probleme de stomac? Există un dezechilibru de *pitta* și puțin *aam*, care sunt toxine. Dar altfel, ești foarte sănătos."

Deși ceea ce a spus despre durerile de cap și digestia mea a fost corect, am fost mai mult confuz decât impresionat.

"Nu înțeleg. Ce este *pitta*?"

"Foc," a spus el, "sau elementul de foc din corpul tău. Este puțin dezechilibrat, dar nu îți fă griji, te putem ajuta." El a notat pe o foaie de hârtie numele mai multor plante necunoscute pentru mine.

Nu m-am putut abține să nu mă întreb dacă trucul lui era să le spună oamenilor că ceva este în neregulă, folosind concepte pe care nu le înțelegeau, doar pentru a putea recomanda un produs pe care trebuiau să îl cumpere pentru a remedia presupusa „problemă."

M-am imaginat vorbind cu cineva, inventând o problemă și spunând: „Nu, nu e bine. Aveți un dezechilibru grav de bip-bap-bup, mare ghinion. Dar nu vă faceți griji, aveți noroc, pentru că am cura de bip-bap-bup magică aici, sub formă de tablete, la un preț mic de doar o sută de dolari."

Așa m-am simțit atunci când doctorul Naram mi-a spus că am un „dezechilibru pitta." I-am mulțumit pentru interviu și i-am spus noapte bună.

Acel moment ciudat

După ce am ieșit din cameră, am dat foaia de hârtie cu numele ierburilor lui Marianjii, care era cu doctorul Naram când l-am întâlnit pe hol. Ea împărtășea mai multe despre ierburile și dieta recomandate și încasa plata oamenilor. Ea explica *doșa* sau tipurile de elemente și modul în care anumite elemente din corp devin dezechilibrate și creează probleme. "*Pitta* este doșa focului," a spus ea. „*Vata* este doșa vântului; iar *kapha* corespunde cu elementul apă / pământ. Un dezechilibru al doșei conduce la probleme care sunt previzibile și rezolvabile. Simțirea pulsului cuiva îl ajută pe Dr. Naram și pe maeștrii vindecători asemeni lui să identifice dezechilibrele și blocajele din corpul oricui." Marianjii m-a întrebat atunci: „Ce fel de mâncare mănânci?"

Am descris burritos făcut la microunde, pizza și alte alimente facile pentru un cercetător postuniversitar burlac. M-a certat și mi-a spus să am grijă mai bine de mine. Ea a descris cele patru suplimente pe bază de plante pe care Dr. Naram mi le-a sugerat ca să-mi rebalanseze constituția și ca să îndepărteze din corpul meu *aam* (pronunțat *am*; uneori numit *ama*) sau toxinele.

Atunci am început să devin agitat, în așteptarea a ceea ce bănuiam că va veni - momentul penibil când mi-ar cere să cumpăr ierburile și eu aș spune nu. Dar acel moment nu a venit niciodată.

„În onoarea muncii pe care o depuneți," a spus ea, „vă facem cadou ierburi pentru o perioadă de două luni."

Surprins, i-am mulțumit. Am rămas fără idee despre cum să interpretez una dintre cele mai ciudate întâlniri pe care le-am avut vreodată.

O săptămână mai târziu, ierburile au ajuns la mine acasă. Le-am luat câteva zile, din curiozitate. O parte din mine mă întreba dacă voi observa brusc un rezultat miraculos, dar în schimb am avut o ușoară durere de stomac. *Ce-ar fi dacă în loc să mă ajute, îmi fac mai mult rău?* Nu știam și nu aveam idee pe cine să întreb, așa că le-am așezat, împreună cu inelul pe care mi l-a dat, într-un sertar pe care-l deschideam rar. Pe măsură ce mă întorceam la viața de zi cu zi, doctorul Naram se estompa din mintea mea.

Puterea unei femei

Poate că nu aș mai fi dat niciodată vreo atenție doctorului Naram și ierburilor sale „magice," dar atunci ceva s-a schimbat.

După câteva săptămâni, am călătorit din nou în California. De această dată m-am dus cu unul dintre cei mai buni prieteni ai mei, Joey, la San Diego pentru a promova proiectul la care lucram. Într-o zi, în timp ce ne-am așezat într-un bar cu cafea și sucuri lângă plajă, m-a prezentat unei femei pe nume Alicia.

Îți amintești că am spus, la sfârșitul ultimului capitol că acest lucru a început cu o fată pe care voiam să o impresionez? Alicia era acea fată.

Era superbă, cu ochi albaștri strălucitori, părul castaniu gros și tenul curat. Avea acel gen de îmbrăcăminte plină de culoare și largă, pe care ai purta-o la o cafenea de lângă o plajă din San Diego, California. Vocea și atitudinea ei erau jucăușe, dar sincere. Și de la începutul acestei conversații am simțit sensibilitatea ei spirituală înnăscută, de care m-am trezit fiind atras.

Dorind să aflu mai multe despre ea, am început să fac unul dintre lucrurile pe care le fac cel mai bine când mă simt stânjenit: să pun întrebări. Alicia mi-a povestit despre pasiunea ei pentru ceva numit *Ayurveda**. Ea a descris aceasta ca un vechi sistem de vindecare orientală, care priveşte o persoană într-o manieră mai holistică decât medicina occidentală.

„Cuvântul 'Ayurveda' poate fi tradus ca 'ştiinţa vieţii', a spus ea.

Ştiinţa vieţii, m-am gândit. *Ce e aia?* Deşi doctorul Naram a împărtăşit acea definiţie cu mine şi mi s-a părut ciudat şi atunci, într-un fel eram mult mai interesat când venea de la Alicia.

Deşi sceptic cu privire la întregul subiect, eram interesat de ştiinţă - şi eram *foarte* interesat de ea.

„Ştii," am spus, „am intervievat recent un individ care se presupune că este „maestru vindecător" dintr-o tradiţie antică din Himalaya, pe care a numit-o *Siddha-Veda* *. A fost medic pentru Maica Teresa, Dalai Lama, Nelson Mandela şi mii de pompieri de la atentatele din 11 septembrie."

Mă agăţam de orice pentru a-i păstra interesul în ideea de a continua conversaţia. Şi de ce să nu fi menţionat şi nişte nume importante, în caz că o făcea mai interesată de mine, nu?

Nu m-am priceput niciodată la femei. O singură dată am întâlnit o fată care mi-a spus că a trebuit să se roage pentru a fi atrasă de mine. Poveste adevărată. Cred că eram mai confortabil în spatele unui computer sau să scriu o lucrare de cercetare academică decât să încerc să înţeleg mintea unei femei. Dar chiar am putut spune că ceva în această conversaţie cu Alicia a funcţionat. Arăta încântată de ceea ce am spus, aşa că în încercarea mea neîndemânatică de a mă conecta mai mult cu ea, m-am oferit să o prezint doctorului Naram.

"Ai putea face asta?" întrebă ea. "Acesta ar fi un vis devenit realitate!"

Spre şocul meu, această femeie uimitor de frumoasă mi-a zâmbit, mi-a scris numărul de telefon şi m-a rugat să păstrăm legătura!

Fericirea pe care am simţit-o s-a transformat rapid în anxietate, în timp ce mă întrebam dacă aş putea efectiv livra ceea ce i-am oferit. Simţind presiune, am sunat la biroul doctorului Naram, în Mumbai, pentru a afla dacă invitaţia lui de a veni în India rămâne valabilă.

Nu aveam idee că ceea ce a început ca o încercare de a impresiona o femeie frumoasă la o cafenea de pe plaja din California, mă va duce într-o călătorie în India alături de ea, doar câteva luni mai târziu, cu direcţia clinica Dr. Naram.

---

* Pentru o diagramă care compară asemănările şi diferenţele dintre Siddha-Veda, Ayurveda şi medicina modernă, consultă anexa de la sfârşitul acestei cărţi.

Notele tale de jurnal

Pentru a aprofunda și a mări beneficiile pe care le vei experimenta din citirea acestei cărți, rezervă-ți câteva minute acum și răspunde la următoarele întrebări importante pentru tine:

Pe o scară de la 1 la 10 (1 fiind foarte scăzută și 10 foarte mare), cât de fericit ești în viața ta acum? Și care sunt lucrurile care gândești că te fac fericit?

_____

_____

_____

_____

Maestrul doctorului Naram a spus: „Fiecare adversitate - fiecare situație dificilă sau rană emoțională - are în ea semințe ale beneficiilor egale sau mai mari." Când a fost o perioadă în viața ta în care ai văzut că un beneficiu ascuns provine dintr-o provocare cu care te-ai confruntat?

_____

_____

_____

_____

Ce alte perspective, întrebări sau realizări ți-au apărut în timp ce citeai acest capitol?

_____

_____

_____

_____

CAPITOLUL 3

India mistică, o știință antică și un maestru vindecător

Miracole se întâmplă în fiecare zi. Schimbă-ți percepția despre ce este o minune și le vei vedea peste tot în jurul tău.
—Jon Bon Jovi

Mumbai, India

Prima mea vizită în India a fost o revelație. Atracțiile, sunetele, mirosurile și aromele au lăsat o impresie de neșters.

Zgârie-nori grozavi și clădiri de apartamente erau înconjurate de structuri modeste realizate manual care adăposteau un număr uimitor de oameni. Arome diverse de la vânzătorii de produse alimentare stradale amestecate cu mirosul gazului de eșapament din vehicule. Oamenii în haine occidentale se amestecau cu cei îmbrăcați în ținută tradițională indiană: femei în *sari* frumoase și ocazional câte un bărbat cu barbă sau cu chelie înfășurat doar într-o mantie portocalie și sandale.

Străzile pline de viață din Mumbai umplute cu fluxuri de oameni și vehicule de toate formele, dimensiunile și culorile. Am venit dintr-o lume atât de diferită. Crescând în Eden Prairie, Minnesota, am fost obișnuit cu câmpuri largi și, în mare parte, străzi goale. În majoritatea locurilor din Statele Unite, claxonatul este rar. Când o faci, înseamnă că cineva este de obicei supărat sau speriat. În Finlanda, unde locuiam la vremea respectivă, claxonatul era și mai neobișnuit. În India, în schimb, șoferii claxonează non-stop. Cu toate acestea, nu sunt supărați. Ei spun cu blândețe, dar cu persistență: „Hei, sunt aici, încerc să trec."

Am văzut vacile enorme, considerate sfinte în India, care cutreierau liber ca reginele oriunde le plăcea - pe trotuare, la intersecții, chiar și în mijlocul celor mai aglomerate străzi, împiedicând circulația. Destul de des, acele vaci sfinte își lăsau și excrementele lor "sfinte" pe trotuar și nimeni nu părea să se supere.

În mod surprinzător, oamenii nu sunt frustrați sau enervați atunci când

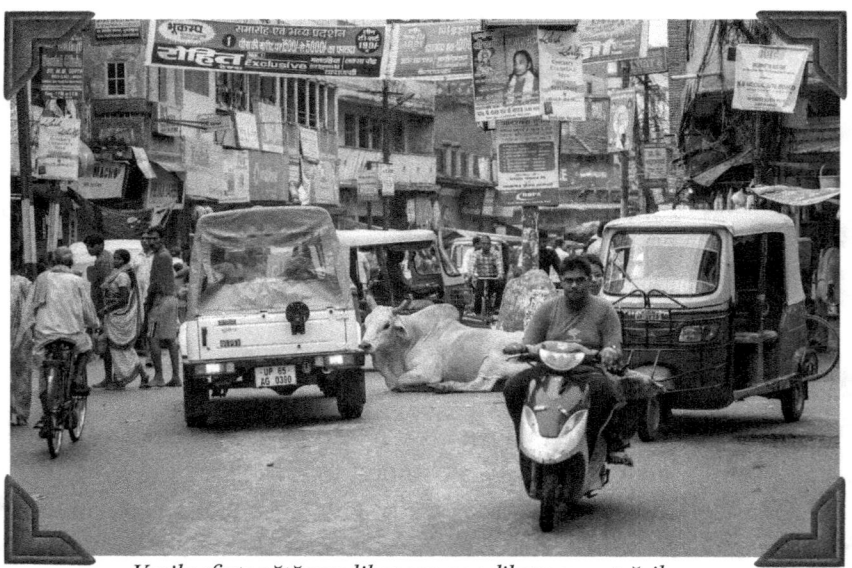

Vacile sfinte rătăcesc liber sau se odihnesc pe străzile Indiei. Fotografie preluată de la Alamy.

o mașină (sau o vacă) le taie calea sau când călătoria durează o oră mai mult decât se așteaptă. Toată lumea consideră traficul ca o conlucrare, spre deosebire de America, unde se pare că e considerat ca un conflict. Pe partea din spate a camioanelor sau a ricșelor decorate colorat, am văzut o sfoară de care erau legați ardei verzi și lămâi pentru protecție. Era aceasta versiunea lor similară cu potcoava norocoasă? A fost amuzant să văd semne pictate manual pe spatele majorității camioanelor spunând *Claxon OK Vă rog.* Cred că încurajează vehiculele mai mici să anunțe șoferii de camioane că încearcă să treacă.

Mergând pe străzile din Mumbai, cu oameni și mașini care se deplasează în toate direcțiile, m-am minunat că nu sunt răniți sau uciși în tot acest haos. *Poate tocmai de asta sunt interesați cu toții să-și dezvolte „al treilea ochi."*

Apropos, ca una dintre cele mai vechi civilizații cu continuitate, unde își are obârșia cuvântul scris și unde s-a născut Gandhi, India are un ecosistem spiritual interesant și o cultură a dezvoltării interioare, care este foarte diferită de cea cu care suntem obișnuiți în occident. În Statele Unite, facem descoperiri în știință sau inginerie la universități și laboratoare. Ne concentrăm pe stăpânirea lumii exterioare tangibile. În India, însă, există nenumărați rishi, yoghini și maeștri spirituali care încearcă să creeze descoperiri prin stăpânirea lumii interioare prin conștiință, trezirea intuiției *(cel de-al treilea ochi)* și explorarea experiențelor metafizice. Ei folosesc instrumente ca meditația, yoga, metodele antice de vindecare și *prana* sau forța vieții. Există atât de multe credințe diferite: secte diferite de hinduism, Hare Krishna, jainism, sikhism, islam, budism, creștinism, iudaism și multe altele, având guru și zei despre care occidentali ca mine nu au auzit niciodată. Am întâlnit adepți a tot felul de metode și profesori, inclusiv pe Osho, Sai Baba, Yogananda, Gurumayi și Swaminarayan, toți dedicați explorării existenței supranaturale intangibile dincolo de mintea noastră. Trecând pe lângă un vânzător stradal, am cumpărat spontan o carte despre care nu auzisem niciodată aflând ulterior că este bine cunoscută: *Autobiografia unui yogin*. Eram cufundat complet într-o lume nouă care îmi prezenta aspecte dincolo de normal.

Toate liniile curate și clare pe care le punem în jurul lucrurilor în America, s-au estompat odată ce am ajuns în India. Eram obișnuit să am un singur Dumnezeu care semăna mult cu o versiune a mea mai bătrân și mult mai înțelept, doar că avea barbă și o mantie albă. În India, existau mii de temple dedicate sutelor de zei: unul avea corpul unui om și capul unui elefant, unul avea pielea albastră, unul arăta ca o maimuță, o zeiță avea opt mâini și călărea pe tigri și astea ar fi doar câteva. Încercând să înțeleagă acest lucru, un prieten mi-a explicat că, deși hindușii cred de fapt într-un singur Dumnezeu, ei simt că Dumnezeu nu poate fi conținut de o singură imagine. Având atât de multe versiuni diferite ale lui Dumnezeu, îi extinde pe oameni în tărâmul spiritual care este dincolo de logică sau raționament și dincolo de minte. Templele, moscheile și lăcașurile de cult pentru diverși zei erau peste tot, făurite la colțuri de străzi aglomerate sau strălucind într-o frumusețe maiestuoasă pe amplasamente mari, unde oamenii așteptau să intre formând cozi lungi. Am fost obișnuit cu un sentiment de reverență și liniște în biserici, dar în templele hinduse, închinarea implică adesea clopote, foc și chiar strigăte. Există un sentiment de așteptare, emoție și distracție. Precum festivalul Holi, unde arunci cretă multicoloră împrejur până când toată lumea este acoperită într-un curcubeu de culori, din cap până-n picioare. Este încântător!

Alicia și cu mine am ajuns în ianuarie 2010, când vremea era caldă și blândă. Cu atât de multe de făcut în prima noastră călătorie în India, ne-am bucurat să evadăm în liniștita componentă verde a clinicii Dr. Naram, un refugiu de trafic și aglomerație. Mâncarea de la cafenea a fost uimitoare, combinând arome și texturi pe care nu mi le-am imaginat că există.

Personalul era atât de amabil și l-am întrebat pe chelnerul nostru ce înseamnă atunci când vorbind cu indienii aceștia își clatină capul într-o parte și-n alta. El a numit-o afectuos „clătinatul indian" și mi-a spus că poate însemna „da, sunt de acord" sau „nu, nu sunt de acord." Am întrebat: „Cum pot să-mi dau seama care-i diferența?" La care a răspuns: „Nu știu." Toți am râs. Am decis că înseamnă doar: „Observ cuvintele care îți ies pe gură."

Am venit în India dintr-un impuls și cu costuri considerabile. În pregătirea călătoriei mele, am reprogramat toate proiectele la care lucram. Pentru ca Alicia să se alăture mie, am folosit, pentru a-i cumpăra biletul, toate punctele de fidelitate pe care le-am dobândit. Eram nerăbdător să-mi petrec timpul alături de ea.

Presupun că era și un risc imens pentru ea, să călătorească într-o țară străină cu cineva pe care abia îl cunoștea. În India, însă, ea strălucea mai mult decât de obicei, iar eu mă simțeam agitat în jurul ei. Voiam să o impresionez, dar având în vedere anxietatea mea socială generală, tot ce puteam face era să pun multe întrebări și să răspund la foarte puține. M-am consolat cu gândul că, și dacă nu se înfiripă o relație între noi, cel puțin am ajutat-o să-și vadă călătoria visată devenind realitate.

Când doctorul Naram a sosit, se simțea un clocot de emoție. Alături de el pășea un bărbat înalt, cu o cămașă de culoare crem, cu o insignă pe buzunar pe care nu am recunoscut-o. Avea un punct roșu pe frunte,

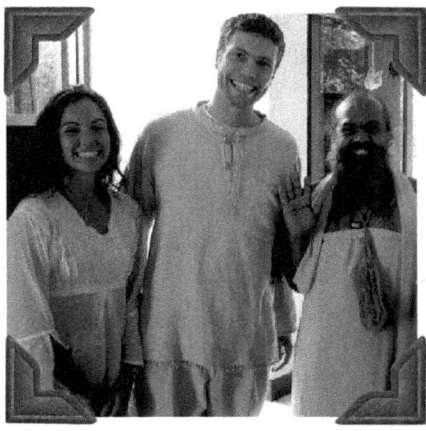 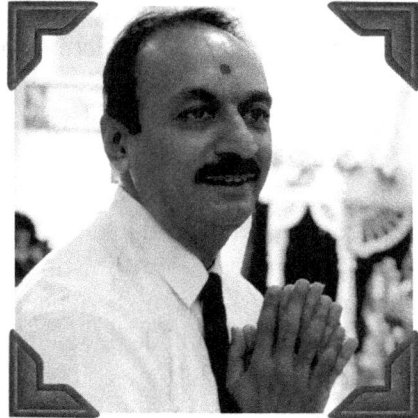

*Stânga: Alicia, eu și Swami Omkar, pe care l-am întâlnit la clinică.
Dreapta: Vinay Soni, inimosul asistent administrativ al Dr. Naram.*

înconjurat de urme galbene. Am descoperit că era Vinay, asistentul administrativ al doctorului Naram, cu care am vorbit la telefon pentru a ne aranja vizita. Înfățișarea lui se potrivea cu tonul modest și prietenos al vocii sale.

Multe dintre persoanele care îl întâmpină pe Dr. Naram au călătorit de departe pentru a fi acolo și mulți au făcut acest lucru în circumstanțe foarte dificile. Unii îl vedeau pentru prima dată; alții îl cunoșteau de zeci de ani. În timp ce traversa mulțimea de oameni, ochii lui i-au întâlnit pe ai mei. S-a oprit și a zâmbit în timp ce își apăsa mâinile împreună în fața inimii într-o postură de *namaste*. Ca răspuns, am procedat la fel, zâmbind pentru că mi-am amintit din interviul nostru ce a însemnat acel salut. Comportamentul său prietenos a fost o eliberare binevenită de nervozitatea pe care o simțeam.

„Sunt foarte bucuros că ești aici," a spus el. L-am prezentat lui Alicia, care avea un zâmbet mare pe față. Apoi și-a continuat drumul spre biroul său pentru a începe să vadă pacienți.

Când viața ta este ca iadul

Jap! O fată autistă de unsprezece ani pe nume Gia tocmai lovise pe cineva care încerca să o calmeze. Așezată în fața doctorului Naram, mama sa a izbucnit în lacrimi.

Eu și Alicia stăteam în biroul doctorului Naram, care era plin de oameni. Erau medici din Germania, Italia, Regatul Unit și Japonia - toți acolo pentru a învăța de la el. Au fost membri ai personalului care au asistat și alți pacienți care își așteptau rândul.

„Mi-aș dori ca fiica mea să nu se fi născut niciodată, domnule doctor. Știu că sună oribil, dar este adevărat! " Mama lui Gia s-a străduit să explice cum era viața ei în creșterea unui copil ca Gia. În timp ce vorbea, doctorul Naram își lăsă liniștit degetele pe încheietura mâinii lui Gia, până când aceasta își trase mâna brusc, doborând o cutie de mentosane de pe birou. O zbughi de pe scaun, țopăind înainte și înapoi, dintr-o parte a camerei în cealaltă.

"Viața mea este un iad!" spuse mama lui Gia. „Nu avem viață socială, nu avem nici o viață. De cum mă trezesc petrec fiecare minut, încercând să mă asigur că nu se rănește pe ea însăși, pe noi sau pe ceilalți. Nu o putem scoate în public și sunt stoarsă de orice picătură de forță și atenție doar ca să-i fac față. Nu vrea decât să mănânce carne sau junk-food - orice altceva am încerca să-i dăm aruncă spre noi sau pe jos. Relația mea cu soțul meu este tensionată. Spune că mă va părăsi. Țip la ceilalți doi copii ai noștri, care se simt neglijați, apoi devin agresivă și înrăutățesc lucrurile. Simt că sunt o soție oribilă și o mamă eșec."

Lacrimile i se rostogoleau pe obraji, în timp ce se prăbușea epuizată de disperare.

Dr. Naram i-a luat brațul. „Nu sunt Dumnezeu," a spus el cu voce calmă, dar am ajutat mii de copii ca acesta. Lucrul cel mai important este această întrebare: „Ce vrei?"

Din nou, gândeam. *Acea întrebare.*

"Vreau doar ca ea să fie un copil normal, să aibă o viață normală."

În timp ce vorbea, doctorul Naram a luat note despre ceea ce a găsit în pulsul lui Gia. El a bifat rapid căsuțele de pe un formular cu nume de diverse formule din plante. Și-a întors ochii strălucitori și intenși înapoi asupra mamei și a spus ferm: „Ce-ar fi dacă am putea să facem o transformare în viața lui Gia și în viața ta chiar acum?"

Mama a încetat să mai plângă, dar părea, totodată, că a încetat și să mai respire. Înainte ca ea să poată răspunde, doctorul Naram a venit din spatele biroului său și a așezat un scaun în mijlocul camerei. „Gia," o chemă doctorul Naram, bătând în scaun cu mâna.

Toată lumea se uita la el, cu excepția lui Gia.

Ea îl ignora.

El a mers spre ea și a început să-i vorbească. Ea însă a luat-o sălbatic din loc, lovindu-se de mai multe persoane. Aceasta s-a întâmplat de mai multe ori. Părea fără speranță și m-am întrebat de ce încerca să facă ceva care clar nu va funcționa. Fata asta era prea sălbatică și erau mulți alți oameni care așteptau să fie văzuți.

Dr. Naram s-a dus din nou la ea și a încercat să-i pună mâinile pe cap într-un mod anume, pentru a presa anumite puncte despre care spusese că vor activa o *marmaa* specifică.

„Lucrând cu puncte de energie subtile," a explicat el, „poate ajuta la eliminarea blocajelor și la reechilibrarea corpului."

Numai că atunci când a început să atingă punctele specifice de pe capul ei, Gia s-a ridicat și i-a apucat fața cu mâinile ei mici și puternice. Unghiile ei ascuțite îl zgâriară, sfâșiindu-i carnea de pe obrazul stâng. Câteva picături de sânge roșu aprins apăruseră pe pielea lui întunecată. Dr. Naram s-a tras înapoi surprins.

„Gia!" a strigat mama ei în stare de șoc, încercând energic să o apuce pe fiica ei în timp ce aceasta alerga din nou prin cameră. Tensiunea a crescut în corpul meu când l-am privit pe Dr. Naram ștergându-și sângele de pe față cu un șervețel. Alicia părea îngrozită.

Dar zgârietura îl uimi pe doctorul Naram doar pentru o clipă. Începu să-i strige din nou numele.

„Gia."

Când nu a răspuns, mama ei a strigat numele ei din nou și a încercat să o forțeze să stea pe scaun.

"Nu!" spuse brusc Dr. Naram mamei. „Nu înțelegeți? Încerc să vă învăț ceva."

Tensiunea pătrunse în cameră, în timp ce mama surprinsă dădu drumul copilului. Gia o privi pe mama ei cum era certată, apoi se repezi în cealaltă parte a camerei. Ridică cutia cu mentosane de pe podea și începu să o privească cu mare curiozitate.

Doctorul Naram i se alătură." Foarte interesant, nu?"

Ea lovi ușor cutia, lovi și el la rândul lui.

Mama ei încercă să-i apuce mâna pentru a-i smulge cutia. Din nou, doctorul Naram spuse ferm: „Nu. Încerc să vă învăț ceva. Nu mă înțelegeți?"

Gia se uită la doctorul Naram, apoi se întoarse să examineze cutia.

Dr. Naram râse și, zâmbind, spuse: „Este curioasă."

Apoi, întorcându-se către fetiță: „Îmi place de tine, Gia. Îmi place că ești curioasă."

Studiară cutia împreună. El o deschise, luă un mentosan și i-l dădu. După un scurt schimb, el fu capabil să-și pună ușor mâinile pe capul ei și să facă prima marmaa. Cu palma dreaptă pe fruntea ei, palma mâinii stângi pe spate capului, iar degetele arcuite apăsând ușor pe vârful capului, strânse capul de șase ori. Îi apucă mâna dreaptă și apăsă de șase ori vârful degetului arătător. Gia se uită în sus către el în mod întrebător. Fără să opună rezistență.

Eram surprins. *Era acesta marele lucru care trebuia să aducă o schimbare? Cum ar putea vreodată ca strângerea capului și presarea unor puncte pe mână să ajute?*

Când doctorul Naram a vrut să preseze cea de-a treia marmaa, constând într-un punct situat între nas și buza superioară, Gia i-a împins mâna și a fugit într-un colț al camerei. El a mers cu răbdare la ea și a început din nou, cu prima marmaa, apoi cu a doua, liniștind-o cu vocea lui. Când a încercat să facă a treia marmaa de data asta, ea l-a lăsat cu reticență.

„Ești o fată foarte cuminte, Gia" spuse el.

În timp ce ea privea, Dr. Naram se apropie de scaunul liber, îl atinse cu mâna de șase ori și o strigă pe nume. Își luă brusc privirea de pe el și se focaliză asupra cutiei din mâinile ei. El se duse din nou și repetă de câteva ori cele trei marmaa în ordine, vorbind încet și amabil tot timpul.

„Acum, Gia, când vii cu mine pe acest scaun, toată lumea din această cameră te va recunoaște și îți va oferi o mare rundă de aplauze."

El o luă cu blândețe de mână și-i spuse ferm: „Acum, vino cu mine, Gia!"

Îl urmă până la scaun și se așeză direct pe el.

Toți începurăm să batem din palme. Pentru prima dată, Gia privi în jur oamenii din cameră prin ochelarii ei cu lentile groase și ne oferi un zâmbet imens. Dr. Naram bătea și el din palme.

El o atinse cu mâna dreaptă peste inima ei și-i spuse: „Foarte bine, Gia!"

Atunci, doctorul Naram atinse un alt scaun, dar ea nu mai merse către el. În schimb, se îndreptă din nou direct spre cutie.

El repetă cu răbdare punctele de marmaa și spuse: „Acum, vino aici,

Gia." De data aceasta se duse pe noul scaun şi se aşeză. Toată lumea bătu din palme şi Gia zâmbise cu un zâmbet şi mai mare.

Din nou, doctorul Naram o atinse deasupra inimii ei de şase ori, rostind cuvinte de încurajare. „Foarte bine, Gia! Acum vino să-l întâlneşti pe doctorul Giovanni, apoi revino şi stai pe scaunul tău."

În timp ce doctorul Naram vorbea, îi demonstră lui Gia ce a vrut să spună trecând la doctorul Giovanni şi dând mâna cu acesta, apoi se întoarse pe scaun. Părea confuză. Din nou, doctorul Naram execută cele trei marmaa în succesiune. Repetă demonstraţia de mai multe ori, apoi făcu din nou secvenţa de marmaa.

De data aceasta, el o ţinu de mână şi ea îl urmă către Dr. Giovanni, strânse mâna cu el, apoi se aşeză triumfător pe scaunul ei, în mijlocul aplauzelor. El o ghidă să facă la fel şi să dea mâna cu unul dintre pacienţii clinicii, un bărbat pe nume Paul Suri, care venise din New Jersey. Paul fu foarte încurajator pentru Gia. Atunci, doctorul Naram m-a surprins.

"Acum, vino să-l întâlneşti pe Dr. Clint." Dr. Naram demonstră venind spre mine şi strângându-mi mâna.

A fost suficient să-i arate o dată. Gia veni direct, îmi strânse mâna şi ceva adânc în mine se topea. Mi-a zâmbit atât de mult, încât nu am putut să nu zâmbesc înapoi. M-am uitat la Alicia, care radia de bucurie. Toată lumea plângea şi zâmbea, cu excepţia mamei lui Gia. Era în lacrimi. „Eu. . . nu înţeleg."

Dr. Naram spuse: „Este important să vă amintiţi că lui Gia nu-i pasă de faptul ca *voi* înţelegeţi şi nici de lacrimile voastre. Îi pasă de faptul că *ea* înţelege! Marmaa este o tehnologie de transformare. Prin aceste marmaa, puteţi comunica mesaje care merg direct în subconştient într-un mod în care *ea se poate simţi înţeleasă*. Când combinaţi acest lucru cu o anumită dietă, remedii din ierburi şi remedii casnice - se pot întâmpla lucruri uimitoare. Am văzut cum funcţionează la mii de copii, cu rezultate grozave, timp de peste treizeci de ani. Vă va asculta, vi se va supune şi va deveni fericită şi sănătoasă."

Dr. Naram i-a cerut doctorului Giovanni să o ducă pe Gia şi pe mama ei într-o cameră separată pentru a o învăţa pe mamă punctele marmaa, pentru a-i explica dieta şi răspunde la orice întrebare cu privire la formulele pe care le-a prescris pentru ea.

În timp ce doctorul Giovanni deschidea uşa, Dr. Naram observă o familie cunoscută care aştepta în hol. Opri totul pentru a-i întâmpina în cameră și oferi tânărului tată o îmbrățișare. "Ori de câte ori îl văd pe acest om, mă simt mai bine decât dacă aș câștiga premiul Nobel!" a exclamat.

Privind la mama lui Gia, doctorul Naram a spus: „Când l-am întâlnit pe acest bărbat acum aproximativ cincisprezece ani, era mult mai rău decât fiica ta. Mama lui pierduse orice speranță." El făcu semn bătrânei mame care, de asemenea, intră în cameră, după care, puse mâna pe umărul tânărului.

„Nu se putea îmbrăca și nu putea spune mai mult de câteva cuvinte mormăite. Și-i curgeau bale tot timpul. Tot ce voia mama lui era ca el să fie un băiat normal. Și după ani de muncă, vezi că acest băiat a devenit bărbat! "

Bătrâna mamă spuse: „Încă nu este 100 la sută."

Dr. Naram răspunse: „Da, dar uită-te acum. După toți acești ani în care a urmat secretele de vindecare profundă, creierul lui a crescut! Și credeți sau nu, acest băiat care cândva nu-și putea spune numele este acum căsătorit și are un loc de muncă. El deține o casă cu soția sa și o fiică strălucitoare. Dr. Naram a arătat spre soția și fiica sa care stăteau lângă el, adăugând: „Fiica lui acum își îndeplinește activitățile școlare atât de bine, încât este în fruntea clasei sale!"

„Uite," a spus Dr. Naram bătrânei mame, „fiul tău are o căsătorie fericită cu soția lui *și* are o fiică frumoasă. Acum uită-te la Dr. Giovanni; este dificil pentru noi chiar și să-l căsătorim." Toată lumea râse, inclusiv doctorul Giovanni.

Dr. Naram se uită la mama lui Gia și spuse: „Vă rugăm să vorbiți cu această familie. Fiți inspirată văzând ceea ce este posibil dacă alegeți cu adevărat să urmați secretele antice ale unei vindecări mai profunde. Este nevoie de timp, răbdare, angajament și efort, dar sunt posibile lucruri uimitoare. "

S-a întors apoi spre mine. „Dr. Clint, trebuie să vorbești și cu ei pentru a le asculta povestea completă."

Am urmat cele două familii și pe doctorul Giovanni într-o altă cameră. M-am simțit obligat să înregistrez povestea incredibilă a acestui tată tânăr și a familiei sale frumoase.

Mai târziu, cercetând online, am fost șocat să citesc că, în conformitate cu Centrul american pentru controlul și prevenirea bolilor (CDC), în ultimii douăzeci de ani s-a înregistrat o creștere de 600% a ratei autismului! Am descoperit că unul din șaptezeci de băieți este diagnosticat cu autism doar în Statele Unite. Acest număr nu include milioane de alți copii care sunt diagnosticați din ce în ce mai mult cu tulburări de deficit de atenție (ADD / ADHD) și alte tulburări de dezvoltare sau de relaționare socială. Văzând-o pe Gia doar câteva minute, am meditat la cum trebuie să fi fost viața pentru fiecare dintre acele familii. Analizând soluțiile disponibile, nu am găsit nicio mențiune despre metodele antice de vindecare pe care Dr. Naram le folosea. Am aflat doar că, în timp ce medicina occidentală nu are leac pentru autism, majorității acestor copii li se administrează sub anumite forme, medicamente eliberate pe bază de rețetă, multe dintre ele având efecte secundare tulburătoare. Analizând videoclipul și notele pe care le-am capturat, m-am întrebat câți oameni ar putea beneficia de metoda antică de vindecare pe care Dr. Naram o folosea. *

O atracție globală

Eu și Alicia am stat cât am putut de mult la clinică. Sute de oameni veneau în fiecare zi, iar Dr. Naram stătea adesea mult peste miezul nopții. Stând în cantină sau plimbându-mă în săli, am început să întreb pacienții și medicii străini despre experiențele lor. Voiam să aud de la doctori de ce au venit. Mă întrebam de ce pacienții au călătorit așa de departe pentru a petrece doar cinci-zece minute cu Dr. Naram. Într-o singură săptămână, am numărat pacienți din optzeci și cinci de țări!

La jumătatea săptămânii, am documentat din ce în ce mai multe conversații prin înregistrări video, înregistrând interviuri cu pacienții și realizând imagini cu rapoartele lor medicale când aceștia îmi dădeau permisiunea. Cu cât auzeam și vedeam mai mult, cu atât eram mai surprins de faptul că nimeni nu înregistrase încă aceste istorisiri. Am simțit că înregistrările vor face un frumos cadou de mulțumire doctorului Naram pentru că ne-a lăsat să ne alăturăm. De asemenea, îmi dădea și altă preocupare decât să sper numai că lui Alicia începea să-i placă de mine.

Material bonus: Pentru mai multe contexte despre modul în care Dr. Naram ar ajuta pe cineva cu ADD / ADHD sau autism, te rog să consulți videoclipurile de pe site-ul cu membership gratuit MyAncientSecrets.com. Ca întotdeauna, te rog să-ți amintești de nota privind declinarea responsabilității medicale.

Gama de afecțiuni despre care oamenii susțineau că Dr. Naram i-a ajutat era uimitoare - totul, de la dureri articulare la infertilitate, boli de piele, dezechilibre hormonale, boli de inimă, hidrocefalie, afecțiuni mentale și chiar cancer. Auzind acestea, o întrebare continua să mă macine. *Medicii din Statele Unite se concentrează, de obicei, pe un domeniu de specialitate (precum un specialist în inimă sau un urolog); cum a fost posibil ca Dr. Naram să obțină rezultate atât de grozave în atâtea domenii? Încă mă întrebam, oare era doar efectul placebo?*

Am descoperit că, deși bolile variau foarte mult, soluția pentru fiecare includea, de obicei, schimbarea obiceiurilor, începând cu dieta, și era nevoie de timp înainte ca pacienții să vadă rezultate. Mulți au mărturisit că au încercat alte metode în căutarea unei soluții rapide înainte de a veni la Dr. Naram. De prea multe ori, aceste soluții de rezolvare rapidă au venit cu o serie de efecte secundare pe termen lung. Mi-au spus că metodele antice de vindecare ale Dr. Naram au luat mai mult timp, dar au adus rezultate reale, pe termen lung, mai profunde și fără efecte secundare negative.

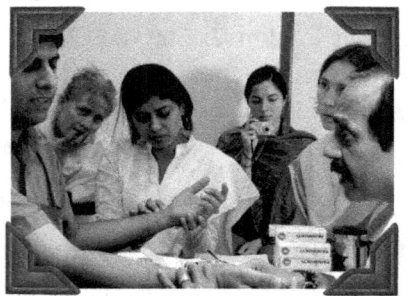

Alicia fotografiind activitatea desfășurată în biroul Dr. Naram.

În a treia zi, un cuplu tânăr a adus-o pe fiica lor de zece ani, care nu vorbise niciodată în viața ei. Dr. Naram a lucrat cu ea timp de aproximativ zece minute, apăsând anumite puncte pe corpul ei în timp ce i-a cerut să răspundă. Sub ochii întregii camere urmărind cu vibrantă anticipație, această fetiță a spus „Mami!" Cei din cameră au izbucnit în aplauze în timp ce apăruse evidenta încântare pe fața acestei fetițe și în ochii ei. A spus din nou „mami," iar când m-am uitat la mama ei, am văzut că era în lacrimi.

Unii mi-au spus că îl cunosc pe doctorul Naram de mai bine de treizeci și cinci de ani și simțeau că fac parte din familia lui. Alții l-au cunoscut mai recent, petrecând doar cinci minute cu el, dar au avut totuși rezultate profunde în lunile următoare după administrarea ierburilor curative, remediilor la domiciliu și/sau schimbarea dietei. Am fost uimit că profesorii din atâtea tradiții spirituale diferite și-au trimis studenții și devoții pentru ajutor la doctorul Naram. Unii au venit pentru tratamente ale bolilor fizice, iar alții pentru a-și detoxifia corpul, pregătindu-și astfel mintea, încât să-și poată aprofunda practica de meditație și experiența spirituală.

Am fost intrigat dar nu aveam idee ce să fac cu toate acestea. În ciuda lucrurilor remarcabile pe care le vedeam, deveneam din ce în ce mai iritabil. Devenea dureros de clar că lucrurile dintre Alicia și mine nu aveau să progreseze dincolo de o relație amicală. Primeam semne subtile că, deși era recunoscătoare pentru faptul că avea această experiență, nu era interesată de mine. Simțeam o combinație de frustrare, tristețe și resemnare.

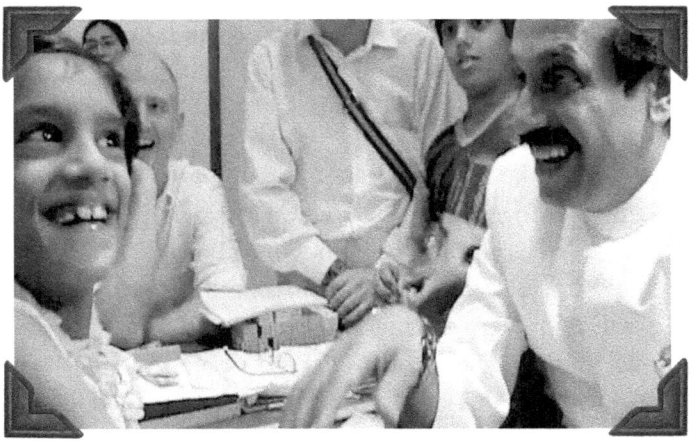

Captură de ecran din videoclip - momentul imediat după ce această fetiță a spus „Mami" pentru prima dată.

Remediu neașteptat

În ultima noastră zi la clinică, Dr. Naram a cerut să vorbească cu mine după ce a terminat de văzut pacienți. Încântat cum eram să stau de vorbă cu el, când a venit timpul întâlnirii noastre, la 1:30 a.m., o durere de cap ce zvâcnea, mă făcea să mă concentrez cu dificultate.

"Pot să vă pun o întrebare?" Am spus când ne-am așezat în sfârșit. „Cum pot scăpa de această durere de cap? Am mâncat sănătos, m-am antrenat și chiar am avut un masaj terapeutic astăzi. Nici nu știu de unde a venit. "

Ochii lui întunecați și curioși s-au concentrat asupra mea. "Unde te doare?"

Concentrându-mă asupra sursei durerii, am arătat spre ceafă.

„Ahh. Aceasta este o durere de cap tip *vata*." Nu știusem niciodată că există diferite tipuri de dureri de cap, pe care le poți identifica în funcție de locul în care te doare capul.

„Pentru tipul acesta de durere de cap, medicamentul tău este. . . rondele de ceapă."

"Ce? Rondele de ceapă?" *Oare l-am auzit bine?*

Dr. Naram zâmbi. „Maestrul original al tradiției mele Siddha-Veda, Jivaka, a învățat cum totul poate fi o otravă sau un medicament, în funcție de modul de folosire. De exemplu, apa este un medicament pentru nouăzeci și două de afecțiuni și o otravă pentru douăzeci și șase. Chiar și lucrurile pe care le faci, cum ar fi munca ta, poate fi un medicament sau o otravă, în funcție de faptul că este aliniat scopului vieții tale sau nu. "

El a explicat cu răbdare, dar cu o intensitate și entuziasm la care nu m-aș fi așteptat de la cineva care văzuse peste trei sute de pacienți în acea zi.

„Există trei tipuri principale de dureri de cap și o mulțime de subtipuri diferite. Rondelele de ceapă nu vor funcționa pentru *fiecare* tip de durere de cap. De asemenea, dacă le mănânci tot timpul, acestea vor crea toxine în corpul tău. Deci, pentru o vindecare pe termen lung, mai profundă, îți pot spune ce să faci. Dar pentru durerile de cap din acest moment, consumul de inele de ceapă este un medicament temporar. Doar testează-l pentru tine.

Dr. Naram l-a rugat pe bucătarul care era încă acolo să facă niște *pakoda* de ceapă proaspătă (un fel de mâncare indiană similară cu rondelele de ceapă). Îmi zvâcnea capul. În timp ce am pus în gură ceapa delicios gătită, eram curios de ceea ce se va întâmpla. Spre șocul și uimirea mea, durerea, care crescuse în intensitate toată ziua, a început rapid să se scurgă din corpul meu și a dispărut complet în câteva minute.

"Asta e uimitor!" I-am spus doctorului Naram. Cu durerea de cap dispărută și cu inima deschisă, l-am întrebat: „Cum a funcționat asta?"

„Știi, Clint, îmi amintești foarte mult de mine când eram mai tânăr."

"Într-adevăr? Cum așa?" Eram intrigat să știu cum am putea fi la fel.

"Eram și eu zăpăcit și confuz," a spus el râzând.

Fața mea era fără expresie. Dr. Naram a zâmbit și mi-a pus mâna pe braț. El a descris atunci cum stăpânul său l-a ajutat să obțină o claritate imensă în viața sa, învățându-l străvechi secrete pierdute pentru transformare și vindecare profundă.

„Ceapa este unul dintre atât de multele medicamente puternice din natură. Există multe secrete de genul acesta pe care ți le-aș putea preda. Acestea te pot șoca la început, dar îți pot schimba viața pentru totdeauna. Cu atât mai mult, odată ce le cunoști, devii o influență puternică pe această planetă pentru ai ajuta pe alții!"

> „Totul poate fi o otravă sau un medicament, în funcție de modul în care îl utilizezi."
>
> –Jivaka (medicul antic al lui Buddha)

Consideram că vizita mea în India era eveniment unic și în curând mă voi întoarce la activitatea mea de cercetare tehnologică la universitate. Mă întrebam de ce îmi spunea asta. Mă gândeam: *Nu Alicia ar trebui să fie aici pentru această conversație în locul meu?* Când am ieșit pe ușă afară, am văzut-o învățând mai multe despre cum să citească pulsurile de la Dr. Giovanni, așa că m-am simțit mulțumit că primește tot ceea ce avea nevoie. Era târziu, dar Dr. Naram a cerut să mai vorbească cu mine încă o dată înainte ca eu să plec din India, invitând-o pe Alicia și pe mine la el acasă la o masă.

Când am ajuns în dormitorul meu, mi-am dat seama că, împreună cu durerea de cap, s-a topit și frustrarea din timpul zilei. În noaptea aceea am rămas cu un sentiment de teamă. În timp ce mă gândeam la toate, gândurile mele umblau spre Alicia și înapoi la Dr. Naram. El avea un mod de a mă ajuta să uit nepriceperile și limitările mele autopercepute. M-a deschis către o lume cu posibilități noi. Și m-a învățat un remediu atât de valabil pentru felul de durere de cap pe care am avut-o!

A doua zi, am decis să cercetez linia tradiției doctorului Naram. Nu există prea multe informații disponibile în limba engleză despre maestrul Jivaka, dar am găsit o poveste bine documentată. Aceasta relatează cum Buddha (Siddhartha Gautama) a chemat toți medicii și vindecătorii și le-a dat un test. El i-a rugat să meargă în pădure și să se întoarcă cu o desagă plină cu tot ce găseau ca fiind inutil pentru vindecare. Unii s-au întors mândri de desăgile lor enorme, spunând că nu e de nici un folos vreuna dintre plantele respective. Alții s-au întors cu pungi mai mici. Doar unul s-a întors fără nimic. Când a fost întrebat de Buddha, Jivaka a răspuns că nu a fost capabil să găsească un singur lucru care să nu fie util pentru vreo problemă de sănătate. De aceea, Buddha a cerut ca Jivaka să fie medicul său.

Ori de câte ori Buddha avea să călătorească, Jivaka călătorea cu el, ajutând la îngrijirea anturajului său și a tuturor celor care veneau în căutarea iluminării. În numeroasele sale călătorii, Jivaka a descoperit noi

---

Notele mele de jurnal
Secrete antice de vindecare pentru durere de cap tip Vata *

1. Determină tipul de durere de cap: Potrivit Dr. Naram, dacă durerea este în partea din față a capului, zona sinusurilor, este probabil o durere de cap Kapha. Dacă durerea este ascuțită în creștet sau într-o parte, este probabil o durere de cap Pitta. Dacă durerea este în partea din spate a capului sau la ceafă, este probabil o durere de cap Vata.

2. Dacă este o durere de cap Vata, poți da aceste remedii antice:

   a) Remediul casnic - Mănâncă câteva rondele de ceapă * sau ceapa pakoda (un fel de mâncare indiană de ceapă prăjită)

   b) Marmaa Shakti - Patru degete în jos de la urechi de pe fiecare parte a gâtului, presează de 6 ori.

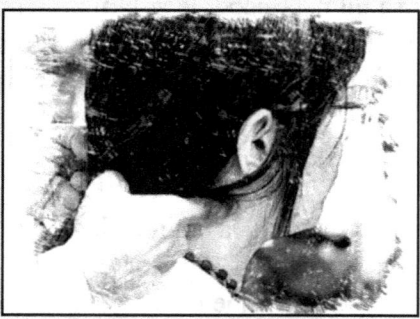

* Important: Dr. Naram a recomandat remediul de mai sus doar pentru un anumit tip de durere de cap și nu a recomandat oamenilor să administreze rondele de ceapă în fiecare zi pentru a „preveni durerile de cap," pentru că ar fi toxic pentru corp.

Material bonus: Pentru a vedea cum Dr. Naram ajuta mai multe tipuri comune de dureri de cap, te rog vizitează site-ul cu membership gratuit MyAncientSecrets.com.

plante și noi utilizări pentru ele. El a înregistrat descoperirile sale în manuale care au fost păstrate de secole.

Citind această poveste m-a făcut să zâmbesc. Se părea că Dr. Naram pusese această lecție la inimă, cum că totul era util în vindecare - chiar și rondelele de ceapă.

În timp ce mă întindeam în pat, m-am întrebat dacă doctorul Naram știa vreun secret vechi de vindecare care m-ar putea ajuta să depășesc respingerea și durerile de inimă.

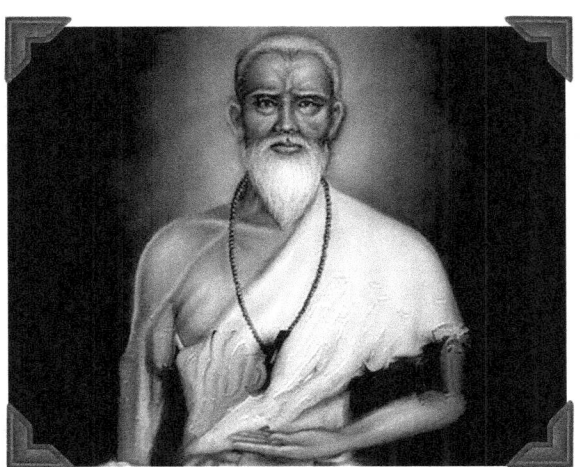

Ilustrație reprezentându-l pe maestrul Jivaka.
Preluat din Google Imagini.

Notele tale de jurnal

Pentru a aprofunda și a mări beneficiile pe care le vei experimenta din citirea acestei cărți, rezervă-ți câteva minute acum și răspunde pentru tine însuți la următoarele întrebări:

Ce gânduri, conversații, alimente și / sau activități le simți ca o otravă în viața ta? (Care îți scad energia vitală)

_____

_____

_____

_____

Ce gânduri, conversații, alimente și / sau activități le simți ca un medicament în viața ta? (Care îți cresc energia vitală)

_____

_____

_____

_____

Ce alte perspective, întrebări sau realizări ți-au apărut în timp ce citeai acest capitol?

_____

_____

_____

_____

CAPITOLUL 4

Ce contează cel mai mult?

*Poți merge la aproape oricine și în loc să întrebi
"Ce mai faci?" ai putea să întrebi „Unde te doare?"*
–Henry B. Eyring

Îți amintești acel apel de la tatăl meu pe care l-am menționat în introducerea acestei cărți? În dimineața următoare s-a întâmplat asta.

Nu puteam să uit suferința supusă, dar palpabilă din vocea lui. „Fiule, poți veni acasă? Am nevoie să vorbesc cu tine."

Când l-am întrebat pe tata ce se întâmplă, el nu a vrut să-mi spună. A subliniat doar că trebuie să vorbească cu mine în persoană.

"Cât de curând poți ajunge în Utah?" a întrebat.

Așa cum s-a întâmplat, Alicia și cu mine urma să plecăm în noaptea următoare. Alicia se întorcea în California și eu mergeam la New York, apoi în Utah, unde locuiau părinții mei. Tot restul zilei, gândurile tatălui meu mi-au umplut mintea.

Deci ca să poți să ne înțelegi mai bine, vreau să-ți împărtășesc un pic despre tata și despre familia noastră. Părinții mei au crescut opt copii - o casă plină. Am fost al șaselea copil al lor, dar îmi plăcea să le spun oamenilor că sunt favoritul lor. La școală, un prieten m-a întrebat odată: „De ce sunt atât de mulți copii în familia ta - părinții tăi nu au televizor?"

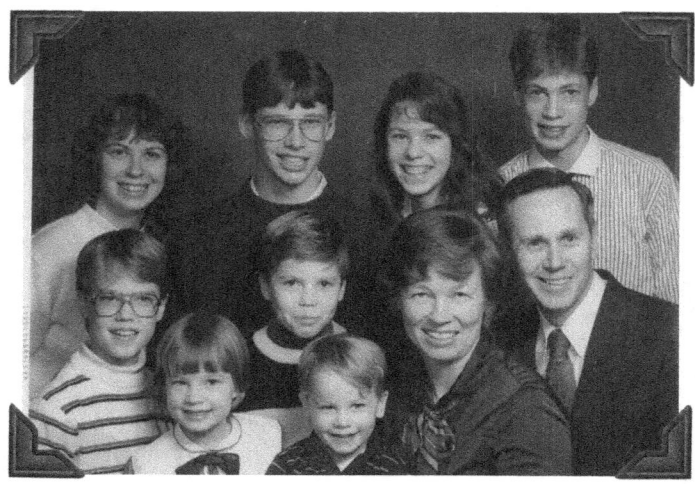

Familia mea când aveam vreo 6 ani; Sunt în centru, tata și mama pe partea dreaptă, iar sora mea Denise este colțul din stânga sus.

De cele mai multe ori, iubeam să am atâția frați și surori. Sigur că ne certam pentru lucruri stupide, dar, de asemenea râdeam mult și știam cum să ne jucăm și să creăm. Îmi aduc aminte că unul dintre frații mei mai mari a adus acasă o cameră video într-o zi și ne-am apucat să facem videoclipuri amuzante. Pierderea prin sinucidere a surorii mele mai mari, Denise, a făcut ca cei rămași să ne apropiem și mai mult. Un lucru pe care nu l-am făcut bine a fost exprimarea sentimentelor noastre, dar știam cât de mult ținem unii la alții, fără să ne spunem vreodată.

Părinții mei erau căsătoriți de mai bine de patruzeci de ani, fiind credincioși unul altuia la bine și la greu. Când tata a cerut-o pe mama mea, el a spus: „Știind ce știi despre mine, ai vrea totuși să fii mama copiilor mei?" Întotdeauna am gândit că acesta fusese un mod amuzant de a o cere în căsătorie.

Deși nu au avut niciodată mulți bani, au reușit să facă față împreună. Mi-a plăcut să primesc câte o cutie plină de haine purtate de la vreun vecin sau familie de la biserică. Încă îmi amintesc, când am aflat că majoritatea oamenilor mergeau la magazin și plăteau mulți bani pentru haine, cât de ciudat mi s-a părut. Părinții mei ne-au învățat valoarea frugalității, a muncii grele, a rugăciunii, a onestității și a angajamentului.

Mama și tata erau foarte diferiți. Mamei îi plăcea să ducă lucrurile la bun sfârșit, având un talent pentru a pune oamenii în acțiune. Am fost uimit de cât de eficientă era și de cât de mult realiza în fiecare zi. Presupun că pentru a crește opt copii, ar trebui să dezvolți această abilitate. Pe de altă parte, tata era mai preocupat de cum se simțea toată lumea decât de ceea ce făcea.

Pasiunea tatălui meu a fost de a ajuta părinții și profesorii să înțeleagă ceea ce el numea „veriga lipsă din educație." Veriga lipsă, a simțit el, se datorează faptului că-i învățăm pe copii la școală *ce* să gândească, dar nu *cum* să gândească. Avea un motto potrivit căruia „o singură idee poate schimba viața unui copil." Inspirat de Benjamin Franklin, i-a plăcut să integreze etica cu educația, învățându-i pe copii să-și dezvolte caracterul, ajutându-i simultan să învețe mai bine orice subiect. Visul său era să sintetizeze peste treizeci de ani din viața lui într-o carte pe care ar numi-o *„Partea lipsă a educației,"* ca moștenire pentru nepoții săi. Pentru asta, tata a avut întotdeauna o grămadă de hârtii pe biroul său, unde compila întrebări atractive, activități și povești care să îl ajute să-i îndrume pe copii cum să gândească și cum să facă alegeri bune. În cele mai sincere momente, mi-aș fi dorit să fiu mai priceput la asta.

Tata avea un fel comic de a face haz de propria persoană. Când eram mic și învățam cum să-mi leg șireturile, l-am întrebat: „Tată, poți să-mi pui pantofii?" El a răspuns cu un zâmbet: „Da, pot încerca, dar nu sunt sigur că mi se potrivesc." Apoi mă învăța cu blândețe cum să-mi leg propriile încălțări. Când unul dintre noi mergea prin spatele lui și îi făcea un masaj la umeri, el spunea: „Îți dau exact două ore pentru a înceta cu asta."

Am râs atât de mult! De exemplu, o dată când tata spunea rugăciunea familiei noaptea și a adormit la jumătatea acesteia. Ne-am așezat acolo așteptând, derutați. Partea cea mai bună a fost că atunci când a povestit, nu a putut să nu se abțină să râdă de el însuși. A râs până la lacrimi de cât de amuzantă a fost toată întâmplarea și noi am pufnit în râs odată cu el. El m-a învățat că râsul este unul dintre cele mai puternice medicamente pentru orice persoană sau familie. Oricât de mult i-a plăcut să râdă, nu ar fi râs niciodată pe seama celorlalți și ne-ar fi oprit dacă am fi făcut acest lucru.

El m-a învățat prin exemplul său că, dacă am putea râde de noi înșine și de propriile noastre greșeli, ar fi cumva mai ușor să le depășim.

„O singură idee poate schimba viața unui copil."
-George L. Rogers

> „Râsul este unul dintre cele mai puternice medicamente pentru orice persoană sau familie."
>
> – George L. Rogers

Oamenilor le plăcea să fie în preajma lui. În adolescență, prietenii mei mi-au spus cât de mult au simțit că ținea la ei. Când aveam vreo șaisprezece ani, un prieten m-a surprins când mi-a spus: „Cu tatăl tău este atât de ușor să fii alături. Doar privindu-l în ochi și mă simt iubit."

Era amabil, dar puternic. Nu ar fi făcut compromisuri atunci când era vorba de un principiu în care credea. Într-un an, când aveam vreo 12 ani, a descoperit că urma să copiez ilegal muzică și videoclipuri pentru a le oferi mamei și bunicii mele drept cadouri de Crăciun; pentru mine avea un sens perfect fiindcă era o modalitate de a economisi bani! Am simțit cât de puternic a dezaprobat când a aflat. Mi-a spus că persoanele care au creat muzica și videoclipurile ar trebui să fie plătite. El a spus: „Să nu faceți niciodată nimic de care să vă fie rușine dacă ar deveni public." Apoi, înțelegând că nu am mulți bani, m-a dus la magazin și mi-a adăugat la banii pe care-i aveam, astfel încât să-mi pot permite videoclipul și muzica pe care voiam să le copiez. El m-a corectat, totuși într-un mod care m-a făcut să mă simt bine în ceea ce mă privește.

Înțelegerea și aprecierea mamei mele a fost mai dificilă și mai complicată până mai târziu în viață. Pentru că eram un copil sensibil, am observat că erau deseori lucruri dincolo de aparențe care o tulburau. Nu știam ce sunt sau dacă unele dintre ele au fost din vina mea, pentru că ea nu a vorbit niciodată despre acestea, cel puțin nu cu mine. În schimb, s-ar fi aruncat non-stop în lucru și liste „de făcut" ca o modalitate de a menține un sentiment de control și de realizare, ținând în acest fel o familie cu opt copii.

Pe lângă faptul că eram sensibil, eram și timid și repede mă simțeam atacat. Când aveam nouă ani, am fost atât de furios pe mama când am auzit-o la telefon cu unul dintre prietenii ei, râzând în timp ce împărtășeau o poveste jenantă despre mine. Pentru ceva ce alți copii puteau ignora sau râde, eu mă simțeam rănit și dezonorat. *Trebuia să mă iubească, nu să râdă de mine cu alții.* Am învinovățit-o de durerea pe care am simțit-o și aș fi vrut să o doară și pe ea.

> „Niciodată să nu faci nimic de care ți-ar fi rușine dacă ar deveni public."
>
> –George L. Rogers

Mi-e rușine să recunosc asta, dar este adevărat. Inițial am vrut să fug, dar am decis să rămân acasă și să îi ofer tratamentul tăcut. A durat aproximativ o zi și jumătate, până când a venit în camera mea a doua zi seara.

"Clint, ce se întâmplă?" a întrebat ea. "Nu te pot ajuta dacă nu știu ce nu este în regulă."

Am făcut tot posibilul să nu vorbesc și în cele din urmă am izbucnit în lacrimi. A întins mâna și mi-a frecat cu tandrețe spatele, arătând atâta compasiune încât nu am mai putut-o ține ca un monstru în mintea mea. Am mărturisit de ce mă doare. Mi-a cerut imediat scuze și m-a îmbrățișat strâns.

Nu mă înțelege greșit. Am avut frustrări și cu tata. M-am enervat când m-a confruntat că am făcut ceva greșit, cum ar fi când am lovit-o pe sora mea. Era în lacrimi. M-a tras ferm deoparte, m-a așezat pe scări și m-a întrebat: „De ce ai lovit-o pe sora ta?"

M-am simțit complet îndreptățit să-mi împărtășesc rațiunea, „Pentru că m-a enervat."

S-a oprit și a spus ceva care mi-a schimbat viața. „Fiule, nimeni nu te poate enerva sau face să simți ceva. Reacția ta vine întotdeauna din interiorul tău. Oamenii îți pot controla emoțiile doar dacă le permiți."

Chiar dacă totuși m-a pedepsit că am lovit-o pe sora mea, adevărul înțelepciunii sale m-a lovit mai adânc. A fost un moment revelator care a topit furia pe care am simțit-o. Avea dreptate: nimeni nu mă putea face nervos. Eu eram responsabil pentru propriile mele emoții. A fost o descoperire uimitoare.

„Nimeni nu te poate enerva. Reacția ta vine întotdeauna din interiorul tău."

- George L. Rogers

Bunătate neprețuită

În timp ce eram în India, apelul tatălui meu a stârnit o mulțime de amintiri ca acestea. Mai târziu în acea zi, l-am văzut pe Vinay, asistentul administrativ al doctorului Naram.

Văzând atitudinea distantă de pe fața mea, m-a întrebat: „Ești bine?"

"Nu chiar," am spus. „Sunt îngrijorat pentru tatăl meu."

I-am spus despre apel, apoi am împărtășit câteva povești despre tatăl

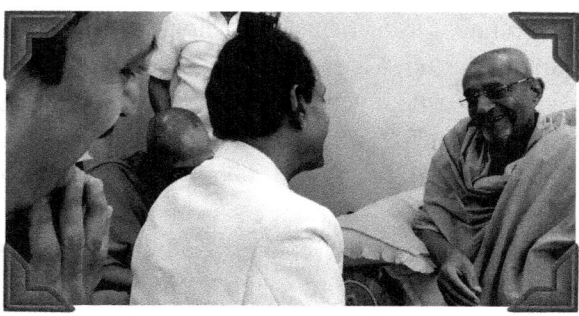

Dr. Naram chiar după ce a luat pulsul lui Hariprasad Swamijii, un maestru spiritual pentru milioane [de oameni] care promovează conceptul de Atmiyata. Vinay privindu-i pe amândoi cu dragoste și devotament.

meu. Vinay a spus: „Sunt uimit. Tatăl tău respectă un principiu pe care l-am învățat de la maestrul meu spiritual, Hariprasad Swamijii, numit *Atmiyata*."

"Ce e aia?"

„În esență, conceptul de Atmiyata este să tratezi oamenii cu dragoste și respect, indiferent de cum te tratează. Mă bucur să aflu că oameni ca tatăl tău respectă un astfel de principiu. Este diferit de ceea ce vedem la televizor și în filmele despre cultura americană. "

Am fost de acord că tata are o conștiință puternică și clară și l-am admirat pentru asta. Mereu am simțit că mai am mult până să ating acest standard. În același timp, simțeam că parcă nu reușesc să mă conformez exemplului său.

Ceea ce nu i-am spus lui Vinay era că simțeam deseori greutatea alegerilor precare pe care le făceam și de care-mi era rușine. Nu le-am spus niciodată părinților mei despre multe dintre ele și am sperat că ei nu vor afla niciodată. Nu am vrut să-i dezamăgesc.

În speranța de a face părinții și familia mândri de mine, am realizat multe lucruri. Am absolvit primul din clasă liceul, am vorbit la ceremonia noastră de începere a absolvirii și am fost acceptat cu bursă la o mare universitate. Am făcut multă muncă de întrajutorare în Africa și în alte părți ale lumii, am amânat o parte a universității pentru a face o muncă misionară timp de doi ani și am continuat să fiu primul din familia mea care a obținut un doctorat având cercetări a căror disertații au fost premiate. Am primit mai multe premii și recunoașteri ca tânăr cercetător. Am fost chiar ales ca fiind unul dintre cei doisprezece tineri savanți din întreaga lume care au zburat la Bruxelles la o „întâlnire a tinerilor maeștri" care discută soluții potențiale la problemele mondiale. În acel moment, aveam sediul în Finlanda, coordonând un proiect finanțat de Uniunea Europeană.

> „Atmiyata este atunci când, indiferent cum te tratează cineva, poți să răspunzi cu dragoste și respect."
>
> - Harisprasad Swamijii

Am predat cursuri de pionierat cu privire la modul de utilizare a tehnologiei și a noii media pentru comunicare interconfesională / interculturală, dezvoltare internațională și eforturi de consolidare a păcii. În ciuda a toate acestea, greșelile pe care le-am făcut, în mintea mea, au depășit orice am făcut bine.

Când tatăl meu a sunat în acea dimineață și mi-a spus că trebuie să mă vadă, o clipă m-am întrebat dacă a descoperit ceva ce am făcut greșit. Pe lângă faptul că mă susțineau, știam că părinții mei se îngrijorează pentru mine, așa cum fac părinții. Și știam că se rugau mult pentru mine. Am călătorit și am trăit în diferite țări, dar nu am fost nicăieri aproape de a mă căsători.

Îmi exploram propria relație cu spiritualitatea și știința, petrecând mult timp departe de casă și de tot ceea ce le era familiar. Odată m-am confesat tatălui meu că mă simt trist și singur, mereu făcea în așa fel încât să mă întrebe cum sunt și dacă lucrurile se îmbunătățesc. Cred că a avut grijă în plus din cauza a ceea ce se întâmplase cu sora mea. M-am străduit să rămân în legătură cu ei, dar acest apel din partea tatălui meu și cererea lui de a ne întâlni venise din senin.

Era neobișnuit ca el să stabilească o întâlnire cu mine. Eu eram fiul lui și mă putea suna oricând. Toată ziua am fost derutat, apoi și mai îngrijorat când mama a sunat mai târziu în seara aceea.

„Te rog să nu uiți de întâlnirea cu tatăl tău," a spus mama cu un ton al vocii, cu care nu eram obișnuit. "Nu știu despre ce este vorba, dar simt că este important."

Misterul a trebuit să mai aștepte. Am mai avut o zi în Mumbai și apoi o oprire în New York înainte să aflu de ce avea nevoie tatăl meu.

Și înainte de a pleca din India, Dr. Naram a cerut să ne mai întâlnim o dată pentru a-mi împărtăși ceva ce a spus că îmi va schimba viața.

Notele tale de jurnal

Pentru a aprofunda și a mări beneficiile pe care le vei experimenta din citirea acestei cărți, rezervă-ți câteva minute acum și răspunde pentru tine însuți la următoarele întrebări:

Ce lupte ascunse poartă acum cei pe care îi iubești? Ce ai putea să faci pentru a-i ajuta?

_____

_____

_____

Ce lucruri înțelepte ai învățat de la părinți sau de la alții, care te-au ajutat?

_____

_____

_____

În ce zonă a vieții tale poți exersa arta vindecătoare Atmiyata?

_____

_____

_____

Ce alte perspective, întrebări sau realizări ți-au apărut în timp ce citeai acest capitol?

_____

_____

_____

CAPITOLUL 5

Un mare secret pentru a reuși în orice

*Când nu mai știm ce să facem, am ajuns la adevărata noastră
muncă și când nu mai știm care este calea de parcurs, am
început adevărata noastră călătorie.*
–Wendell Berry

În seara următoare, înainte ca Alicia și cu mine să luăm un zbor de noapte spre Statele Unite, Dr. Naram ne-a găzduit pentru o masă de rămas bun. Deși mâncarea a fost delicioasă, am mâncat repede, sperând să am mai mult timp pentru a vorbi cu el. În cele din urmă, el a spus: „Ai putea să vii singur în biroul meu? Vreau să-ți arăt ceva foarte special."

Odată ce am închis ușa biroului în spatele meu, doctorul Naram a scos câteva mănunchiuri înfășurate în pânză portocalie. În timp ce dezlega șnurul din jurul lor, am văzut că acestea conțin pagini vechi, uzate, acoperite cu litere scrise de mână pe care nu le-am recunoscut. Pe un ton misterios, Dr. Naram a spus: „Acestea sunt câteva pagini din textele antice pe care mi le-a dat maestrul meu." A manevrat cu atenție fiecare pagină, împărtășind cât de prețioase erau manuscrisele pentru el și cum l-au ghidat către principiile, formulele și metodele antice pe care le-a folosit pentru a ajuta oamenii.

O bucată de hârtie galbenă la începutul fiecărui text, scrisă în engleză,

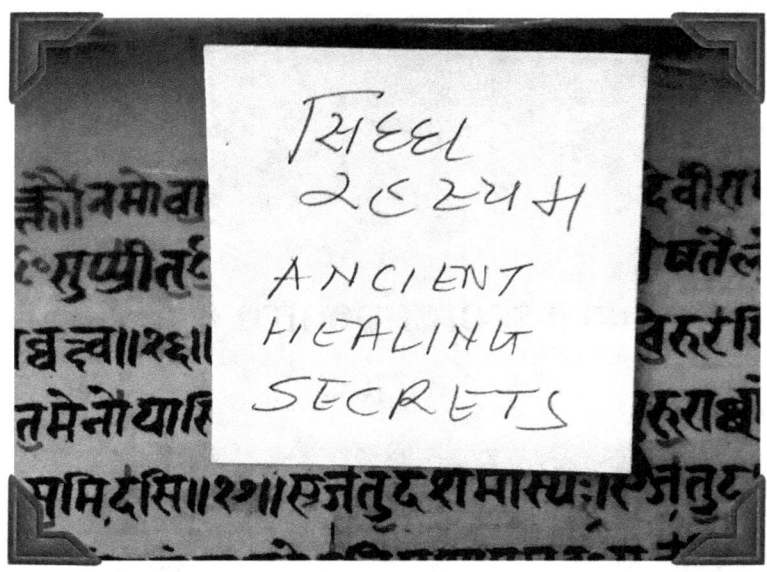

Manuscrise străvechi care conțin secrete antice de vindecare.

a oferit o scurtă descriere a conținutului. Au fost scrise în mai multe limbi: sanscrita, tibetană, nerali, nepali și ardhamagadhi sau magadhi prakrit. Erau remedii casnice și formule pe bază de plante pentru diabet, diferite tipuri de cancer, probleme de păr și piele și mantre și marmaa străvechi pentru manifestarea fericirii, liniștii și abundenței. Erau chiar și formule secrete de tinerețe folosite de o doamnă numită Amrapali care, a explicat Dr. Naram, avea peste șaizeci de ani, dar părea cu treizeci de ani mai tânără. Era atât de atrăgătoare încât un rege de treizeci și cinci de ani s-a îndrăgostit de ea, în ciuda faptului că avea deja o soție frumoasă. Aveam o dorință puternică de a atinge aceste străvechi scrieri, dar nu voiam să risc să deteriorez hârtia fragilă.

„Întreaga mea viață a constat în a urma instrucțiunile maestrului meu," a spus Dr. Naram, „pentru a putea decoda principiile din aceste pagini antice și a le aduce în realitatea fizică din lumea modernă într-un mod care schimbă și chiar salvează viețile oamenilor."

A fost o pauză lungă în timp ce lăsam acele cuvinte să se scufunde. Rupând tăcerea, i-am pus o întrebare care mocnea în mine de o vreme: „De unde au început toate acestea pentru tine?"

În timp ce înfășura cu tandrețe paginile antice în pânza portocalie, Dr. Naram mi-a spus povestea lui.

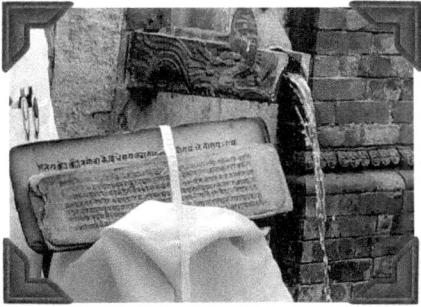
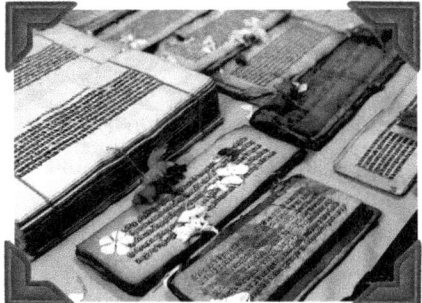

Stânga: *Dr. Naram ținând unul dintre textele antice care conține secretele tradiției sale pentru o vindecare din ce în ce mai profundă.* ***Dreapta***: *mai multe manuscrise pe o masă.*

„Acum treizeci de ani, am absolvit universitatea ca doctor."

„Poftim? Înainte de a deveni vindecător, ai fost instruit ca medic?"

„Da, am absolvit cu o diplomă de licență în 1978 la Universitatea Bombay și studii medicale avansate ayurvedice în 1982 și 1984. Singurul lucru este că eram încă un doctor de nicăieri. Aveam un vis mare voind să schimb lumea. Am vrut să îi ajut pe oameni să atingă o sănătate vibrantă, liniște sufletească și energie nelimitată, dar eu nu aveam energie, sănătate sau pace. Mai mult decât atât, în ciuda întregii mele educații, lucram în continuare doar cu „teoria lui poate fi," Știi ce este „teoria lui poate fi?"

Am dat din umeri și am clătinat din cap.

„Să presupunem că a venit un pacient și a spus că are o durere de stomac. Aș spune: „Poate fi gaz, poate fi aciditate sau poate fi o tumoare" sau „Poate fi o problemă cu soția lui.

„ Aș oferi o gamă largă de remedii bazate pe aproximări de genul „poate fi" și apoi el ar pleca. După care ar reveni cu aceeași problemă o lună mai târziu și eu aș spune: „Poate fi psihosomatic." Petreceam ore întregi consultând pacienții mei fără să obțin rezultate. Eram frustrat, deprimat, nervos și neliniștit. M-am simțit ca un eșec. Am mâncat mâncare proastă pentru a-mi calma anxietatea și am luat mult în greutate. Aveam peste 100 de kilograme și începeam să mă întreb dacă remediile pe care le foloseam erau eficiente. Sau poate că problema era că nu-i înțelegeam pe oameni. Poate că nu le-am înțeles adevăratele provocări, îngrijorări, temeri și anxietăți. Poate că nu era o treabă pentru mine."

Când doctorul Naram a vorbit despre a nu fi fericit, am reflectat asupra propriei mele tristeți. Nu era întotdeauna acolo, dar venea destul de des pentru a mă face să mă-ntreb despre multe lucruri din viața mea. Uneori apărea ca depresie, uneori ca nerăbdare sau iritare față de mine și față de ceilalți.

„Nu câștigam niciun ban și nu aveam satisfacție în muncă - nici bucurie interioară," a continuat Dr. Naram. „Apoi, într-o zi, un miracol mi-a schimbat viața pentru totdeauna. Tratam un pacient pe nume Shanker (pronunțat *Șancar*). El venea în fiecare săptămână și stăteam împreună două ore pentru a discuta problema lui și a încerca noi soluții și remedii, dar nimic nu a funcționat. Deodată, după doi ani de întâlnire, Shanker a încetat să mai vină și m-am gândit că poate am vindecat pe cineva. Câteva luni mai târziu, l-am văzut mergând pe drum arătând fericit. Mă întrebam: Oare eu *l-am ajutat?* Răspunsul lui m-a zguduit până în străfunduri.

„Shanker mi-a spus:„ Nu, Dr. Naram, nu tu m-ai ajutat. Oricât de mult timp ți-a luat, tu nu m-ai înțeles niciodată. M-ai făcut doar să fiu din ce în ce mai confuz. "Am răspuns:„ Știu că problema mea este faptul că nu înțeleg oamenii! Deci, cum te-ai însănătoșit?"

Shanker a explicat că a mers la un mare maestru care avea 115 ani. Bărbatul i-a atins pulsul și, în doar două minute, i-a spus exact ce se întâmplă în corpul, mintea și emoțiile sale și l-a sfătuit ce să facă pentru a se vindeca. Dr. Naram nu credea că acest lucru era posibil, dar nu nega că Shanker arăta mult mai bine. Rapoartele sale medicale arătau îmbunătățiri dramatice ale diabetului, artritei, tensiunii arteriale, osteoporozei și funcției renale. Dr. Naram a întrebat: „Cum pot să-l întâlnesc pe acest maestru ca să văd și eu pe cont propriu?"

„Shanker mi-a dat locația," a continuat Dr. Naram, „dar înainte de a merge, am făcut o listă cu toate problemele mele: depresie, anxietate, nervozitate, diabet, căderea părului și obezitate. Apoi am călătorit la acest mare maestru și am așteptat mult timp la rând înainte să fie rândul meu. În tot acest timp, am meditat cum acest bărbat de 115 ani consulta încă nouăzeci de clienți pe zi. Când a fost rândul meu, vindecătorul a pus degetele pe pulsul încheieturii și mi-a spus: „Glicemie ridicată. De asemenea, vrei să-ți crească părul, să slăbești și vrei să-ți schimbi locul de muncă. În plus, ești deprimat, nervos și confuz cu privire la viitor."

Dr. Naram s-a oprit o clipă. "El m-a înțeles și nu-ți pot spune cât de bine m-am simțit să fiu înțeles așa de profund. Mai târziu, maestrul meu

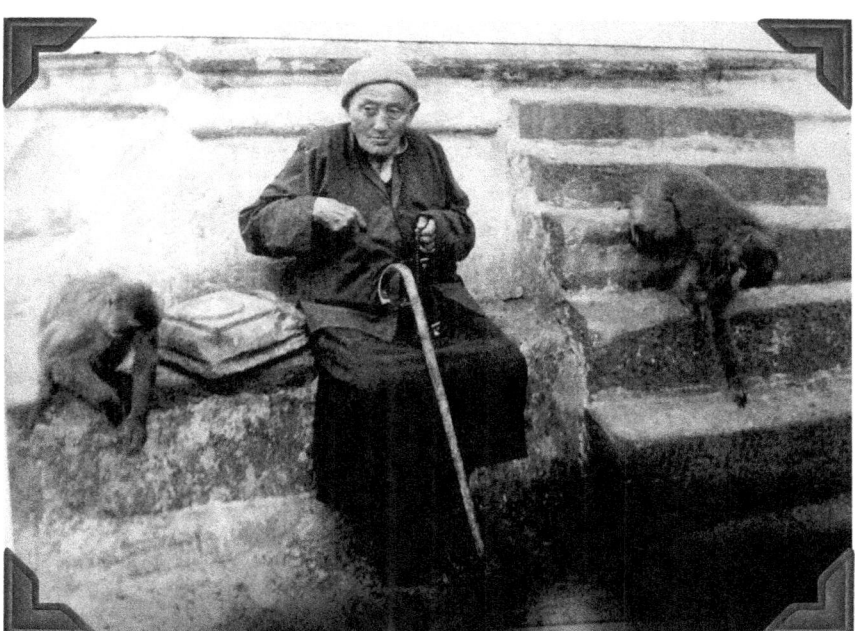

Baba Ramdas, maestrul doctorului Naram, la vârsta de 115 ani.

mi-a spus: „În ultimii șase mii de ani din istoria umanității, cea mai mare nevoie a oamenilor nu este iubirea, ci înțelegerea."

Pe măsură ce Dr. Naram și-a împărtășit povestea, m-am întrebat: *pe lângă faptul că a ajutat oameni cu probleme, cum ar fi hipertensiunea arterială, diabetul zaharat, artrita etc., avea acel maestru și secrete străvechi care puteau transforma tristețea în fericire?*

Dr. Naram a continuat: „Baba Ramdas m-a înțeles și acea singură întâlnire mi-a schimbat viața. Mi-a dat o rețetă pentru anumite ierburi medicinale și unele modificări ale dietei și mi-a cerut să vin din nou în șase luni. Maestrul mi-a spus că nu are o rezolvare rapidă pentru mine. Dacă asta mi-am dorit, ar trebui să merg în altă parte. Ceea ce oferea era o vindecare mai profundă, care necesita persistență și răbdare. Am făcut exact cum mi-a spus. A fost nevoie de timp, dar răbdarea și angajamentul meu au dat rezultate.

Rețeta a funcționat magic. Am slăbit, de la 100 de kilograme până la 57 de kilograme în prezent. Nivelul de zahăr din sânge a scăzut semnificativ, de la 475 în timpul postului, până între 96 și 105 în timpul postului. Și părul meu a crescut înapoi. Când am început aveam mult

> „În ultimii șase mii de ani din istoria umanității, cea mai mare nevoie a oamenilor nu este iubirea, ci înțelegerea."
> –Baba Ramdas (maestrul doctorului Naram)

timp, dar nu aveam păr. Acum am mult păr, dar nu mai am timp."

Am zâmbit amândoi. Când ascultam povestea lui, am spus: „Uau. . . ce cadou."

„Da, dar știi care a fost cel mai mare cadou pe care mi l-a dat?"

„Care?"

„El m-a învățat, într-un fel pe care nu-l voi uita niciodată, cel mai mare secret pentru a ne înțelege pe noi înșine și pe ceilalți. Și m-a învățat și secretul pentru a reuși în orice."

Să ne înțelegem pe noi pentru a-i înțelege pe alții

Dr. Naram a explicat cum întâlnirea cu acest maestru i-a insuflat dorința de a învăța totul despre secretele antice de vindecare. Se gândea că învățarea lor era o modalitate de a demonstra tatălui și prietenilor săi că nu era un eșec mizerabil. El le putea arăta că face ceva demn și că nu-și pierde viața.

„Așa că m-am dus la acest mare maestru și i-am spus:„ Aș dori să învăț această artă secretă și știința vindecării pulsului."

„Baba Ramdas a spus:„ Foarte bine. Vino mâine."

„Așa că m-am dus mâine și i-am spus din nou: ,Aș dori să învăț această artă secretă și știința vindecării pulsului.' Apoi mi-a spus: ,Vino mâine.' El a tot spus că mă va învăța ,mâine', așa că eu am tot venit mâine. . . timp de o sută de zile!"

Dr. Naram a povestit că a fost foarte confuz și că, în a suta zi, a decis că ajunge.

Așa că și-a luat un angajament: *dacă nu mă învață astăzi, voi sta în fața lui ca o stâncă. Voi muri, dar nu mă voi mișca.*

A stat în fața lui Baba Ramdas și i-a spus: „Am venit să învăț și nu voi pleca până nu acceptați să mă învățați."

Baba Ramdas a spus: „Cine decide?"

„Eu decid," a spus Dr. Naram.

„Asta este problema ta," a răspuns Baba Ramdas.

Dr. Naram a stat în fața maestrului de 115 ani ca o stâncă ore întregi. „A fost uimitor cum, în timp ce vedea pacienții, mă urmărea și pe mine. În timp ce stăteam acolo, l-am văzut cum le atinge pulsul și apoi îi citește ca pe o carte, unul după altul. În cele din urmă, după patru ore, evident că aveam nevoie urgentă de a merge la baie. M-a văzut că îmi mișc corpul și îmi strâng picioarele pentru a încerca să mă rețin, și a spus: „Dr. Naram, cred că ți-ar pica bine să mergi la baie." I-am spus: „ Da." El a spus: „Atunci du-te la baie." Am spus: „Dar aș vrea să învăț de la tine."El a spus: „Atunci vino mâine."

Felul în care doctorul Naram spunea povestea, cu gesturile și expresiile sale faciale, m-au făcut să râd.

S-a uitat la mine și mi-a spus: „Tu poți râde, dar eu începusem să plâng. Și în acel moment trebuie să se fi întâmplat ceva cu acest maestru. El a spus: „OK, nu mai plânge." I-am spus: „Ce să fac?" El a spus: „Haide, azi începe antrenamentul tău." Cu o oarecare speranță și surpriză, am spus: „Ce ar trebui să fac mai întâi?" A răspuns: „Du-te la baie." Așa că m-am dus imediat la baie. M-am întors și am spus: „OK, ce ar trebui să fac pentru a începe antrenamentul meu?" Acest mare maestru m-a întrebat: „Câți oameni au folosit astăzi baia până acum?" Am intuit: „Poate treizeci până la patruzeci?," A spus el: „Foarte bine. Du-te și curăță în baie."

Acest lucru l-a derutat pe Dr. Naram. La urma urmei, era doctor, iar aceasta era sub demnitatea lui. Dr. Naram i-a spus lui Baba Ramdas: „Domnule, cred că trebuie să fi înțeles greșit. Am venit să învăț vindecarea pulsului, nu curățarea băilor."

Baba Ramdas a răspuns repede: „Aaa, vrei să înveți vindecarea pulsului. Nicio problemă, vino mâine."

Și așa, tânărul doctor Naram s-a dus imediat să curețe baia.

„Abia mai târziu, am înțeles că Baba Ramdas a avut nevoie mai întâi să-mi distrugă ego-ul și să mă ajute să fac față propriilor temeri. Acesta a fost cel mai mare cadou pe care mi l-ar fi putut da vreodată. Acesta este un secret. Cele două mari obstacole în viață (de a ne vedea clar pe noi înșine sau pe ceilalți) sunt ego-ul și frica. Dacă avem un ego mare sau temeri, nu putem vedea ce se întâmplă în corpul, mintea și emoțiile pacientului. Ego-ul și temerile ne împiedică să ne vedem clar pe noi, deci cum putem vedea ce se întâmplă la cei care vin la noi? Nu putem simți ceea ce simt ei sau să înțelegem ceea ce experimentează ei. Nu ne putem înțelege cu adevărat pe noi înșine sau pe altcineva până când nu vom putea înfrunta ego-ul și temerile noastre. Până atunci, viziunea noastră este întunecată și neclară. Baba Ramdas mi-a spus: ,Vindecătorule, mai întâi vindecă-te pe tine însuți' iar vindecarea mea a început cu spălarea de toalete."

Auzind povestea lui, am început să întreb:

Cum mă afectează propriul ego?

Cum îmi afectează fricile viața?

Cum mă orbesc acestea două încât nu mă văd clar pe mine sau pe ceilalți?

Cum influențează egoul și frica felul meu de a fi - în prietenii, în familie, la serviciu sau în viața mea spirituală?

Mi-am amintit de o experiență pe care am avut-o cu câteva luni înainte de călătoria în India. Conduceam un proiect al Uniunii Europene la universitatea mea din Finlanda și eram în mod corespunzător mândru de el. Am fost singurul și cel mai tânăr cercetător american care a raportat la întâlnirile de la Bruxelles. Cu toate acestea, nu toată lumea s-a simțit bine cu rolul meu. Un student absolvent din Olanda mi-a scris un e-mail amar pentru a-mi spune cât de mult îi displăcea modul în care îmi gestionam sarcinile.

M-am simțit neînțeles și furios. *Toți ceilalți mă complimentau, deci ce era greșit cu acest tip?* În loc să ascult și să pun mai multe întrebări pentru a-i înțelege punctul de vedere, l-am atacat subliniind modalitățile în care argumentul său era lipsit de perspectivă, încercând să-i invalidez opinia. I-am spus că unii oameni din proiect erau nemulțumiți de contribuțiile pentru care era plătit.

Nu numai că am ratat o ocazie de a învăța ceva despre mine și de a îmbunătăți proiectul, dar nu am reușit să-l văd clar pe acest om. Abia mai târziu am descoperit că era deprimat și că trăia o viață personală neacceptată de comunitate. În loc să fac parte din soluția pentru viața lui, i-am mărit problema.

Ascultându-l pe Dr. Naram, am avut în vedere de câte ori în viața mea nu am reușit să văd lucrurile clar din cauza temerilor și ego-ului meu. Privind în urmă, mi-am dat seama cât de confuz și nesigur mă simțeam deseori, dorind ca oamenii să mă placă, dorind să apar mai de succes decât eram. Aș minți chiar despre lucruri stupide pentru a încerca să influențez percepția cuiva despre mine sau aș ascunde o greșeală pe care am făcut-o. Toate aceste lucruri erau produse secundare ale problemelor mai profunde: frica și ego-ul.

> „Cele două mari obstacole ale noastre în viață (în a ne vedea clar pe noi înșine sau pe ceilalți) sunt ego-ul și frica."
> - Dr. Naram

M-am întrebat:

Cum ar fi viața mea diferită dacă nu aș fi fost influențat de frica și ego-ul meu?

Cum m-aș schimba în bine?

„Atâția oameni din întreaga lume te admiră," i-am spus doctorului Naram. „Cum îți împiedici ego-ul să nu-ți întunece judecata în mijlocul atâtor laude? Și în situațiile în care reputația ta este în joc, cum eviți să-ți fie teamă?"

„Aș minți dacă aș spune că frica și ego-ul nu mai vin și pleacă," a răspuns Dr. Naram. „Când Gia, fata cu autism sever, m-a zgâriat și am început să sângerez în timp ce toată lumea privea, am fost nervos o clipă. Nu eram sigur că secretele mele străvechi ar funcționa asupra ei și am simțit nevoia să mă verific în fața tuturor acestor oameni."

„Ai făcut asta?" Am fost atins de onestitatea lui delicată.

„Da," a spus Dr. Naram, dar a durat doar o clipă. Apoi am făcut două lucruri pe care maestrul meu m-a învățat să le fac, care m-au readus în centrul meu."

„Ce vrei sa spui? Ce ai facut?"

„În primul rând, maestrul meu m-a învățat cum să-mi aduc mintea într-un loc al liniștii, nemișcării și solitudinii."

„Acestea mă readuc în centrul lui „cine sunt eu," iar atunci când acționez din acel loc, rezultatele sunt mult mai bune. În acel loc, nu am

> „Care este secretul pentru a te întoarce în centrul tău? Tăcerea, liniștea și solitudinea."
> -Dr. Naram

de ce să mă tem sau ce să dovedesc și văd că de fapt nu este vorba despre mine. Este vorba despre slujirea lui Dumnezeu în interiorul persoanei dinaintea mea. Ori de câte ori mă simt în afara centrului sau nu știu ce să fac, mă întorc în centrul meu: tăcerea, liniștea și solitudinea."

Nu l-am înțeles. Parcă vorbea o limbă străină. Mi-ar trebui ani de zile să înțeleg ce a vrut să spună, prin propria mea experiență. În acel moment, însă, am sperat că următorul lucru pe care-l va împărtăși va avea mai mult sens.

„Care a fost al doilea lucru pe care maestrul tău te-a învățat să-l faci?"

Secretul pentru a avea succes în orice

Dr. Naram a continuat: „Am curățat baia în grabă, dornic să încep să învăț diagnosticarea pulsului. Când m-am întors să anunț că am terminat, Baba Ramdas părea surprins.

El a spus:„ Lasă-mă să verific."

„Ce vreți să verificați?"

„Vreau să-ți verific munca."

Dr. Naram se simțea examinat în timp ce maestrul său inspecta baia. „Ai făcut o treabă foarte proastă, Dr. Naram," a spus Baba Ramdas. „Dacă nu știi cum să cureți baia, cum ai de gând să cureți toxinele, blocajele în corpurile, mințile, emoțiile și sufletele oamenilor?"

Dr. Naram a făcut o pauză, s-a uitat la mine și mi-a spus: „Din această experiență, maestrul meu m-a învățat acest mare secret: orice faci în viața ta - fie că cureți baia, pregătești mâncarea sau consulți pacientul - fă-o sută la sută!"

L-am întrebat: „Dar nu există oameni care dau sută la sută și tot nu reușesc?"

„Acest lucru poate fi adevărat, dar majoritatea oamenilor nu dau de fapt 100%, pentru că sunt leneși sau se tem că nu vor reuși. Când începi să dai de fapt sută la sută în tot ceea ce faci, o calitate diferită a bucuriei intră în viața ta, frica se diminuează și începi să vezi rezultate foarte diferite."

În timp ce doctorul Naram vorbea, mintea mea rătăcea din nou.

Dacă fusesem sincer cu mine, am dat oare 100% în tot ceea ce am făcut?

Chiar dădeam 100% în tot ceea ce făceam?

Depusesem oare tot efortul meu indiferent de cine privea sau cât de important părea?

Din păcate, m-am putut gândi la multe exemple în care răspunsul era „nu," fie pentru că nu am apreciat ceva suficient, fie pentru că aveam prea multe lucruri în derulare simultan. Mă ascundeam adesea în spatele unui computer sau al unui telefon și eram cu ușurință distras din a fi prezent cu oamenii care se aflau în aceeași cameră cu mine.

Dr. Naram a continuat: „Potrivit maestrului meu, nu putem controla alegerile altor oameni sau chiar rezultatele propriilor noastre alegeri; nu putem decât să le permitem alegerilor să se desfășoare."

„Dar putem controla alegerile noastre," am spus, încercând să-i completez gândul, „și să oferim 100% în tot ceea ce facem."

„Ai înțeles bine!" a spus el cu plăcere când am înțeles primul secret al învățăturilor antice.

În timp ce doctorul Naram vorbea, mi-am dat seama că mi se adresează cu același entuziasm și intensitate pe care le avea atunci când vorbea unei săli de o mie de oameni. Dădea 100% în împărtășirea acestei povești cu mine, iar exemplul său m-a impresionat mai profund decât cuvintele sale.

> **Secretul succesului nr. 1:**
> **„Orice faci în viață, dă 100%"** (chiar dacă este vorba de curățarea toaletelor).
>
> -Dr. Naram

„Dar cum să fac asta - când atenția mea este răspândită printre atâtea lucruri?"

„Ai dori să-ți arăt un punct marmaa care să te ajute să fii mai liniștit, prezent și concentrat?"

„Da, te rog."

El a demonstrat punctul pe care îl apasă pentru a se simți mai calm și prezent, astfel încât să poată da sută la sută fiecărei persoane în fiecare moment.

Dr. Naram a spus: „Ai întrebat la început, cum am învățat aceste secrete pentru o vindecare mai profundă? Ei bine, răspunsul simplu este că am urmat cuvintele maestrului meu de acum mai bine de treizeci de ani. Maestrul meu mi-a spus să dau sută la sută în tot ceea ce fac, așa că m-am întors imediat și am curățat toaleta dând sută la sută. Când am ieșit, am spus: „OK, acum vreau să încep să învăț," la care maestrul meu a răspuns: „Pregătirea ta a început deja."

Notele mele de jurnal

Secretul Marmaa Shakti pentru a fi mai calm, prezent și atent*

Pe tot parcursul zilei, cu degetul arătător al mâinii drepte presează punctul între și deasupra sprâncenelor de 6 ori.

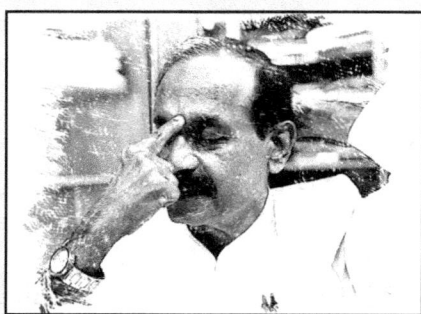

Rămânând tânăr la orice vârstă

Dr. Naram a studiat arta și știința Siddha-Veda cu maestrul său timp de o mie de zile. El a aflat secrete care au fost pierdute în lume, dar păstrate vii de către o linie neîntreruptă de maeștri. Dr. Naram a decis să-și petreacă restul vieții dedicându-se către trei subiecte:

1. diagnosticul prin puls și cele șase chei pentru o vindecare mai profundă;
2. secretele pentru a trăi mai mult de o sută de ani având o sănătate vibrantă; și

3. „sistemul antic de împlinire" pentru a ajuta oamenii să descopere, să ducă la îndeplinire și să se bucure de ceea ce își doresc cel mai mult.

Mai presus de toate, doctorul Naram a vrut să înțeleagă cum era posibil ca Baba Ramdas să fie atât de plin de tinerețe.
„Fie că, crezi sau nu, în țara mea când ai cincizeci și cinci sau șaizeci de ani, începi să te gândești la pensie," a spus el. „Când ai șaizeci de ani, te retragi și ai puțin entuziasm pentru viață. Când ai șaizeci și cinci de ani, te afli stând la o coadă în așteptarea morții." Acest om era atât de diferit. Avea 115 ani și avea un asemenea de entuziasm pentru viață, ceva ce nu mai văzusem înainte! "
Felul în care doctorul Naram descrisese era amuzant - oameni care așteptau la rând pentru moarte. Cu toate acestea, declarația sa a rezonat. Mulți dintre oamenii pe care i-am cunoscut au dezvoltat probleme grave de sănătate la vârsta de cincizeci, șaizeci și șaptezeci de ani. Am presupus că asta e viața: îmbătrânești, corpul tău începe să doară și să se descompună, apoi mori.
Dr. Naram a spus: „Când oamenii îl întrebau pe maestrul meu: „Câți ani ai?," El spunea: „Am 115 ani și încă mulți ani de trăit." Și, în același timp, era sănătos, alert și încă muncea din greu."

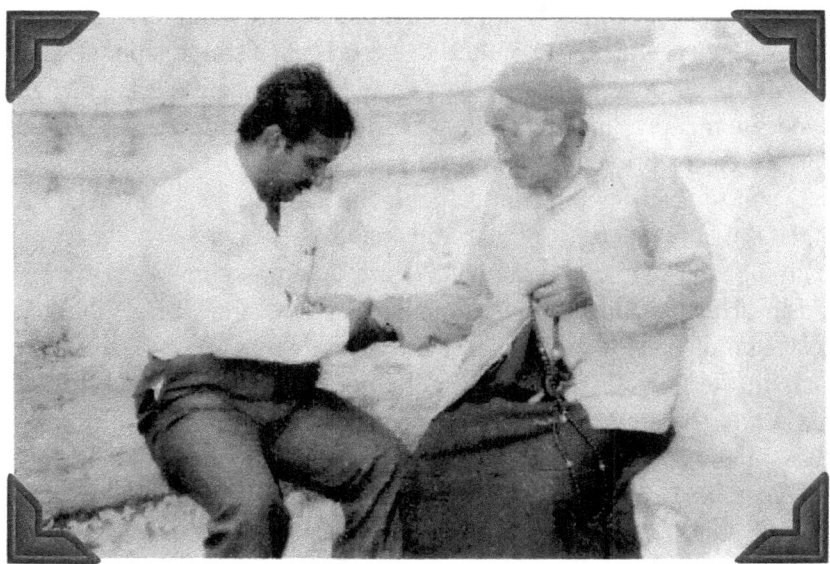

Tânărul doctor Naram fiind testat în diagnosticul pulsului de iubitul său maestru Baba Ramdas.

> Secretul pentru succes nr. 2: „Fă-ți munca precum o rugăciune. A face munca pe care o iubești te face să te simți tânăr, indiferent de vârsta ta."
>
> - Dr. Naram

După ce am auzit-o și pe asta, m-am întrebat cât de diferită era așteptarea doctorului Naram cu privire la viață, după ce l-a văzut pe maestrul său simțindu-se „tânăr" la 115 ani.

„Pot să-ți împărtășesc un alt secret de un milion de dolari?"

„Da."

„În timp ce în multe țări oamenii încearcă să se pensioneze și să iasă din câmpul muncii, în tradiția mea suntem iubitori de muncă. Pentru noi, munca este ca și rugăciunea. A face munca pe care o iubești te face să te simți tânăr, indiferent de vârsta ta."

„Cum a făcut maestrul tău?" am întrebat. „Care a fost secretul lui pentru a fi tânăr la orice vârstă?"

„Acum îmi pui o întrebare de un miliard de dolari. Doar fii pregătit, dacă te învăț asta, îți va schimba viața pentru totdeauna."

„O.K." Am devenit și mai alert, deschizându-mi caietul către o nouă pagină.

„Împărtășind doar părți din acest secret, acum, mii și mii de oameni din întreaga lume, din 108 țări, au rezultate pe care le numesc „minuni." După ce au încercat atât de multe alte lucruri care nu au funcționat, atunci când încearcă doar părți din acest secret, ei adesea experimentează o vindecare mai profundă. Diabetul lor se reduce sau dispare."

Durerea lor provenită din artrită scade și pot începe să meargă din nou. Sau umărul lor înghețat se deblochează, copilul lor cu ADD sau ADHD se îmbunătățește, părul crește înapoi dacă au avut chelie, somnul se îmbunătățește, pierd în greutate, depresia lor se diminuează, alergiile și astmul dispar, pielea lor se îmbunătățește, energia lor și rezistența crește și multe alte lucruri.

„Nu este doar secretul din spatele modului în care maestrul meu a trăit până la o vârstă atât de înaintată, dar și modul în care a continuat să aibă atâta flexibilitate, putere mentală, entuziasm și sănătate vibrantă."

„Ce a făcut el?" am întrebat. „Poți să-mi împărtășești?"

Dr. Naram a ezitat o clipă, apoi s-a aplecat spre mine și a spus cu o voce înăbușită, dar plină de energie: „Siddha-Veda are șase chei secrete de vindecare mai profundă, care pot transforma corpul, mintea și emoțiile oricui - cele şase chei prin care tu ai văzut situaţiile „imposibile" devenind posibile."

Se auzi sunetul unui claxon. Se opri şi se uită pe fereastră. Era taxiul venit pentru a ne duce pe Alicia şi pe mine la aeroport. Am întrebat în grabă: „Ce sunt acestea? Care sunt cele şase chei ale unei vindecări mai profunde? Cum pot să le învăţ?

„Vino mâine," a spus el cu o sclipire în ochi.

„Dar nu pot. Voi merge la New York şi apoi în Utah."

El a zâmbit, s-a oprit din nou, apoi a spus încet: „Din anumite motive, Dumnezeu te-a adus la mine, şi pe mine la tine, nu crezi?"

Am dat din cap, iar el a continuat: „Data viitoare când ne vom întâlni, dacă ne vom întâlni din nou, poate îţi voi împărtăşi aceste şase chei straşnice pe care maestrul meu mi le-a împărtăşit, secretul antic pierdut pentru a rămâne tânăr la orice vârstă."

Am ieşit afară, unde Alicia aştepta deja lângă taxi. Când deschideam uşa maşinii pentru a intra, doctorul Naram m-a sunat şi mi-a spus: „Ar fi foarte bine dacă te-ai putea întâlni cu Marianjii în New York."

> „Siddha-Veda are şase chei secrete de vindecare mai profundă, care pot transforma corpul, mintea şi emoţiile oricui."
>
> - Dr. Naram

Notele tale de jurnal

Pentru a aprofunda și a mări beneficiile pe care le vei experimenta din citirea acestei cărți, rezervă-ți câteva minute acum și răspunde la următoarele întrebări:

Cum simți că-ți este impactată viața de către ego?

_____
_____
_____
_____

Cum simți că s-ar putea schimba viața ta în bine dacă frica și ego-ul ar avea un impact mai mic asupra ta?

_____
_____
_____
_____

Ce alte perspective, întrebări sau realizări ți-au apărut în timp ce citeai acest capitol?

_____
_____
_____
_____

CAPITOLUL 6

Pot oare ghee-ul de vacă și punctele secrete ale corpului tău să-ți readucă tensiunea arterială la normal în câteva minute?

Rațiunea este neputincioasă în exprimarea iubirii. Sarcina ta nu este să cauți iubirea, ci doar să cauți și să găsești toate barierele din tine pe care le-ai construit împotriva ei.
-Rumi

New York City

Plecarea cu Alicia spre aeroportul din Mumbai mi-a lăsat un gust dulce-amar. Deși dezamăgit de faptul că nu ne-am îndreptat către o relație, am fost mulțumit că era fericită de ceea ce experimentase în India și că avea o viziune mai clară asupra locului în care dorește să-și ducă viața.

Nerăbdător să ajung la tatăl meu, m-am bucurat că am avut o oprire de optsprezece ore la New York. Asta mi-ar oferi suficient timp pentru a vedea câteva dintre priveliști și a mă întâlni cu Marianjii, care a fost cu Dr. Naram în prima zi în care l-am întâlnit în Los Angeles, S.U.A. Poate că ea m-ar putea ajuta să-mi răspundă la unele dintre întrebările mele.

Înainte de aterizarea pe aeroportul JFK, văzusem orașul New York doar în emisiuni TV și filme. Vremea era limpede și rece, în opoziție cu cea din Mumbai și m-am bucurat că-mi adusesem palton și mănuși. Am luat metroul spre Times Square, recunoscând de la televizor locul unde mingea coboară în noaptea de Anul Nou, înconjurată din toate părțile de luminile intermitente ale unor ecrane imense ce fac publicitate la produse și spectacole Broadway. Am trecut printre mii de oameni pe străzi, vorbind zeci de limbi diferite, cu toții privind la ecrane și la vitrine.

În timp ce mergeam pe străzi, mă simțeam ca o furnică, minuscul, pe lângă peretele nesfârșit de zgârie-nori. Oamenii, priveliștile, sunetele și mirosurile umpleau străzile. Doar când am ajuns la Central Park, clădirile au cedat locul verdeții. Am cumpărat câteva alune prăjite de la un vânzător de stradă, iubindu-i accentul newyorkez.

Am mers până la celebrul magazin Macy, pe care-l recunoșteam de când eram copil și urmăream Ziua Recunoștinței la TV, și de la familia noastră urmărind și reurmărind *Miracol pe Strada 34*. Intrând în librăria Borders atașată de Grădina Madison Square, m-am încălzit cu o băutură caldă și m-am plimbat printre rafturile și mesele afișând sute de cărți. Ochii mi-au fost atrași de un autor despre care nu mai auzisem înainte, cu un titlu pe care nu-l înțelegeam, *Alchimistul*. Am cumpărat-o fără să știu de ce.

Până la amiază, văzusem clădirea Empire State, Fifth Avenue, clădirea Chrysler, centrul Rockefeller, podul Brooklyn, sediul ONU, Muzeul metropolitan de artă și Wall Street-ul plin de freamăt. Eram uluit de cât am văzut în New York într-o singură zi și de câte mai rămăseseră de văzut.

Apoi am avut un moment pentru pauză. Un sentiment ciudat m-a cuprins în timp ce mă apropiam de locul fostelor turnuri gemene World Trade Center, care au căzut în timpul atacurilor teroriste din 11 septembrie 2001. Uitându-mă prin gard, am văzut niște găuri în pământul unde se aflau clădirile. Deși gunoaiele au fost eliminate și locul a fost construit într-un memorial, am simțit ecouri ale devastării. Toți cei pe care-i cunosc și care erau în viață la acea vreme își amintesc unde se aflau când au auzit avioanele zdrobindu-se în acele clădiri. Cu toții am urmărit la știri cum turnurile erau în flăcări și se prăbușeau, în timp ce oamenii acoperiți de praf fugeau care încotro să se adăpostească. Eram în apartamentul surorii mele celei mai tinere când mi-a spus: „Ai auzit? New York-ul este sub atac!" Am privit fumul cum ieșea din primul turn în timp ce un avion se sfărâma în al doilea. Îngroziți, ne întrebam cine și de ce ne atacă și cum am putea să ne protejăm eu și familia mea.

În acea zi, 2.977 de persoane din 115 națiuni diferite au murit acolo, inclusiv 441 de lucrători în situații de urgență care au răspuns la apelul de ajutor; printre aceștia se aflau pompieri, paramedici, polițiști și tehnicieni de urgențe medicale. Am fost șocat să aflu că mult mai multe persoane au murit ulterior atacului, din cauza toxinelor la care fuseseră expuse.

Plecând de pe acest amplasament memorial, am mers către Battery Park. Am observat ceva complet familiar, deși până acum nu o mai văzusem în persoană - Statuia Libertății. Uitându-mă la doamna iconică care își ținea cartea și torța, m-am gândit la multe lucruri diferite pe care Statele Unite le reprezentau pentru oamenii din întreaga lume. Ce a însemnat aceasta oare pentru prietenii mei din Europa, pentru oamenii din India pe care tocmai i-am cunoscut, pentru nativii americani care

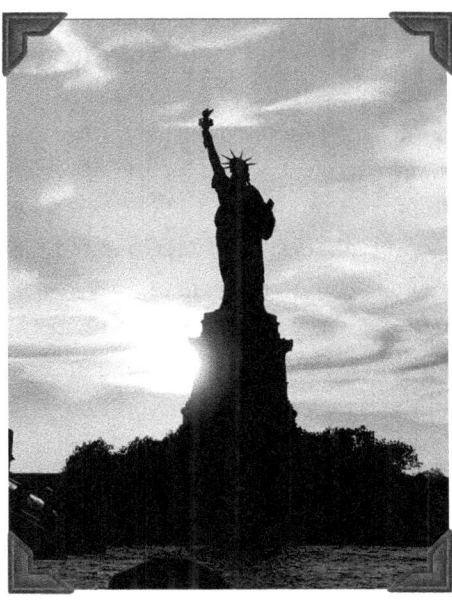

Statuia Libertății pe Insula Libertății din New York.

erau aici cu mult înainte de imigranți și pentru teroriștii care au făcut să plonjeze aceste avioane în Turnurile Gemene?

Adâncit în gânduri, sentimentele mă copleșeau, am ajuns la stația Grand Central și am urcat cu trenul spre districtul Westchester. În timp ce trenul mergea stație după stație, am văzut o parte din New York reprezentată rar în filme. Odată ce am lăsat zgârie-norii în urmă, era un verde nesfârșit care înconjura lacuri și râuri frumoase, intercalate cu orașe mari și mici. În cele din urmă, într-un moment de pace și de solitudine, mintea mea s-a îndreptat către următoarea întâlnire cu Marianjii.

El mi-a salvat viața

Marianjii s-a născut în Iran având un tată rus și o mamă persană. Acum locuia în New York și îl ajuta pe doctorul Naram de mai mulți ani. Eram emoționat de întâlnirea cu ea la ea acasă. Avea o personalitate puternică, directă, și cu toate că ne-am întâlnit o dată înainte, mă îngrijoram că nu o să mă placă.

Ca și cum ar fi putut să-mi citească sentimentele nerostite, când am ajuns, din senin, Marianjii mi-a spus că nu este treaba ei dacă oamenii o plac sau nu. „Ar fi meschin din partea mea dacă i-aș ajuta doar pe cei care îmi plac sau pe cei care mă plac," a spus ea.

Pentru a-mi atenua disconfortul, am început să-i pun întrebări. În timp ce mâncam supă de fasole moong, mi-a povestit despre viața ei. Marianjii l-a creditat pe Dr. Naram că i-a salvat viața în mai multe rânduri, inclusiv o dată în timpul unei călătorii în străinătate.

„În timpul călătoriei, Dr. Naram m-a întrebat: ,Ai tensiune mare?' Am răspuns: ,Nu, tensiunea mea este întotdeauna scăzută.'"

„Când eram copil," mi-a spus ea, „mama mea a suferit un accident vascular cerebral sever. Era complet paralizată și nici nu putea să închidă ochii pentru a dormi; era nevoie să-i fie acoperiți cu o bucată de pânză întunecată ca ea să se poată odihni. Crezusem că este invincibilă și că avea răspunsuri la orice, și acum văzând-o la pat atât de vulnerabilă, m-am simțit atât de tristă, mică și neputincioasă."

În timp ce Marianjii vorbea, m-am gândit la propria mea mamă. În ciuda provocărilor noastre, mi s-a părut întotdeauna atât de puternică, aproape de neoprit. *Cum ar fi dacă, într-o bună zi, mi-aș găsi mama imobilizată și neputincioasă? Ce aș face?* M-am bucurat când Marianjii a continuat să vorbească - voiam să-mi alunge acel gând din cap.

„Ar fi meschin din partea mea dacă i-aș ajuta doar pe cei care îmi plac sau pe cei care mă plac."
-Marianjii

„Nu am vrut ca oamenii să mă vadă plângând," a spus Marianjii, „așa că m-am ascuns în spatele cortinelor. Eram atât de confuză, încât am continuat să mă tot foiesc și să mă învârt în timp ce cortinele au fost trase și legate agățându-mi astfel părul în ele.

Durerea cauzată de trasul părului era singura senzație pe care o puteam simți - aproape că aducea solemnitate și un sentiment de prezență pe fondul unei experiențe de amorțeală. Mama avea doar treizeci și nouă de ani când a rămas infirmă și paralizată pe partea dreaptă pentru tot restul vieții. Din acel moment, mi-am amintit tot timpul că ceea ce a rănit-o pe mama mea a fost hipertensiunea."

De când tensiunea ridicată a dus la comoția cerebrală a mamei, Marianjii se temea de hipertensiune așa încât își lua des tensiunea.

Cu patru ore înainte de zborul spre acasă, Dr. Naram a întrebat-o din nou dacă nu cumva are tensiune mare. Marianjii era atât de sigură că tensiunea îi era bună, încât i-a cerut să o verifice pentru a-i elimina orice neliniște. A fost șocată să afle că era extrem de ridicată - 220/118! Putea provoca cu ușurință un accident vascular cerebral sau chiar mai grav. Îmbarcarea pentru un zbor de șaptesprezece ore ieșea din discuție.

„Dr. Naram m-a privit cu sobrietate și m-a întrebat dacă îi permit să mă ajute. Teama și amintirile luptei și suferinței mamei mele mi-au inundat creierul. Eram atât de copleșită și de neliniștită. Nu mă puteam calma."

Dr. Naram i-a spus să se întindă cu capul pe o pernă. El a aplicat un vârf de deget de ghee pe creștetul capului, lovind cu degetele ușor locul, permițând astfel ghee-ului să pătrundă în capul ei. Apoi, el a aplicat simultan un alt vârf de deget de ghee pe fiecare tâmplă, mișcând degetele într-o mișcare circulară în sensul acelor de ceasornic. Apoi, a pus o linguriță de ghee în buric, și pe scobitura fiecărei tălpi. A executat întregul proces de două ori.

„În acel moment, Dr. Naram mi-a verificat tensiunea," a spus Marianjii. "Scăzuse cu aproape patruzeci de puncte, înregistrându-se acum la 182/104. Dr. Naram a repetat procesul încă o dată, iar tensiunea mea a scăzut din nou la 168/94. Nu era încă confortabil cu rezultatele, știind că trebuie să îndur o lungă călătorie înapoi la New York. El a repetat procesul încă o dată în urma căruia am ajuns aproape de tensiunea mea normală, 120/75. "

- Uau, este incredibil, am spus.

„Știu că poate părea simplu sau chiar primitiv pentru unii," a spus ea, „însă această metodă antică de vindecare poate fi extrem de eficientă. Și nu este doar pentru situații de urgență. Marmaa, pe lângă celelalte chei

---

Notele mele de jurnal
Secrete antice de vindecare pentru menținerea tensiunii arteriale normale

1. **Marmaa Shakti** - Pune o linguriță de ghee în creștetul capului, în buric și pe tălpile picioarelor. De asemenea, masează cu ghee într-o mișcare circulară pe tâmple, apăsând în jos la ultima mișcare. Respiră adânc de câteva ori, odihnește-te cinci-zece minute, apoi reia procesul.

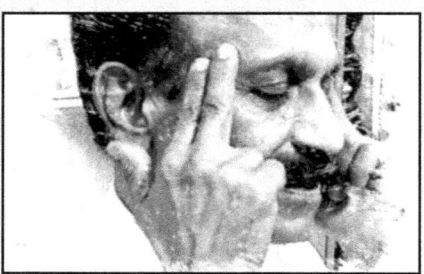

2. **Remedii din ierburi** - Dr. Marianjii a luat o formulă pe bază de ierburi creată pentru susținerea tensiunii arteriale sănătoase, care includea ingrediente precum scoarță de arjuna și pennywort indian (centella asiatica); și o formulă pe bază de plante pentru calmarea minții, care includea ingrediente precum isopul de apă, gotu kola, lemn dulce și ashwaganda. *

* Informațiile (inclusiv ingredientele cheie) pentru formulele pe bază de plante menționate în această carte se găsesc în anexă. Material bonus: pentru a vedea această marmaa demonstrată, te rog să consulți site-ul cu membership gratuit.

ale Siddha-Veda, poate fi făcută regulat pentru rezultate pe termen lung. Datorită acestor secrete, mi-am menținut tensiunea normală timp de aproape șapte ani, fără ajutorul vreunui medicament.

- Îmi poți spune mai multe despre proveniența Siddha-Veda?

„Arta și știința antică de vindecare a Siddha-Veda este una dintre cele mai vechi și mai complexe forme de medicină cunoscute. Textele antice care conțin tehnici și instrucțiuni de vindecare au fost transmise timp de generații, de la maeștri vindecători la studenți aleși. Viețuirea nomadă a maeștrilor a jucat un rol important în colectarea informațiilor. Medicii călători sunt expuși la diferite medii, boli și culturi. De asemenea, învață de la localnici despre metodele lor de vindecare și plantele medicinale regionale.

„Manuscrisele antice au fost predate doctorului Naram de către maestrul său, Baba Ramdas, care la acea vreme era conducătorul tradiției. El a trăit până la 125 de ani și, înainte de a trece la următoarea viață, a acordat doctorului Naram conducerea tradiției. Alături de manuscrise, Dr. Naram a primit titlul de *Siddha Nadi Vaidya*, însemnând „Maestru al vindecării pulsului."

„Modul în care Dr. Naram mi-a scăzut tensiunea în mai puțin de o oră fără medicamente este ceva ce majoritatea medicilor moderni nu înțeleg, dar oricine dorește să învețe această metodă poate face asta cu ușurință și poate beneficia de aceasta."

Servind celor ce servesc

Doi vizitatori au venit la casa lui Marianjii în aceeași zi în care am sosit: Marshall Stackman și José Mestre. Ei au fost co-fondatori (împreună cu Rosemary Nulty și Nechemiah Bar-Yehuda) ai unei organizații nonprofit numită "Servind celor ce servesc" (STWS). Împreună au condus o acțiune susținută pentru a ajuta pompierii, polițiștii și alți primii respondenți afectați de evenimentele de la 11 septembrie. S-a dovedit a fi una dintre acele întâlniri care mi-aș fi dorit să dureze mai mult.

„După ce praful s-a așezat, majoritatea oamenilor s-au întors la viața lor," a explicat Marshall. „Dar mai mult de treizeci de mii de primii respondenți au inhalat vapori toxici sau i-au absorbit prin piele, ceea ce le-a afectat plămânii, digestia, somnul și mintea, făcându-le viața mult mai dificilă."

José a spus: „A fost legătura mea cu Dr. Naram care mi-a dat ideea că poate metodele de vindecare antice ar putea ajuta acolo unde alte metode s-au dovedit insuficiente. Am participat mai devreme la un workshop al Dr. Naram, care mi-a dat claritate despre ceea ce voiam să fac cu viața mea. Știam că vreau să-i ajut pe acești pompieri și primi respondenți." El a împărtășit modul în care acești oameni curajoși sufereau de o varietate de afecțiuni, cum ar fi depresia, problemele pulmonare, PTSD (stres posttraumatic), pete negre pe plămâni și pierderea memoriei, pentru a numi doar câteva. Marshall și José au fost mândri să-mi arate un teanc de mărturii scrise de pompieri și alții care au beneficiat de suplimentele pe bază de plante ale doctorului Naram, care le-au fost oferite fără costuri.

Mi-au povestit despre Virginia Brown, un fost ofițer din NYPD, care a lucrat opt luni la Ground Zero, în timp ce resturile erau încă eliminate. Ajuta într-o unitate de tratament al traumelor, sprijinind paza și, în ciuda faptului că purta o mască aproape tot timpul, a dezvoltat o tuse persistentă. Capacitatea pulmonară a scăzut, toxinele i-au afectat oasele și articulațiile și nu putea dormi bine. Unul dintre lucrătorii medicali i-a povestit despre programul "Servind celor ce servesc" și nu a ezitat. După ce a luat ierburile timp de doi ani, medicul ei a fost uimit.

Mi-au arătat o scrisoare scrisă de ea: „Există o mulțime de polițiști și alți lucrători de la Ground Zero cu probleme similare care s-au agravat. Mulți au murit. Cunosc unii care au făcut cancer, emfizem pulmonar și alte probleme provenite din diferite boli pulmonare care nu mai treceau. Dar capacitatea mea pulmonară s-a îmbunătățit. Doctorul a fost uimit. Oasele mele și-au îmbunătățit structura în loc să degenereze! Cred cu adevărat că are multe de-a face cu formulele pe bază de ierburi ale doctorului Naram, deoarece starea celor care știu că nu au luat aceste formule, s-a agravat. Chiar și după ce m-am retras, mai iau ierburile și, în general, simt cum contribuie într-un mod pozitiv la sănătatea mea. Dorm mult mai bine și întregul meu corp este mai echilibrat. Mulțumesc mult pentru toate."

În timp ce ascultam, gândeam că era o istorisire frumoasă și, din cauza lucrurilor pe care le văzusem deja, o parte din mine voia să cred că totul este adevărat.

În același timp, mi-am dat seama că povești de genul acesta sunt doar anecdotice și voiam mai multe dovezi. Poate că ea s-a însănătoșit din alte motive. Am întrebat-o: „Există dovezi solide care dovedesc că au fost ierburile cele care au ajutat-o? Cu siguranță, guvernul trebuie să fi oferit eroilor cele mai bune îngrijiri medicale posibile. Putea oare fi altceva care ea să fi luat și care de fapt era ceea ce o ajutase?"

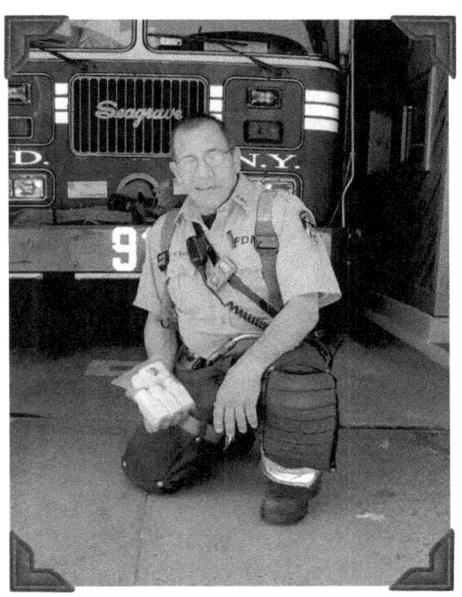

Pompier FDNY care a beneficiat de formulele pe bază de plante.

„Nu a lipsit acea grijă sau ajutor acordat acestor persoane," a spus José. „Medicii s-au prezentat de pretutindeni pentru a acorda sprijin. Au depus cele mai bune eforturi, dar oamenii continuau să sufere. Când alte metode erau insuficiente pentru a-i ajuta, ierburile medicului Naram făceau minuni."

„Dar nu trebuie să ne crezi pe cuvânt," a spus Marshall. Mi-a înmânat un articol evaluat de medici și publicat într-un jurnal medical *(Terapii alternative în sănătate și medicină)* care documenta un studiu al primilor respondenți de la 11 septembrie, ce participaseră la programul pilot sponsorizat de organizația "Servind celor ce servesc." „Studiul a fost realizat de doi medici extrem de respectați, care au documentat experiențele pompierilor și al altor respondenți care au folosit formulele medicinale ale medicului Naram în comparație cu tratamentele medicale convenționale."

Potrivit cercetătorilor, cei care au luat ierburi medicinale au experimentat „îmbunătățiri semnificative." Ei au spus că rezultatele văzute în „această populație cu risc ridicat de expunere la toxine" au fost observate în special „pentru simptomele specifice care au fost raportate că nu se îmbunătățesc sub tratament medical convențional, inclusiv tuse, dificultăți de respirație, oboseală, epuizare, stări de rău, dificultăți de somn și alte simptome. Raportul a descris lipsa efectelor secundare negative ale ierburilor, doar un procent mic, care au avut ușor disconfort gastric timp de câteva zile la începutul tratamentului. Participanții la studiu au înregistrat îmbunătățiri semnificative ale simptomelor medicale nerezolvate anterior; nu mai aveau nevoie de inhalatoare, somnul lor s-a îmbunătățit foarte mult, imunitatea s-a îmbunătățit, tusea s-a oprit, chisturile au dispărut, punctele negre de pe plămâni au dispărut, memoria s-a îmbunătățit, depresia și oboseala au scăzut, energia lor a crescut și le-a revenit din nou speranța.

„Avem atâtea povești de genul acesta pe care ți le putem împărtăși," a spus Marshall. Nouăzeci și opt la sută dintre participanții la studiu au spus că ar recomanda programul pe bază de plante unui prieten cu simptome similare. Și au făcut-o, motiv pentru care programul crește,

și de aceea am venit să discutăm cu Marianjii. Trebuie să vedem cum să obținem mai multe ierburi și să le obținem în mod regulat."

„În mod normal, există criză într-o țară în curs de dezvoltare," a adăugat José, „că oamenii care mor de foame în India sau Africa, iar Statele Unite sau Europa ajută. Acesta este unul dintre primele exemple pe care le știu, unde cineva dintr-o așa-numită țară în curs de dezvoltare vine la o putere mondială precum Statele Unite și face o muncă umanitară atât de mare. Dr. Naram a ajutat și continuă să ajute oamenii din Statele Unite, în timpul crizei noastre, într-un mod de care avem nevoie disperată și pe cheltuiala sa! "

Voiam să aud mai multe, dar afară se auzea un claxon. Din nou, un taxi aștepta să mă ducă la un aeroport.

Marianjii m-a condus până la ușă. Privind drept în ochii mei, ea a spus: „Am sentimentul că există un motiv pentru care ai fost condus spre asta. Poate este o relație care a existat chiar înainte de nașterea ta. Cine știe, poate am fost conduși la tine din cauza a ceva ce ești menit să faci în viața ta și în a noastră. "

Nefiind sigur cum să răspund, i-am mulțumit pentru timpul acordat și am urcat în taxi. Când mă uitam pe fereastra din spate spre casa ei, am observat diferența între cum mă simțeam acum față de atunci când am venit. Am avut multe de gândit. Modul în care Marianjii, Marshall și José au vorbit despre Dr. Naram și despre munca sa, cu atâta convingere sinceră, m-au făcut să mă întreb în legătură cu propriul scepticism.

> „Am sentimentul că există un motiv pentru care ai fost condus la asta."
> - Marianjii

Întâlnirea cu ei m-a făcut să reflectez asupra convingerilor mele despre lucruri precum, ce alimente erau bune pentru mine, cât de mult ar putea cineva să trăiască și de ce eram în viață acum. Poate credințele mele erau limitate, bazate pe dezinformări. Și poate că mă împiedicau de la ceva mai bun.

Văzând că aceste metode funcționează la alți oameni a fost remarcabil, dar aveam rezerve. Continuam să cred că succesul tratamentului Dr. Naram se datora efectului placebo. Sau poate provenind de la un truc care era disponibil doar pentru Dr. Naram. Voiam să învăț mai multe.

Notele tale de jurnal

Pentru a aprofunda și a mări beneficiile pe care le vei experimenta din citirea acestei cărți, rezervă-ți câteva minute acum și răspunde pentru tine însuți la următoarele întrebări:

_____

_____

_____

Ai fost expus la ceva care a fost toxic din punct de vedere fizic, mental și / sau emoțional?

_____

_____

_____

De ce crezi că ai fost condus la această carte despre vindecarea antică?

_____

_____

_____

Ce alte perspective, întrebări sau realizări ți-au apărut în timp ce citeai acest capitol?

_____

_____

_____

CAPITOLUL 7

Un moment care mi-a schimbat viața

Locul în care te afli chiar acum, Dumnezeu l-a încercuit pe o hartă pentru tine.
—Hafiz

Utah, S.U.A.

Când am ajuns la casa părinților mei din Midvale, Utah, tatăl meu m-a întâmpinat la ușă. Am inspirat aroma pâinii de casă pe care tocmai o scosese mama din cuptor. M-a întâmpinat călduros din bucătărie înainte de a reveni la numeroasele sarcini de pe lista ei de treburi. Puteam citi atât pe mama, cât și pe tatălui meu, că erau ușurați că sunt acolo. În timp ce mă uitam în ochii tatălui meu, am observat că sub zâmbetul său blând era o îngrijorare profundă și, îndreptându-mă spre biroul său, am văzut un disconfort fizic în felul în care mergea.

Când a închis ușa în spatele nostru, m-am așezat pe scaunul din fața biroului său iar el stătea într-o parte a biroului, în lateral. Se lăsă o tăcere lungă în timp ce privea în podea. Părea să se gândească cum să înceapă.

Ochii lui s-au ridicat încet pentru a-mi întâlni privirea confuză.

„Nu i-am spus mamei tale," a început el, „și încă nu le-am spus fraților și surorilor tale." Se făcu o lungă liniște în timp ce ochii lui căzură din nou în pământ. Fruntea i se încreți, iar fața i se strânse cu o consternare profundă. Ochii mei s-au mărit de îngrijorare și de nesiguranța care m-a cuprins. Și-a ridicat privirea din podea, făcând contact vizual cu mine doar o fracțiune de secundă, înainte de a-și schimba rapid privirea spre spațiul gol de lângă mine. Își ridică mâna dreaptă la frunte, frecându-o încet cu degetele. Deși mâna îi acoperea parțial fața, am văzut cum ochii i se umplură de lacrimi. Luptându-se să scoată niște cuvinte, a spus în cele din urmă: „Nici măcar nu știu dacă voi trăi până la sfârșitul săptămânii."

Aveam gura deschisă, dar am amuțit datorită șocului când l-am privit cum își șterge lacrimile din ochi. *Îl auzisem corect?* Acest lucru m-a prins complet pe neașteptate. Mi s-a părut că cineva m-a lovit cu pumnul în stomac. Capul meu se învârtea. Orice altceva îmi trecea prin minte înainte de această întâlnire dispăruse brusc reducându-se la ceva complet nesemnificativ. Inima îmi bătea cu putere. *Nu-mi puteam pierde tatăl. Nu eram pregătit. Nu așa de curând. Nu în felul acesta.* Aveam nevoie să aflu mai multe.

„Ce se întâmplă, tată?"

„Nu știu cum să-ți spun asta." Se chinuia să-mi spună la fel de mult cum și eu mă chinuiam să ascult. „Este atât de multă durere în întregul meu corp, încât simt ca și cum cineva m-ar fi lovit de perete. Noaptea stau treaz în atâta agonie încât....." Din nou fruntea i se încreți iar fața i se strânse în timp ce privirea îi cădea în jos.

„Ce, tată?"

Cu ochii încă în pământ și clătinând încet din cap, dintr-o parte în cealaltă, a spus: „Știu că nici un fiu nu ar trebui să audă asta de la tatăl său, dar având așa dureri mari, sincer nu știu dacă mai vreau să trăiesc până dimineața."

Cuvintele lui s-au scufundat în inima mea ca niște bolovani. Tatăl meu a fost întotdeauna o persoană pozitivă. Rareori vorbea despre provocările sale și, dacă ar fi făcut-o vreodată, punea întotdeauna o undă de optimism, cum că lucrurile se îmbunătățeau sau că era înconjurat de oameni buni care îl ajutau. Nu l-am auzit niciodată rostind o frază la fel de sumbră ca aceasta. Și nu mi-am putut controla sentimentele.

Tatăl meu a ridicat ochii în timp ce-mi ștergeam lacrimile proaspete care se revărsau pe obraji. S-a ridicat și mi-a pus ușor mâna dreaptă pe umăr.

Pierderea surorii mele în copilărie a avut un astfel de impact, și nu aș fi putut suporta să-l pierd și pe tatăl meu. Întotdeauna am presupus că va fi la viitoarea mea nuntă și le va citi povești viitorilor mei copii. Erau atât de multe întrebări pe care nu i le-am pus niciodată și lucruri pe care nu le-am făcut niciodată cu el pentru că am presupus că va fi timp. Era posibil ca acum să-mi rămână doar câteva zile prețioase cu el?

Cu mintea mea care o lua razna, am încercat să mă concentrez pe ceea ce era cel mai important în acest moment. M-am adunat suficient cât să întreb: „Cum te pot ajuta, tată?"

„Da, am nevoie de ajutorul tău, fiule," a spus el. „Ai fost întotdeauna responsabil și trebuie să anunț pe cineva unde sunt înregistrările, conturile și parolele mele. În cazul în care nu sunt în viață într-o dimineață, nu vreau ca mama să aibă de-a face cu vreo confuzie sau cu lucruri neterminate. "

Vorbea în mod deliberat, păstrându-și calmul, dar era clar că era epuizat și deprimat. Când și-a deschis sertarul biroului pentru a scoate dosarul cu parolele sale, am observat altceva în spatele acestuia. În mod normal, deasupra biroului său era un teanc de hârtii. Le-a adunat pentru visul său de a scrie o carte care să cuprindă opera vieții sale. Acum acest vis era lăsat deoparte fiind luat din cale și pus în birou. O cutie de pantofi plină cu sticle de diferite medicamente luase locul hârtiilor.

„Fiule, în acest moment tu ești singurul căruia îi spun ceva pentru că nu vreau să se îngrijoreze ceilalți, dar trebuie să pun totul în ordine."

Nu voiam să accept ceea ce spunea despre viața lui, dar știam că eliminarea parolelor îi va oferi liniște sufletească. Am ascultat cât de bine am putut.

Apoi am început să-l întreb din nou. „Ce tratamente urmezi? Trebuie să mai putem face ceva care să ajute! "

„Mă tratează patru medici cu înaltă calificare, care încearcă tot ce le stă în putință. Doi dintre cei patru specialiști tocmai mi-au spus că luna aceasta nu știu ce altceva ar mai putea face pentru mine. Au spus că au încercat tot ce știau și că acum au rămas fără idei. Nici ceilalți doi nu au prea multe speranțe."

Tatăl meu suferea de ani de zile, dar pentru că nu s-a plâns niciodată, habar nu aveam că se simte atât de rău. Avea șaptezeci și unu de ani, dar când avea douăzeci și cinci de ani, fusese diagnosticat cu artrită reumatoidă, pentru care i s-au administrat medicamente puternice. Efectele secundare au provocat alte probleme grave și a fost trimis la alți medici și i s-au prescris mai multe medicamente. Acum era pe doisprezece medicamente pentru o mulțime de lucruri, inclusiv colesterol ridicat, hipertensiune arterială, dureri în piept, dureri de picioare, diabet, probleme de somn, probleme gastro-intestinale, dureri de artrită insuportabile, energie scăzută, depresie în creștere și o memorie care se estompa de la debutul timpuriu al demenței. Propria sa mamă avusese un Alzheimer sever și se temea că va fi și el puternic afectat. În plus, avea două stenturi la inimă și se discutase despre o operație de bypass.

În absența oricărei alte soluții și în mijlocul unui sentiment de disperare, am spus: „Tată, nu ți-am spus prea multe despre călătoria mea în India. Pot să-ți împărtășesc mai multe despre ceea ce am văzut acolo?"

Nu spusesem prea multe înainte pentru că nu știam nici eu cum să le dau un sens. De data asta însă, i-am spus tatălui meu toate poveștile pe care mi le aminteam, despre lucruri care i-ar putea aduce speranța că vindecarea era posibilă.

„De asemenea, tată, de Ziua Tatălui vreau să-ți ofer ceva," am spus, inspirând adânc. „Vreau să îți cumpăr un bilet de avion pentru a-l vedea pe Dr. Naram, oriunde ar fi următoarea lui călătorie."

Am crezut că posibilitatea de a-l întâlni pe doctorul Naram îi va aduce tatălui meu speranță, dar în schimb el părea mai epuizat. Cu atâta durere în corp, doar gândul de a zbura îl obosea. Mai mult decât atât, nu-și putea imagina că pur și simplu luându-i pulsul, cineva l-ar putea ajuta. Mai ales când testarea medicală extinsă și îngrijirea de la cei mai buni medici nu au putut-o face.

„Am încercat deja terapii alternative," a spus el. „Am încercat homeopatie, reflexoterapie, acupunctură, medicină chineză și multe altele. Toți au promis rezultate grozave, dar în cazul meu nu au oferit niciodată multă ușurare. Într-adevăr, fiule, vreau doar să-ți amintești unde sunt parolele mele."

„Tată, ai încredere în mine. Putem măcar să încercăm?" Tensiunea pe care am simțit-o trebuie să fi fost evidentă în intensitatea cererii mele.

„În acest moment," a spus el, forțând un zâmbet, „vestea bună este că cel puțin nu am nimic de pierdut."

California
Înapoi în Orașul Îngerilor

Adevărul era că nu știam dacă Dr. Naram îl putea ajuta pe tatăl meu, dar nu aveam către cine altcineva să mă-ndrept. Am intrat online, am găsit programul doctorului Naram, am sunat la numărul de telefon și am rezervat o întâlnire pentru tatăl meu la locația din Los Angeles. Nu am pierdut deloc timp.

Când am ajuns, era deja o mulțime de oameni care așteptau. Câteva zeci de oameni completau hârtiile sau așteptau să li se strige numele. Tatăl meu părea obosit și palid de călătorie și de durerea din corp. Mi s-a spus că timpul de așteptare era între trei și șase ore.

Au fost chiar mai mulți oameni decât de obicei din cauza unui eveniment pe care Dr. Naram l-a discutat cu o zi înainte. Am fost surprins să aflu de la alții că, în timp ce era pe scenă, a primit timp de șase minute ovații în picioare. În timp ce eu și tatăl meu așteptam, la diferite intervale de timp, cineva ieșea de la consultația cu Dr. Naram și se apropia de mine.

Ei întrebau: „Ești Dr. Clint?"

„Da, dar nu sunt medic. Sunt cercetător universitar ," lămuream eu.

„Dr. Naram mi-a cerut să-ți povestesc povestea mea."

Îi întrebam cum îi cheamă și vorbeam despre ceea ce i-a adus la doctorul Naram. Am fost din nou surprins de cât de departe au călătorit oamenii pentru a-l vedea, venind din întreaga lume. Am observat că erau remarcabil de diverși, oameni de aproape orice rasă, etnie, religie și statut socio-economic.

Tatăl meu părea prea obosit ca să poată participa în conversații, așa că i-am dus pe aceștia într-un ungher al camerei sau pe hol ca să stăm de vorbă. Între conversații, mă întorceam la tatăl meu pentru a împărtăși istorisirile lor.

O pacientă pentru prima dată a dezvăluit cum Dr. Naram a descris tot ceea ce nu era în regulă cu ea fără ca ea să spună un cuvânt. Această descriere includea identificarea problemelor a două dintre vertebrele ei. Mi-a arătat rapoarte medicale și scanări care au confirmat ceea ce el a identificat în pulsul ei. Un alt bărbat a fost uimit de cum Dr. Naram știa despre diabetul său și blocajul inimii doar prin simțirea pulsul. Dr. Naram a prezis corect, la o zecime de punct, care a fost nivelul său de zahăr din sânge și a descris cu exactitate cât de blocată îi era artera. Un proprietar de hotel din zonă mi-a spus că are sindrom celiac sever. Înainte de a-l vedea pe Dr. Naram, consumul de orice aliment cu gluten îi cauza dureri incredibile. „Acum pot mânca o pizza întreagă și pot bea câteva beri fără probleme."

Eram curios ce i-a determinat pe toți acești oameni - în special americanii - să fie deschiși la această metodă alternativă de vindecare. L-am întrebat pe Dr. Giovanni, despre care știam că se pregatise cu Dr. Naram în India de ceva timp. Mi-a contestat expresia și a spus că nu știe de ce abordarea doctorului Naram se numea „alternativă," deoarece era cu mii de ani mai veche decât medicina occidentală. El a spus, în orice caz, că ceea ce făceau Dr. Naram și alți vindecători tradiționali ar trebui considerat original, iar medicina occidentală ar trebui să fie alternativă. El a preferat termenul „vindecare complementară," deoarece aceste modalități nu trebuie să fie în conflict.

În timp ce vorbeam cu Dr. Giovanni, l-am văzut pe tatăl meu mutându-se pe scaunul său, cu un disconfort evident.

Când am auzit încrederea acestui medic în metoda doctorului Naram, i-am dezvăluit ceva care mă tulbura. „Știu că pentru majoritatea oamenilor, Dr. Naram descrie cu exactitate ce simte din atingerea pulsului. Dar am vorbit și cu alții care spuneau că a ratat ceva important când le-a luat pulsul și s-au simțit dezamăgiți."

„Cu câte persoane ai vorbit, în total?" m-a întrebat.

„Până acum, între India și aici, probabil aproximativ o sută."

„Și dintre acei oameni, câți au spus că el a omis ceva?" După ce am reflectat, am răspuns: „poate doi sau trei."

„În primul rând, nu este oare remarcabil faptul că media lui de succes este atât de mare? În acord cu mărimea eșantionului dat de tine ca exemplu, aceasta este o precizie de nouăzeci și șapte la sută. Și asta într-o perioadă scurtă de timp și cu o varietate atât de mare de probleme. Știi că în medicina occidentală, chiar și după teste extinse, noi nu putem identifica sursa problemei? De exemplu, putem vedea că există tensiune arterială crescută prin măsurarea acesteia, dar la numai aproximativ 20% din situații

> „Cum poate fi numită vindecarea antică „alternativă," de vreme ce este cu mii de ani mai veche decât medicina occidentală? Dacă ar fi să fie numită, s-ar putea numi „vindecare complementară," deoarece aceste modalități nu trebuie să fie deloc în conflict."
> –Dr. Giovanni

putem identifica cauza. Asta înseamnă că 80% din timp facem tot posibilul să presupunem și să prescriem medicamente de ținut sub control tensiunea. Dacă medicamentele provoacă prea multe efecte secundare, testăm un alt medicament pentru a vedea dacă funcționează mai bine. Nu spun că Dr. Naram este perfect sau că nu greșește. Remarcabil de capabil pe cât este, este totuși om. Recunosc doar că procentajul de situații când el reușește să identifice corect problema de bază și să ajute oamenii să se vindece, atunci când îi urmează sfatul, este extrem de ridicat.

„Și un alt lucru pe care ar trebui să-l știi este că Dr. Naram folosește o altă paradigmă și vocabular decât medicina occidentală, pentru a descrie problemele. El are o metodă veche de înțelegere și clasificare a bolilor și ceea ce el ar numi „lipsă de confort" în loc de boală. Câțiva oameni de-a lungul anilor m-au întrebat de ce le-a omis anume probleme când le-a citit pulsul. Când m-am întors să mă uit la notele doctorului Naram, am văzut că el a identificat corect problema de bază în conformitate cu obiectivul vechii sale științe de vindecare, chiar dacă el nu a denumit boala conform lexicului occidental. De exemplu, în tradiția sa, nu există nicio problemă numită cancer. Ei nu văd cancerul ca fiind problema. Ceea ce numim noi cancer, ei îl consideră ca un simptom al unui dezechilibru mai profund pe care îl numesc *tridoshar*. Și acești maeștri vindecători utilizează metode sofisticate, testate în timp, pentru rezolvarea acestui dezechilibru, cu o experiență extinsă arătând că acesta și simptomele sale pot dispărea treptat."

Nu am înțeles pe deplin ce a spus el, așa că am pus mai multe întrebări. Dar, mai mult decât răspunsurile lui, încrederea lui mi-a ușurat o parte din îngrijorare. Căutam cât mai multe confirmări că nu am fost nebun să-l aduc pe tatăl meu aici. De fiecare dată când m-am întors să stau lângă tatăl meu, el forța un zâmbet înainte de a continua să se agite pe scaun. De data aceasta, i-am adus niște apă. Ținând slab ceașca cu ambele mâini, a băut-o cu recunoștință.

Au venit la mine mai mulți pacienți care se născuseră în locuri precum India, Pakistan și Bangladesh, dar care locuiau acum în Statele Unite. Pe lângă faptul că am auzit experiența lor cu Dr. Naram, am învățat mult mai multe despre cum era viața lor. O mamă mi-a spus: „Soțul meu și cu mine am venit în America în speranța că aceasta va aduce beneficii copiilor noștri. Numai că mi s-a frânt inima când copiii mei și-au pierdut interesul pentru cultura, credința și tradițiile noastre indiene. În schimb, au devenit dependenți de telefoanele și computerele lor și mai interesați de prietenii lor decât de școală." Își făcea griji că, copiii ei vor încălca tradiția și nu vor avea grijă de ea și de soțul ei la bătrânețe.

Era un grup de tineri din India și Pakistan care acum studiază și lucrează în California. Un lucru sau altul i-au condus în cele din urmă către doctorul Naram pentru ajutor.

„Copii, asemenea nouă, se luptă adesea cu identitatea lor," mi-a spus un tânăr, „nici măcar nu simțim că mai aparținem unei culturi." Chiar și atunci când au intrat în cele mai bune universități din America, unii au fost atrași de droguri, alcool, sex și relații cu persoane pe care părinții nu le aprobau. Acest lucru i-a făcut să se simtă îndepărtați de familiile lor. „De multe ori ne străduim să găsim un loc de muncă decent, fiind menținuți în poziții mai joase și se așteaptă de la noi să lucrăm mai mult pentru salarii mai mici și mai puțin respect din cauza statutului rezidențial." A fost trist să aud că uneori femeilor tinere li s-au cerut favoruri sexuale de către angajatori, pur și simplu pentru a păstra slujba care le-a permis să rămână în țară.

O studentă a spus: „Sunt stresată din cauza școlii și a relațiilor și mănânc alimente care nu sunt bune pentru mine. Am fost diagnosticată cu dezechilibru hormonal și m-am îngrășat mult. Apoi am făcut acnee și alte probleme ale pielii. Acum câțiva ani, eram un model pentru reviste și acum nici nu mai vreau să ies afară. Nu mă simt bine cu mine și îmi fac griji că nu mă voi căsători niciodată așa.

„În frustrarea mea, am început să fiu indignată pe părinți și tradiție pentru presiunea exercitată asupra mea de a fi perfectă pe când eu nu sunt perfectă." Cuvintele ei m-au afectat. Eu de asemenea, am simțit presiunea de a fi perfect când știam că nu sunt.

Apoi, povestea unui tânăr avocat m-a inspirat. Părinții lui erau din India. S-au mutat în Statele Unite când era tânăr, așa că nu a simțit o legătură puternică cu India. În anumite privințe, el privea cu condescendență, de fapt, cultura părinților săi. „Apoi, în timp ce eram la facultatea de drept," a spus el, „am dezvoltat o boală numită vitiligo, care determină creșterea petelor albe pe piele. S-a întins mai întâi pe brațele mele, apoi pe mâini și pe față. Mulți tineri având această afecțiune, se luptă cu respectul de sine și își fac griji că le va afecta căsătoria. Nu au existat tratamente occidentale care să ofere un remediu. Așa că mi s-a părut improbabil că Dr. Naram ar putea ajuta."

Dar Samir a încercat oricum. „Încet, la început, culoarea a început să revină și doi ani mai târziu toate petele albe au dispărut! Există mulți indieni americani ca mine care au crescut mai ales în America și care nu prea respectă cultura noastră indiană. "Metodele doctorului Naram," spuse el, "m-au schimbat în mai multe moduri. Dacă nu mi-aș fi luat răgazul să le experimentez eu însumi, nu aș fi crezut în ele." Văzând că soluția acestei probleme nu a fost găsită nicăieri în medicina occidentală, ci a venit de la un specialist indian în știința străveche

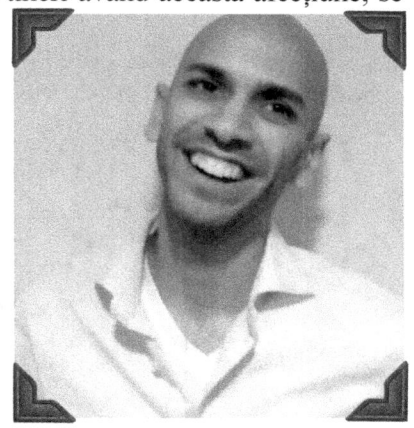

Samir, un tânăr avocat din Boston care a învins vitiligo.

„Dacă nu mi-aș fi luat răgazul să o experimentez eu însumi, nu aș fi crezut în vindecarea antică. Dar m-a făcut să am respect mai mare față de cultura mea, tradiția mea și de locul de unde vin, decât aș fi avut altfel."

– Samir

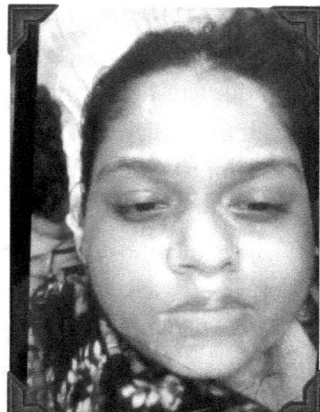
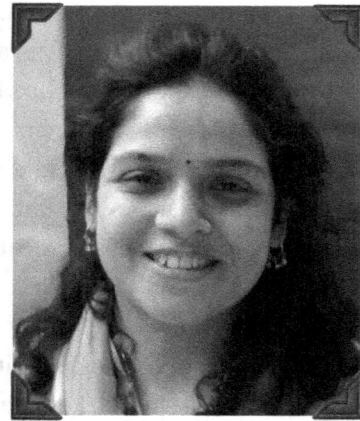

Stânga: Femeie cu vitiligo timp de 10 ani. Dreapta: După luni de disciplină cu dieta și ierburile Dr. Naram.

Notele mele de jurnal
Trei secrete antice de vindecare pentru o piele grozavă*

1. Marmaa Shakti - Pe ambele părți ale articulației superioare ale degetului inelar al mâinii drepte, apăsați și eliberați de 6 ori, de mai multe ori pe zi.

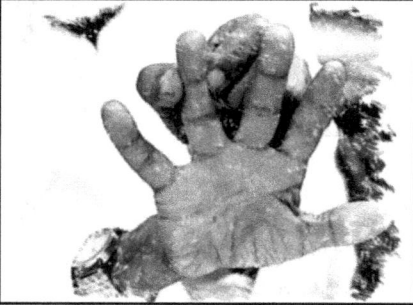

2. Remedii pe bază de ierburi - Samir a folosit o cremă și a luat niște tablete din ierburi pentru piele, care includeau ingrediente precum neem, turmeric, ulei de cocos, busuioc și piper negru.*

3. Secretele dietei - Consumă numai alimente fără gluten, fără lactate și fără zahăr.

* Informațiile (inclusiv ingredientele cheie) pentru formulele de plante menționate în această carte sunt în anexă. Material bonus: pentru a descoperi mai multe secrete pentru o piele grozavă, te rog să vizitezi site-ul cu membership gratuit MyAncientSecrets.com.

a vindecării, a spus: „Am câștigat mai mult respect față de cultura mea, tradiția mea și locul de unde vin, decât aș fi avut altfel."

Un frumos cuplu tânăr de musulmani au fost următorii care s-a apropiat de mine. „Ne-am părăsit țara de origine pentru a locui în America, cu speranța de mai multă pace și oportunități," mi-a spus soțul. „Apoi am ajuns aici doar pentru a descoperi că mulți oameni ne-au tratat prost, temându-se că suntem teroriști. Am muncit din greu pentru a ne face noi prieteni și a arăta că adevăratul islam este despre pace. Am venit în America sperând să avem o familie și să creștem copii, dar visul a fost spulberat." Medicii l-au diagnosticat pe tânăr cu azoospermie, ceea ce însemna că numărul de spermatozoizi era zero.

„Am încercat timp de șase ani," mi-a spus el. „Am fost la atât de mulți specialiști și am cheltuit aproape optzeci de mii de dolari pe tot felul de alte modalități de a avea un copil, dar medicina occidentală nu avea nicio soluție pentru noi. Ne epuiza financiar și emoțional. Eram devastați. Apoi l-am întâlnit pe Dr. Naram. Am urmat totul exact așa cum ne-a spus el să facem pentru o vindecare mai profundă și, într-un an, m-am întors să fiu testat, iar numărul meu de spermatozoizi a fost de cinci milioane. Medicii au spus că a fost un miracol, întrebându-se dacă primul test a fost corect." Mi-a arătat rapoartele medicale dinainte și după. „În decurs de doi ani, soția mea era însărcinată," a spus vocea lui cu emoție în timp ce vorbea, „și astăzi am venit doar să-i arătăm doctorului Naram bebelușul nostru și să-i mulțumim." Observând lacrimile care coborau pe obrajii soției sale, el întinse mâna să o îmbrățișeze și să o frece ușor pe spate, uitându-se împreună la copilul lor „minune."

Un bărbat sikh pe nume Gurcharan Singh, purtător de turban și barbă lungă, mi s-a alăturat. Mi-a spus că a fost implicat în politică în Bakersfield, California. Am aflat că adepții sikh sunt unele dintre cele mai neînțelese persoane din America. Acest bărbat a simțit cu tărie că doctorul Naram l-a înțeles. „Dr. Naram m-a ajutat pe mine, familia mea și prietenii mei să depășim atâtea provocări precum colesterolul ridicat, artrita, diabetul, hipertensiunea arterială și dezechilibrul hormonal." Din recunoștință, a aranjat ca primarul din Bakersfield, California, să-i acorde Dr. Naram un premiu pentru sprijinul și contribuțiile sale aduse comunității sikh. „Știți că unul dintre pacienții doctorului Naram a fost

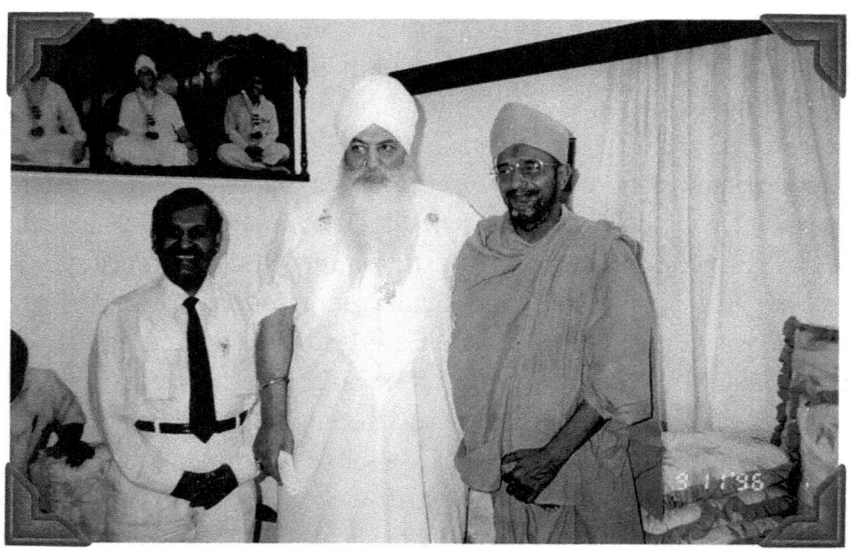

Dr. Naram cu Yogi Bhajan Singh și Înălțimea sa Hariprasad Swamiji.

Yogi Bhajan Singh, poate cel mai cunoscut sikh din lume?" a spus el.

Am fost foarte interesat de ceea ce au spus Gurcharan și alții, pentru că am vrut să știu dacă Dr. Naram îl poate ajuta într-adevăr pe tatăl meu. Când am mers prima dată în India, scepticismul meu era de aproximativ 80%, iar curiozitatea mea, de 20%. Acum aveam suficiente dovezi că majoritatea oamenilor se însănătoșeau, dar nu știam în ce proporție se produsese o schimbare durabilă. De asemenea, nu știam dacă vindecarea era atribuită posibilității ca Dr. Naram doar să-i fi convins că se vor însănătoși, iar ei să fi acceptat. În acest moment, după ce am văzut și am auzit numeroase cazuri remarcabile, aș spune că scepticismul meu s-a topit cu aproximativ 50%. În timp ce încă mă simțeam protejat, celelalte 50% erau un amestec de curiozitate crescândă și o sălbatică speranță că ceea ce făcea Dr. Naram era un mod previzibil de a vindeca oamenii sau, cel puțin, îl putea ajuta pe tatăl meu. Numai că, în timp ce eram mai plin de speranță cu fiecare experiență pe care o auzisem, durerea din corpul tatălui meu se înrăutățea. Am rezervat o cameră la hotel și l-am dus pe tatăl meu să se odihnească acolo până când a fost mai aproape de rândul lui.

Un vindecător care are nevoie de vindecare

Când m-am întors în sala de așteptare, un domn bărbos mai în vârstă, dar în formă, s-a apropiat de mine. Cu o strângere de mână caldă și fermă, s-a prezentat ca fiind rabinul Stephen Robbins. Pe lângă faptul că era rabin și cabalist - practicant al unei vechi tradiții spirituale evreiești - el era și psiholog clinic. Fusese co-fondator al Academiei pentru Religia Evreiască din California, primul seminar trans-confesional de pe coasta de vest.

Cu câțiva ani mai devreme, Stephen a avut câteva experiențe aproape de moarte din cauza mai multor boli. Înainte de aceste boli, fusese sănătos și atletic, capabil să ridice 135 de kilograme. Apoi distrofia musculară a început să-i mănânce masa musculară. Medicii i-au dat doze masive de cortizon, care i-a provocat o osteoporoză oribilă. În plus, a făcut o gripă, plămânii i-au colapsat de două ori și a murit - de două ori - înainte de a fi resuscitat. Diferitele sale crize de sănătate i-au perturbat funcția hipotalamusului, a glandei pituitare și a întregului sistem endocrin până la punctul în care nu a mai produs singur testosteron și nici hormon de creștere (HGH). Fără asta, celulele sale nu se puteau regenera.

„Am făcut tot ce am putut, dar nimic nu a funcționat," a explicat Stephen. „Medicamentele și tratamentele abia mă susțineau. În 2005, am fost lovit de o altă infecție pulmonară și plămânii mi-au colapsat din nou."

Stephen a petrecut săptămâni în spital înainte de a putea respira independent. Tocmai când se pregătea să plece acasă, a făcut un caz sever de zona zoster, care i-a afectat discurile vertebrale. Zona zoster a afectat atât de grav nervii din partea dreaptă a trunchiului, încât trăia într-o durere chinuitoare permanentă. „Am experimentat dureri de nervi care s-au simțit ca fulgerele din față în spate și din spate în față, dureri ale pielii asemănătoare cu senzația de acid pe piele, precum și dureri musculare care cauzau spasme care-mi îngreunau funcționarea sau respirația."

„După ce am luat metadonă și analgezice timp de șapte luni, făceam ca un idiot și simțeam că aș putea fi o legumă pentru tot restul vieții mele.

Medicii nu știau ce să facă. "

Lucrurile s-au înrăutățit până când un prieten l-a încurajat pe Stephen să-l vadă pe doctorul Naram.

„Întregul concept de a putea diagnostica o persoană în doar câteva momente pare irațional pentru mintea occidentală, unde suntem dedicați paradigmei testelor de sânge, a RMN-urilor și a vizitei la mai mulți medici. Modelul de vindecare al Dr. Naram, totuși, nu se bazează pe a fi bolnav, ci pe a fi sănătos. Este o abordare total diferită în care corpul, mintea și spiritul sunt capabile să participe împreună cu tine la o vindecare mai profundă."

M-a privit în ochi și mi-a spus: „Sunt rabin și vindecător de la vârsta de șaisprezece ani, iar acum la șaizeci și unu de ani, întâlnirea cu Dr. Naram a fost prima dată în viața mea, când am putut să mă las dus și să mă predau în alte mâini pentru a mă vindeca. A fost un moment profund."

Întrebându-mă cum se poate lega experiența lui de cea a tatălui meu, am ascultat cu atenție. Stephen a ajuns în India la clinica doctorului Naram într-un scaun cu rotile, slab și disperat. A trebuit să aducă HGH sintetic doar pentru a rămâne în viață, instruindu-și gazda că trebuie refrigerată. Lucrurile s-au înrăutățit când gazda sa a distrus din greșeală întreaga provizie, punând-o în congelator. Stephen a fost devastat. Și-a sunat medicii americani pentru o soluție, dar aceștia nu au putut face nimic. Atunci și-a îndreptat atenția spre doctorul Naram.

Dr. Naram a pregătit un amestec special de ierburi vindecătoare, bazat pe principiile tradiției sale antice, pentru a regenera HGH și a restabili nivelul de testosteron.

„Nu am avut altă opțiune, așa că i-am urmat exact instrucțiunile. Până la sfârșitul primei săptămâni, am ieșit din scaunul cu rotile, simțindu-mă mai puternic în fiecare zi. În a treia săptămână, am făcut un test de sânge pentru a vedea ce se întâmplă. Și atunci am văzut ceea ce consider miracolul miracolelor. După toate acele traume, noile analize de sânge au arătat ceva remarcabil. Pentru prima dată în ani, corpul meu producea propriul hormon de creștere - și la niveluri care erau echivalente cu cele ale oamenilor mult mai tineri decât mine!

Înainte, luam și testosteron sintetic, dar acum corpul meu produce din nou testosteron singur. Tiroida mea a revenit la normal. Pancreasul meu, slavă Domnului, este normal. Timusul și sistemul imunitar îmi sunt susținute de ierburile vindecătoare și funcționează bine.

„Vindecarea a continuat și, când am coborât din avion, soția mea nu m-a recunoscut. Pierdusem treizeci de kilograme și eram mai puternic. Ea a spus că arătam ca atunci când ne-am întâlnit prima dată, acum treizeci de ani. Și părul meu era mai închis și mai gros. A fost minunat."

De atunci, rabinul s-a întors la sala de fitness. Pentru a-și demonstra punctul de vedere, și-a tras mâneca cămășii până la umăr și și-a îndoit bicepsul acum solid. Nu m-am putut abține să nu zâmbesc. Imaginea unui rabin încântat care îmi arată bicepsul flexat cu o bucurie de copil în ochi nu mă va părăsi niciodată.

Întrebându-mă cum i-aș putea descrie tatălui meu experiența de vindecare, l-am întrebat pe Stephen: „Deci, cum explici asta oamenilor care nu înțeleg, care ar putea crede că experiența ta pare imposibilă?"

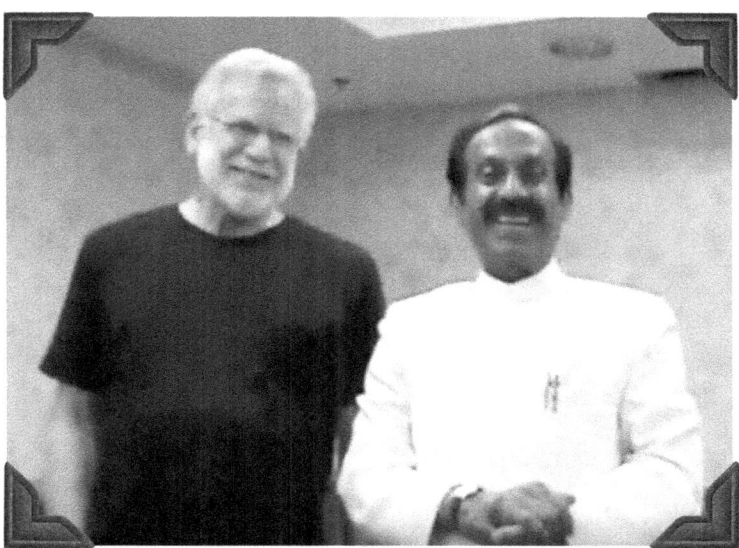

Rabinul Stephen Robbins cu Dr. Naram.

„Există mai multe mijloace de a găsi adevărul," a răspuns el. „Nu există „medicament rău," dar există un medicament greșit folosit la un moment nepotrivit și aplicat într-un mod necorespunzător. Dr. Naram oferă sprijin vindecător într-un mod care ajută corpul, mintea și spiritul să se vindece mai adânc. Multe dintre formulele doctorului Naram sunt formule „anti-îmbătrânire," deși urăsc să folosesc acest termen. Este vorba mai mult despre susținerea tinereții. Din experiența mea, ierburile vindecătoare ajută corpul să producă și să ardă energie într-un mod mai degrabă sănătos decât autodistructiv. Vigoarea și energia pe care le simt ca rezultat al administrării lor sunt uimitoare."

El a încheiat cu aceste cuvinte marcante: „Înțelepciunea Siddha-Veda este profundă și nu doar pentru că este străveche. Pur și simplu pentru că ceva este vechi nu înseamnă că este adevărat sau înțelept. Cunosc câțiva bătrâni care sunt foarte proști și există anumite credințe religioase vechi care sunt foarte distructive. Dar există înțelepciune, o înțelepciune profundă, în Siddha-Veda care înțelege structura completă a ființei umane, nu prin ceea ce descriem acum în termeni științifici occidentali, ci înțelegând-o în termenii științei antice. Principiile sunt cu adevărat eficiente pentru o vindecare mai profundă și sunt rezultatul mileniilor de experiență și practică."

> „Înțelepciunea Siddha-Veda este profundă, înțelegând structura completă a ființei umane; nu prin ceea ce am putea descrie în termeni științifici occidentali, ci înțelegând-o în termenii științei antice."
> –Rabinul Robbins

Nu toți erau fericiți

După ce i-am mulțumit rabinului Robbins, m-am întors în sala de așteptare pentru a vedea dacă este mai aproape rândul tatălui meu și era o mare agitație. Era un bărbat care striga: „Nu vreau să aștept!" Tensiunea din cameră se ridica odată cu vocea lui. "Știți cine sunt?" a întrebat el. „Sunt unul dintre primii indieni recunoscuți de Forbes; am dat milioane

Notele mele de jurnal
Patru secrete antice de vindecare pentru sprijinirea unui nivel hormonal sănătos la bărbați (de exemplu, HGH sau testosteron) *

1. Remedii pe bază de plante - Stephen a luat niște tablete pe bază de ierburi create pentru a susține funcția sănătoasă a hormonilor, care includeau ingrediente precum semințe de susan, tribulus, tinospora indiană, rădăcini de ashwaganda, rizom de kudzu indian și boabe de Mucuna Pruriens. *

2. Marmaa Shakti - Pe antebrațul stâng, la patru degete în jos de la încheietura mâinii pe partea roz, presează acel punct de 6 ori, de multe ori pe z

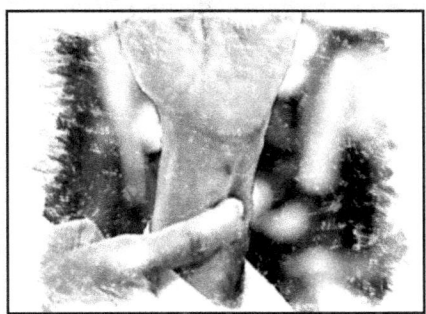

3. Remediu casnic – Remediul secret al Doctorului Naram pentru virilitate: amestecați și luați primul lucru dimineața: 3 migdale (înmuiate peste noapte, glisați și aruncați pieile), 3 curmale, 3 păstăi de cardamom (înmuiate peste noapte, apoi se scot semințele interioare), 3 lingurițe de fenicul, 1/4 linguriță pulbere de Brahmi, 1/4 linguriță pudră de Ashwaganda, 1/2 linguriță pudră de Kaucha (Mucuna Pruriens), 1/2 linguriță pudră de Shatavri (Asparagus) și 1 linguriță de ghee de vacă.

4. 4. Dieta - Dr. Naram recomandă evitarea alimentelor acre și fermentate.

* Informațiile (inclusiv ingredientele cheie) pentru formulele de plante menționate în această carte sunt în anexă. Material bonus: pentru a descoperi mai multe secrete despre sănătatea și virilitatea bărbaților, te rog să accesezi site-ul cu membership gratuit: MyAncientSecrets.com.

școlii de medicină a UCLA. Nu vreau să aștept."

Ceilalți oameni care așteptau nu au vrut să-l lase să se bage în față doar pentru că era bogat și zgomotos, dar pentru a evita mai multă pagubă, asistenții l-au strecurat să-l vadă pe Dr. Naram cât mai curând posibil. Dr. Naram mi-a spus mai târziu ce s-a întâmplat.

La atingerea pulsului, doctorul Naram i-a spus bărbatului despre problemele sale de sănătate, dintre care cea mai frustrantă a fost un umăr înghețat care provoca dureri intense. Bărbatul încercase orice alt tip de tratament și remediu, însă fără rezultate. Oricât ar contribui la prestigioasa școală medicală, medicii nu l-au putut ajuta. Începuse să-și piardă speranța că va recâștiga vreodată mișcarea deplină a brațului.

Dr. Naram l-a asigurat că există un remediu și a continuat prin a-l întreba direct: „Întrebarea este, ce preț sunteți dispus să plătiți?"

Omul nu a fost surprins. Cu brațul său cel bun, și-a scos carnetul de cecuri și a semnat un cec gol. „Am cheltuit deja atât de mulți bani pe cele mai bune îngrijiri medicale, fără rezultate. Dacă remediați acest lucru, puteți alege singur prețul. Cât de mult vreți? Zece mii, douăzeci de mii, cincizeci de mii?"

Dr. Naram a zâmbit și a spus calm: „Pentru toate, există un preț; uneori plătim cu bani, alteori plătim în timp sau eforturi. Pentru aceasta, nu puteți plăti prețul cu bani. Întrebarea mea pentru dvs. este, ce preț sunteți dispus să plătiți?"

Bărbatul părea confuz. „Ți-am spus deja, dacă rezolvați, vă voi plăti orice. Tot ce este nevoie. Voi plăti orice preț!"

Dr. Naram se uită direct la el și spuse: „Bine. Dacă veți face tot ce este necesar, atunci... veți aștepta?"

"Ce vreți să spuneți?"

„Acesta este prețul pe care trebuie să îl plătiți astăzi," a explicat doctorul Naram. „Ați spus că veți face orice, plătiți orice preț; acum vă întreb, veți aștepta?"

Ezitant, a fost de acord, dar a vrut totuși mai multe explicații. Dr. Naram a spus: „Astăzi eu vreau să așteptați..." Se opri să se gândească, apoi spuse: „Șase ore."

„Pot să mă duc în camera mea să dorm și apoi să mă întorc?" a întrebat acesta.

„Sigur, așteptați șase ore, apoi reveniți și abia atunci vom vedea dacă vă pot ajuta."

Omul a ieșit din cabinetul doctorului Naram mult mai calm, dar confuz.

Câteva clipe mai târziu a fost chemat numele tatălui meu; au spus că este aproape rândul lui, așa că m-am dus repede să-l aduc.

> "Ce preț ești dispus să plătești?"
>
> –Dr. Naram

Șase minute lungi

Tatăl meu a mers cu dificultate alături de mine din camera de hotel pe hol, până în zona de conferințe și apoi până la ușa doctorului Naram. În timp ce așteptam afară, a recunoscut că nu știa cum să înceapă să-i explice doctorului Naram tot ceea ce trăia. Toată ziua, a privit cum oamenii intrau și ieșeau din cabinetul doctorului Naram, petrecând doar cinci sau șase minute înăuntru. Tata mi-a arătat foaia de hârtie cu lista medicamentelor sale și mi-a spus: „Nici măcar nu pot citi întreaga listă în așa scurt timp."

Îi trimisesem un mesaj doctorului Naram că îl aduc pe tatăl meu, dar nu spusesem nimic despre starea lui. Va să zică îl testam. Deși deja auzisem și văzusem multe cazuri uimitoare, mai era încă o parte din mine care se întreba: *A fost oare o farsă?*

L-am privit pe tatăl meu intrând încet în cameră, ușor aplecat și vizibil în suferință. Dr. Naram l-a întâmpinat cu un zâmbet mare în timp ce eu așteptam neliniștit afară.

Deși părea pentru totdeauna, doar aproximativ șase minute mai târziu ușa s-a deschis și am fost surprins de ceea ce am văzut. Tatăl meu arăta și umbla altfel. Își ținea capul mai sus și stătea mai drept, cu o expresie de mirare în ochi.

„Cum de a știut?" a întrebat tatăl meu. „A fost remarcabil, într-adevăr."

"Ce s-a întâmplat? Ce știa?" am întrebat.

„Nu a trebuit să-i spun nimic. Dr. Naram mi-a pus degetele pe încheietura mâinii și, în câteva minute, mi-a descris situația mai succint și mai exact decât aș fi putut eu vreodată. Chiar dacă i-aș avea pe cei patru medici ai mei în aceeași cameră să vorbească despre cazul meu, ceea ce nu s-a întâmplat niciodată, ei nu ar fi putut descrie prin ce trec acum, la fel de exact precum doctorul Naram tocmai a făcut-o. "

Am ascultat, neștiind ce să spun sau cum să procesez ceea ce simțeam.

Tatăl meu a spus: „Și el a întrebat despre profesia mea. Părea sincer interesat și mi-a spus că este o muncă importantă pe care trebuie să o fac și pentru care trebuie să trăiesc. Totul a fost foarte încurajator! Nu știu încă ce să fac, dar acum cred că vom vedea, nu? S-a uitat în jur și a întrebat: „Care este următorul lucru ce îl am de făcut?"

Am fost uimit să văd impactul pozitiv pe care faptul că a fost pe deplin înțeles, l-a avut asupra tatăl meu. Era într-o dispoziție mai bună și chiar începuse să creadă că poate fi vindecat. Văzându-l în această stare de anticipare mi-a tăiat respirația. Am încercat să disimulez, dar în câteva momente am trecut de la nervos la exaltat și din nou la nervos.

În mod ironic, chiar când tatăl meu a început să se simtă plin de speranță, eu am devenit ezitant. *Oare îl induceam în eroare pe tatăl meu dându-i falsă speranță? Chiar avea Dr. Naram o soluție pentru el? Făceam cel mai bun lucru pentru tatăl meu sau pierdeam ultimele zile din viața lui vânând un remediu inexistent?*

Notele tale de jurnal

Pentru a aprofunda și a mări beneficiile pe care le vei experimenta din citirea acestei cărți, rezervă-ți câteva minute acum și răspunde pentru tine însuți la următoarele întrebări:

Ce preț ești dispus să plătești pentru ceea ce-ți dorești (în termeni de timp, energie, eforturi, bani, disciplină etc.)?

_____
_____
_____
_____

De ce merită să plătești acest preț?

_____
_____
_____
_____

Ce alte perspective, întrebări sau realizări ți-au apărut în timp ce citeai acest capitol?

_____
_____
_____
_____

CAPITOLUL 8

Fântâna tinereții

Există o fântână a tinereții: aceasta este mintea ta, talentele tale, creativitatea pe care o aduci în viața ta și a oamenilor pe care îi iubești. Când înveți să folosești această sursă, vei învinge cu adevărat vârsta.
—Sophia Loren

Los Angeles, California

După ce tatăl meu a urcat în camera de hotel să se odihnească, unul dintre angajații doctorului Naram a venit la mine și mi-a spus: „Dr. Naram ar dori să vorbească cu dumneavoastră. Aveți câteva minute?"

Dr. Naram m-a întâmpinat cu un zâmbet larg. "Ei bine, ce mai faci?" a întrebat el, având în față un castron cu supă de fasole mung.

I-am mulțumit pentru că l-a înțeles atât de bine pe tatăl meu și pentru speranța pe care i-a dat-o. De asemenea, am vrut să-mi exprim îngrijorările, dar doctorul Naram a intervenit, înainte să reușesc să le exprim: „Tatăl tău este uimitor, nu-i așa? Este un om foarte bun, ceea ce mă ajută să înțeleg de unde ai moștenit aceasta. Are o misiune importantă cu copiii și cred că îl putem ajuta. Are o muncă în această viață pe care trebuie să o ducă la bun sfârșit."

L-am întrebat direct: „Crezi că există speranță pentru el? Spune-mi adevărul."

„Adevărul, după cum văd, este că tatăl tău are două opțiuni. Poate continua să facă ceea ce face și să trăiască încă câteva luni în dureri înainte de a muri. Sau își poate schimba cursul vieții folosind cele șase chei ale vindecării mai profunde din Siddha-Veda. Procedând astfel, ar putea trăi mult mai mulți ani cu flexibilitate, energie și prezență mentală. Care opțiune o preferi?"

„Desigur, a doua opțiune. Dar cum?" am întrebat, surprins de încrederea pe care Dr. Naram o avea cu privire la prognosticul tatălui meu.

„Îți amintești cum l-am cunoscut pe maestrul meu?" întrebă doctorul Naram.

„Da, cum aș putea uita?"

„Timp de câte zile mi-a tot spus maestrul meu să vin mâine?"

"O sută de zile."

„Da, o sută de zile sau trei luni. În acele trei luni în care am fost în afara camerei sale, nu am stat doar acolo pur și simplu. Făceam cercetări, cum faceți și voi acum. Am vorbit cu pacienții despre problemele lor. Am văzut oameni care suferă de diabet cronic, artrită, probleme cardiace, probleme renale, osteoporoză, diferite tipuri de cancer, probleme hepatice și multe altele. Am vorbit cu oameni care s-au întors după luni sau ani de zile făcând ceea ce Baba Ramdas le-a spus să facă și am văzut mari transformări în ei, ca rezultat direct al unei vindecări mai profunde. Îți amintești câți ani avea maestrul meu?"

Înainte de a putea răspunde, el a spus: „O sută cincisprezece ani! Eram extrem de curios de ceea ce făcea el diferit de ceilalți, așa că am petrecut ultimii treizeci și șase de ani învățând secretele maestrului meu și folosindu-le pentru a ajuta oamenii. Dorești să știi ce este, conform lui, secretul fântânii tinereții?'

Am dat din cap. Cine nu ar vrea să știe?

Încet, a continuat, „Nu sunt sigur de ce îți împărtășesc asta, Clint, dar am sentimentul că probabil vei fi un instrument în a-i ajuta pe mulți alții."

Nu știam cum să răspund la asta. Când eram pe punctul de a-l crede pe el cu tot ceea ce spunea, mi-a venit în minte o licărire de îngrijorare că, probabil, voi sfârși prin a descoperi că este o fraudă și profită de speranțele omului disperat. Cu cât mă apropiam de el, și cu cât începea să-mi pese mai mult, cu atât deveneam și mai precaut în anumite privințe. Dacă ar fi fost un impostor, aș sfârși oare prin a-i scoate la iveală impostura odată pentru totdeauna? În loc să-l ajut să promoveze vechea sa metodă de vindecare, aș deveni oare un instrument important în protejarea altor oameni de el?

Secretul antic pentru a rămâne tânăr

Chipul doctorului Naram reflecta o liniște interioară profundă și încredere în timp ce se uita direct în ochii mei. Mi-a spus că, având aceste secrete, oricine poate experimenta o sănătate vibrantă, energie nelimitată și liniște sufletească la orice vârstă. El a spus: „Mai întâi, trebuie să ai o idee clară despre ceea ce este „tinerețea." Abia atunci poți cunoaște secretul de a rămâne tânăr."

În timp ce Dr. Naram continua, a scos fotografii pentru a-mi arăta.

„Iată o imagine a dragului Babaji, unul dintre frații maestrului meu. El trăiește în Himalaya - și are 139 de ani."

A scos o altă fotografie. „Iată-l pe Sadanand Gogoi, care a devenit Mr.

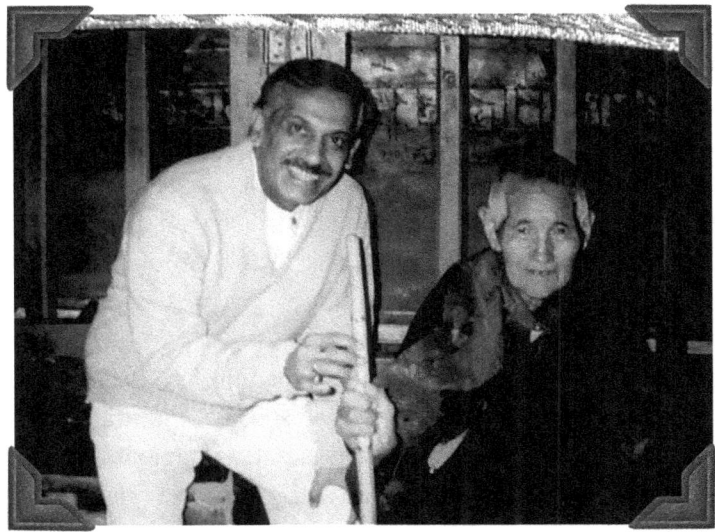

Dr. Naram cu un tânăr îndrăgit având 139 de ani, în Himalaya.

India la şaizeci şi cinci de ani! Acesta este trupul lui acum, la vârsta de şaptezeci de ani."

M-am uitat fix la corpul musculos care părea că aparține cuiva de patruzeci de ani.

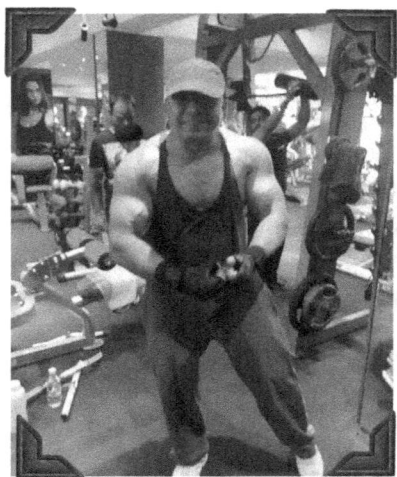 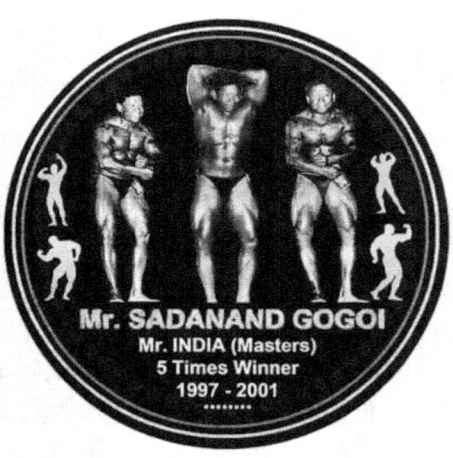

Sadanand Gogoi la 75 de ani, Mr. India de cinci ori câștigător.

Dr. Naram a spus: „El foloseşte secretele străvechi pentru construirea corpului, a muşchilor şi a minţii, fără a-şi deteriora rinichii. Visul acestui om, după ce a câştigat Mr. India, este să concureze pentru Mr. Univers!"

Uitându-se cu drag la o altă imagine, Dr. Naram mi-a vorbit despre Kusum Atit, care era acum „tânără" de optzeci şi şase de ani. Ea a fost una dintre primii săi pacienţi. Când a venit la el la vârsta de cincizeci şi şase de ani, nu putea să meargă, avea hipertensiune arterială, osteoporoză şi artrită şi planifica o înlocuire de şold. „Ce crezi că i s-a întâmplat când a început să folosească secretele tinereţii?"

Am ridicat din umeri.

„Femeia care înainte nici măcar nu putea merge a câştigat premiu întâi la un concurs de dans din Bombay!" spuse el triumfător. "Am fost şocat. Am simţit o bucurie ceva ce nu ţi-ai putea imagina!"

Mi-a arătat o altă poză a maestrului său. „Atunci era tânăr de 115 ani şi am fost binecuvântat să stau zece ani alături de el înainte să-şi părăsească trupul. El a murit la vârsta de 125 de ani. De-a lungul pregătirii

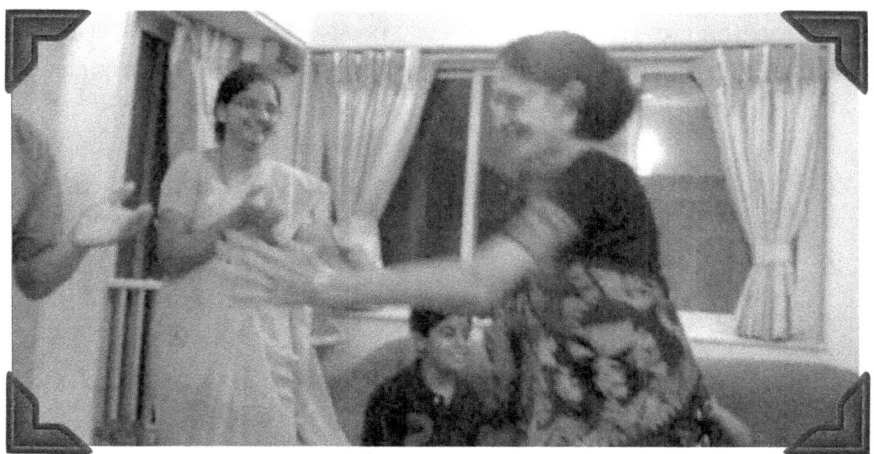

Kusum, 86 de ani, dansând cu bucurie după ce și-a vindecat artrita.

mele, am primit de la el secrete, înțelepciuni, înțelegeri profunde și adevăruri. Acum, lasă-mă să le împărtășesc cu tine."

El m-a întrebat: „Ce înseamnă „tinerețe" pentru tine, Clint? De unde știi dacă o persoană este tânără sau bătrână?"

Am oferit câteva idei: „Poate cum arată? Starea lor de spirit? Calitatea pielii sau a părului lor?"

Dr. Naram a zâmbit „Maestrul meu a spus că o persoană poate fi bătrână de douăzeci de ani sau tânără de o sută de ani. Cum poate o persoană să fie bătrână la douăzeci de ani și alta tânără la o sută?"

"Cum?"

„Totul depinde de *flexibilitate*," a spus el. „Cineva poate fi bătrân de douăzeci de ani dacă este rigid din punct de vedere fizic, încăpățânat mental și uscat din punct de vedere emoțional.

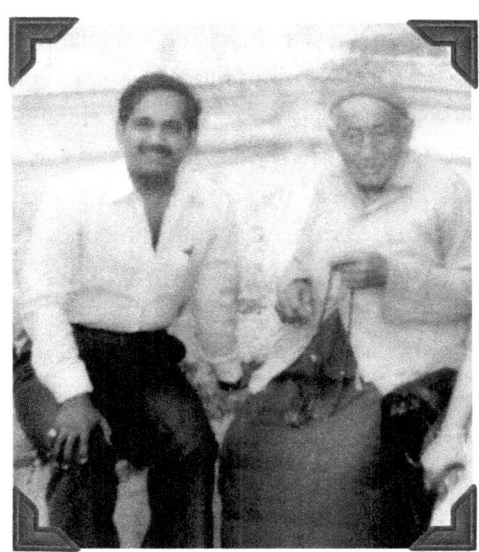

Dr. Naram cu iubitul său maestru și profesor, Baba Ramdas.

> „Tinerețea este o condiție care poate fi atinsă la orice vârstă, când cineva este flexibil din punct de vedere fizic, mental alert și dispus să învețe, și emoțional plin de dragoste."
> –Baba Ramdas
> (Maestrul Dr. Naram)

Sau, o persoană poate fi tânără de o sută de ani dacă este flexibilă din punct de vedere fizic, alertă mental, dispusă să învețe și din punct de vedere emoțional plină de iubire. Interesant, nu crezi?"

M-am oprit ca să pot procesa. „Deci, „tinerețea" înseamnă flexibilitate - în minte, corp și emoții?"

El a spus: „Da, Clint, exact! Acesta este modul în care linia tradiției mele înțelege tinerețea."

Aveam nevoie de clarificări. „Deci, secretul pentru a fi tânăr la orice vârstă este să înveți cum să fii flexibil?"

A dat din cap și a adăugat că tinerețea este posibilă la orice vârstă dacă stilul de viață este aliniat cu natura interioară. „Tinerii" sunt plini de speranță. Oamenii „bătrâni" își pierd speranța. Dacă privești știrile, totul este despre frică, dezastre, despre „timpuri grele care vor veni." Atât de mulți oameni proiectează în viitor lucruri oribile care vor veni și asta îi face să fie anxioși. Experiențele lor de viață îi lasă deseori răniți, temători, cu inima frântă și închiși în ei. A fi tânăr la orice vârstă înseamnă să rămâi plin de speranță pentru viitor, speranță pentru tine, speranță pentru umanitate. Și poți fi „tânăr" în felul acesta, chiar și la 115 ani."

Dr. Naram a spus apoi: „Acum, scopul suprem al secretelor de vindecare străvechi pe care le-am învățat de la maestrul meu este următorul: în primul rând, este vorba de a ajuta oamenii să-și mențină sau să-și îmbunătățească sănătatea și flexibilitatea corpului, minții, emoțiilor și spiritului lor. Instrumentele antice oferă o oportunitate de a experimenta o vindecare mai profundă și un sentiment tineresc la orice vârstă. În al doilea rând, această transformare oferă oamenilor energia pentru a descoperi ce își doresc cel mai mult în viața lor. Ei învață cum să se alinieze cu natura lor interioară și cu scopul vieții."

„Așadar, dacă asta este definiția ta despre tinerețe," am întrebat, „încă nu știu cum poate cineva să trăiască până la o vârstă atât de avansată."

„Aproape oricine poate trăi mai mult de o sută de ani dacă vrea. Tot ce ai nevoie sunt cele șase chei ale vindecării mai profunde din Siddha-Veda."

„Care sunt cele șase chei?" am întrebat.

El a spus: „Ai văzut deja câteva chei în practică. Să vedem câte poți identifica."

„Cred că una trebuie să fie remediile casnice. Ca inelele de ceapă care mi-au ameliorat durerea de cap. Secretul este că orice poate fi un medicament sau o otravă dacă știi cum să-l folosești."

„Da, foarte bine Clint! Și îți amintești remediul secret de casă pentru energie nelimitată la orice vârstă pe care ți l-am dat în timpul interviului nostru?"

Note de jurnal

Rețeta secretă a doctorului Naram pentru super energie *

Remediu casnic: înmoaie în apă aceste ingrediente peste noapte:

1. Migdale crude 3, cardamom 3 păstăi (sau aproximativ 30 de semințe), semințe de fenicul 3 lingurițe.
2. Dimineața adaugă: 3 curmale (și, dacă doriți, 3 caise, 3 smochine), 1/4 linguriță scorțișoară, 1/4 linguriță pulbere brahmi, 1/4 linguriță pulbere de ashwaganda, 1 linguriță ghee de vacă, 2 fire de șofran.
3. Îndepărtează și aruncă cojile de migdale și cojile de cardamom (eliberând semințele).
4. Amestecă sau macină toate ingredientele împreună cu apă fierbinte și savurează.

* Material bonus: pentru a viziona acest lucru, te rog să consulți videoclipurile de pe site-ul cu membership gratuit MyAncientSecrets.com.

„Nu." Dr. Naram mi-a dat din nou remediul casnic "Băutură pentru super energie" pe care maestrul său îl folosea pentru a se simți tânăr la vârsta de 115 ani. De data aceasta l-am luat mai în serios.

„Al doilea instrument este legat de formulele pe bază de ierburi?"

„Da," a răspuns el. „Maestrul meu m-a învățat secrete despre cum să cresc, să recoltez, să pregătesc și să combin ierburi conform unor procese antice care facilitează vindecarea mai profundă. Astfel devin ierburi vindecătoare."

Când a vorbit despre ierburile vindecătoare, m-am gândit la tabletele care adunau praful într-un sertar de acasă, pe care le ascunsesem după doar două zile de când le-am început. Am făcut o notă mentală pentru a învăța mai multe despre acestea.

„Marmaa este al treilea instrument al Siddha-Veda," a spus el. Am notat, deși încă nu știam exact ce era sau cum funcționa.

„Care sunt celelalte trei?" am întrebat.

„Le voi împărtăși cu tine mai târziu. Trebuie să văd restul oamenilor care încă așteaptă.

De ce nu vii în seara asta, când termin cu programații pentru diagnosticul pulsului, ca să asiști la o sesiune de marmaa tu însuți?"

Am acceptat să mă întorc, apoi l-am dus pe tatăl meu la aeroport.

În timp ce stăteam la intrarea aeroportului, i-am dat tatălui meu o îmbrățișare. Amândoi ne-am simțit prudent încrezători cu privire la viitor. Era hotărât să facă tot ce a sugerat Dr. Naram - dieta, ierburile, totul. Cu toate acestea, a existat o recomandare care l-a intimidat mult. Dr. Naram l-a invitat să vină în India pentru niște tratamente aprofundate numite *panchakarma*.

Înainte de a intra, tatăl meu a întrebat: „Vrei să știi adevăratul motiv pentru care am venit cu tine la Los Angeles?"

Am ridicat din umeri. „Nu a fost ca să-l vezi pe Dr. Naram?"

"Nu?" clătină din cap. „Nu credeam că va fi în măsură să mă ajute. Am venit pentru că eram îngrijorat despre treaba în care te-ai băgat."

M-a îmbrățișat strâns, apoi s-a uitat adânc în ochii mei și a spus: „Să vedem de aici încolo . . . dar orice s-ar întâmpla, sper că știi cât de mult te iubesc."

Note de jurnal

Pentru a aprofunda și a mări beneficiile pe care le vei experimenta din citirea acestei cărți, rezervă-ți câteva minute acum și răspunde pentru tine însuți la următoarele întrebări:

Ce înseamnă „tinerețe" pentru tine? Ce înseamnă să te simți tânăr la orice vârstă?

_____

_____

_____

Dacă „tinerețea" are de-a face cu „flexibilitatea," care ar fi unele aspecte din viața ta, unde ai putea fi mai flexibil?

_____

_____

_____

Ce alte perspective, întrebări sau realizări ți-au apărut în timp ce citeai acest capitol?

_____

_____

_____

CAPITOLUL 9

Miracole medicale moderne provenind dintr-o știință antică?

Există doar două moduri de a-ți trăi viața. Unul este ca și cum nimic nu este un miracol. Celălalt este ca și cum totul este un miracol.
- Albert Einstein

După ce l-am lăsat pe tatăl meu, m-am întors la hotel pentru sesiunea de marmaa a doctorului Naram. M-am bucurat să văd că și doctorul Giovanni era acolo. Chiar dacă era după miezul nopții, Dr. Naram a intrat în cameră cu o vitalitate reîmprospătată. Dacă n-aș fi fost acolo toată ziua, n-aș fi ghicit niciodată că a consultat peste o sută de oameni în acea zi. Arăta de parcă tocmai era pe cale să înceapă munca.

După ce a salutat mai mulți oameni, s-a îndreptat spre centrul camerei și a întrebat: „Pentru câți dintre voi este prima voastră experiență de marmaa?"

Aproape toți au ridicat mâinile.

„OK, deci ce este marmaa? Este o tehnologie străveche de transformare mai profundă, care lucrează la toate nivelurile corpului, minte, emoții și

> „Această tehnologie străveche nu are nicio legătură cu religia. La fel ca electricitatea, funcționează, indiferent de religie sau credință. Este universală."
> – Dr. Naram

spirit."

Dr. Naram a spus că am putea citi mai multe despre această abordare a vindecării în Mahabharata, unul dintre textele epocale majore sanscrite din India antică. Conform înregistrării, a existat un război mare care nu se asemăna cu conflictele moderne. Acest război avea reguli. Începea și se încheia la un anumit moment al zilei. În timp ce dharma sau datoria soldatului era să lupte, dharma vindecătorilor din linia tradiției doctorului Naram, era să vindece. Nu erau preocupați de faptul dacă soldatul era un soldat bun sau un soldat rău – ei ajutau oamenii, indiferent cine erau aceștia, indiferent de ce parte luptaseră.

„Vindecătorii din tradiția mea nu aveau dușmani, la fel cum noi nu avem religie. „Religia" noastră este pur și simplu ajutarea umanității. "

El a descris cum acești maeștri mergeau pe câmpul de luptă în fiecare zi după încheierea luptelor și vedeau cine nu putea merge, cine fusese lovit de săgeți sau cine căzuse de pe un elefant și avea vreun os rupt. Adesea, ajutau folosind marmaa, o tehnologie veche de mii de ani, pentru a aduce o ușurare instantanee.

„Astăzi, nu mai există lupta din Mahabharata, dar treaba mea este să vă aduc în formă, astfel încât să puteți să vă îndepliniți oricare ar fi datoria voastră în viață."

Dr. Naram a explicat că, pentru a înțelege această tehnologie străveche, cu potențial atât de mare, trebuie să știm că nu are nimic de-a face cu religia. „Gândiți-vă la aceasta ca la electricitate," a spus el. „Aprindeți luminile și ele vor funcționa, indiferent de religie sau credință. Luminii nu-i pasă dacă ești musulman, creștin, hindus sau ateu. Cheile tradiției mele de vindecare sunt, de asemenea, universale. Instrumentul de vindecare precum marmaa poate ajuta pe oricine cu probleme cronice și acute, cum ar fi dureri de spate, rigiditate, dureri de gât, umăr înghețat, nervi ciupiți, sciatică, dureri de gleznă, dureri de genunchi sau chiar incapacitatea de a merge.

„Credeți sau nu," a spus el, „în câteva minute, marmaa atinge punctele subtile de energie și începe să elibereze blocajul.

Veți începe să vedeți rezultate și să simțiți mai puțină durere sau deloc. Câți dintre voi aveți vreo durere?"

Majoritatea oamenilor din cameră au ridicat mâinile.

> „Cel mai mult poți profita de metodele străvechi de vindecare dacă devii mai întâi clar în 'ce vrei?'"
> –Dr. Naram

„Vă voi învăța câteva marmaa pe care le puteți face acasă. Unele marmaa pot fi făcute pentru voi numai de mine sau de cineva pe care l-am antrenat. Ceea ce poate părea magie la prima vedere, este o știință. Modul de a beneficia de acest proces vechi de mii de ani este de a fi clar în ceea ce vrei. Ce vrei - de la corpul tău, de la mintea ta, de la emoțiile tale, de la viața ta? Dar dacă nu știi ce vrei?" Făcu o pauză, în timp ce unii din public scuturau din cap.

„Ei, bine, dacă nu știți, iată marmaa pentru a descoperi ce vreți. Închideți ochii. Imaginați-vă un cadru alb deasupra ochiului drept. Apoi apăsați vârful degetului arătător drept de șase ori. Apoi, întrebați-vă: „Ce vreau?" Și vedeți ce imagine apare în cadrul alb."

Am făcut un videoclip în timp ce Dr. Naram a demonstrat procedura. Am fost sceptic, necrezând că apăsarea unui vârf de deget mi-ar putea oferi claritate asupra oricărui lucru. Dar când am gândit că nimeni nu mă privește, am apăsat vârful degetului în caz că ar fi ajutat. Nu eram conștient de nimic altceva decât să-mi strâng degetul.

„Majoritatea dintre voi o fac incorect. Ori de câte ori faceți marmaa, stați într-o postură puternică - ambele picioare ferm pe pământ și spatele drept."

Stăteam cocoșat cu picioarele încrucișate, așa că m-am așezat drept și am pus picioarele pe pământ. Dr. Naram a așteptat până când toată lumea a fost în această poziție, apoi a continuat: „Iată un punct foarte important. „Dorința" din tine trebuie să fie o ancoră pozitivă. Nu poate fi ceva ce nu vrei sau ceva ce eviți. Permiteți-mi să vă dau un exemplu foarte motivant."

Vise devenite realitate

„Mama mea nu putea să meargă. Avea artrită, osteoporoză și degenerare a articulațiilor," a spus Dr. Naram. „Din moment ce nu mai putea merge, trebuia să folosească toaleta, baia în timp ce se afla în pat. Asta era acum treizeci de ani. Eram dispus să fiu un băiat indian bun, să rămân acasă s-o îngrijesc și s-o hrănesc în fiecare zi. Dar ea nu voia ca noi să ne petrecem viața în acest fel."

„Am decis să folosesc metodele antice pentru ea," a continuat doctorul Naram. „Am decis că dacă nu pot să-mi ajut nici măcar propria mamă cu ele, la ce-mi foloseau?"

„Lăsați-mă să vă împărtășesc un secret profund pe care l-am învățat de la maestrul meu. Calitatea vieții voastre depinde de calitatea întrebărilor voastre. Majoritatea dintre noi punem întrebări greșite. Obișnuiam să întreb: „De ce sunt gras?" Maestrul meu spunea: „Întrebare

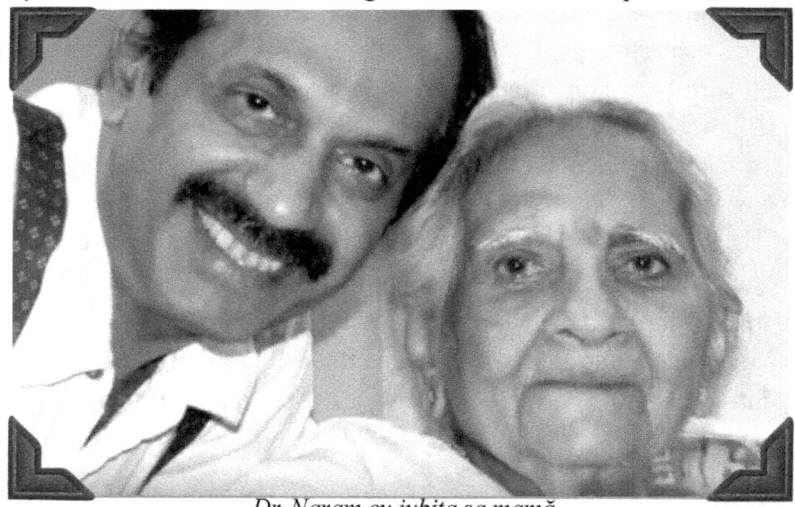

Dr. Naram cu iubita sa mamă.

oribilă, Dr. Naram." Eram concentrat pe ceea ce nu îmi plăcea. Mi-a spus că întrebările puternice se concentrează pe ceea ce vrei, nu pe ceea ce nu vrei. Așa că am apăsat punctul pe degetul mamei mele și am întrebat: „Mami, ce vrei?"

„Ea a răspuns: 'Nu vreau durere.' A avea o „dorință" încadrată negativ nu funcționează bine."

În timp ce făcea semn către capul lui, Dr. Naram a spus: „Există ceva cunoscut sub numele de minte conștientă" și arătând lângă inima lui, „există și mintea subconștientă." Apoi, continuă indicând undeva deasupra capului său, „Și există o minte supraconștientă."

„Calitatea vieții voastre depinde de calitatea întrebărilor voastre."
–Dr. Naram

„Această minte supraconștientă vă poate ghida dacă știți cum să o accesați. Când deschideți un canal clar, vi se oferă un răspuns la întrebare. Marmaa este o tehnologie care stimulează și face ca toate puterile conștiinței să funcționeze pentru voi. Și un secret este să vă concentrați asupra unei imagini pozitive a ceea ce vreți, în loc de una negativă a ceea ce nu doriți."

Când doctorul Naram a presat din nou punctul marmaa de pe degetul mamei sale și a reformulat întrebarea: „Mami, dacă ai ști că nu ai dureri, ce ai face?"

Ea a spus: „aș merge."

Dr. Naram a explicat că trebuie să crezi viitorul și să renunți la trecut. Acesta este unul dintre principiile importante - a crea, a vedea viitorul, a lăsa trecutul în urmă și, în același timp, a nu pierde din vedere prezentul. Realitatea mamei doctorului Naram în acel moment era că nu putea merge. Avea artrită și osteoporoză și chiar și specialiștii au spus că nu poate merge. Dr. Naram a spus din nou: „Dar cel mai important lucru era: ce voia ea?"

Dr. Naram ne-a spus că, odată ce mama sa și-a făcut o idee despre ceva pozitiv pe care și-l putea imagina, el i-a cerut să închidă ochii. El a presat un alt punct de marmaa mai departe pe degetul ei și a întrebat: „Dacă ai ști că poți merge din nou, unde ai vrea să mergi?"

Ea mi-a răspuns: „Aș vrea să merg în Himalaya."

De fiecare dată când răspundea, Dr. Naram spunea „Foarte bine" și cu palma bătea de șase ori un punct marmaa lângă inima ei.

El a pus-o să-și imagineze un cadru alb deasupra ochiul drept și a întrebat: „Te poți vedea pe tine însuți umblând în Himalaya?"

Ea a dat din cap, da, iar el a răspuns: „Foarte bine," lovind din nou cu palma acel loc în dreptul inimii.

În acel moment, tatăl doctorului Naram, care îl privea, s-a enervat foarte tare. "Ce prostii! Ești nebun? De ce îi dai speranțe false mamei

> „Concentrează-te pe ceea ce vrei, nu pe ceea ce nu vrei."
> –Dr. Naram

tale? Mama ta nu poate merge. Tu știi asta. De ce vorbești despre Himalaya? Uită de Himalaya. Nici măcar nu poate merge la toaletă. Are nevoie de o intervenție chirurgicală de înlocuire a genunchiului și șoldului și tu vorbești prostii despre Himalaya. Nu poate merge! De ce nu poți înțelege asta?," a țipat.

Dr. Naram a continuat: „I-am spus tatălui meu: 'Ceea ce este important este ceea ce vrea soția ta, mama mea. Nu ceea ce crezi tu că-și dorește!'

„Tatăl meu a fost un om foarte dur și a fost prima dată când l-am înfruntat."

„Tatăl meu a răspuns: 'Este o idioată; nu știe ce vrea. Nu știe că nu poate merge.' "

A fost prea mult pentru Dr. Naram. S-a uitat direct la tatăl său și a spus cu o fermitate care ar fi făcut ca un tigru să se oprească: „Ieși. Ea alege asta. Este viața și alegerea ei."

Cu asta, tatăl său și-a aruncat mâinile în aer și a părăsit camera.

Dr. Naram a spus: „Tatăl meu a fost atât de furios pe mine, crezând că o înșel pe mama oferindu-i o speranță falsă."

Deși nu am spus-o cu voce tare, am înțeles îndoielile tatălui doctorului Naram. Mă întrebam dacă noua speranță pe care o avea tatăl meu se va materializa în rezultate pozitive sau dacă a fost doar un lucru de care ar fi dezamăgit.

Dr. Naram a descris crearea unui plan pentru mama sa. El și-a consultat maestrul despre care secrete vindecătoare mai profunde ar putea să o ajute să meargă din nou. Maestrul său i-a spus: „Există două lucruri de luat în considerare: unul este ziua de astăzi și al doilea este viitorul. Este important să ne uităm la ce se întâmplă astăzi, dar a nu lăsa asta să te oprească să crezi sau să vezi cum lucrurile pot fi mult mai diferite și mai bune în viitor. Nu te bloca în realitatea pe care o percepi astăzi. Călătoria de o mie de mile începe cu un singur pas. Deci, faci primul pas, apoi altul și așa mai departe. Și în curând s-ar putea să fii surprins de locul în care ajungi."

Pe parcursul câtorva ani, mama doctorului Naram a luat anumite plante medicinale, și-a schimbat dieta și a presat în mod regulat punctele marmaa în timp ce își vizualiza visul.

Apoi, într-o bună zi, după ce au lucrat ani de zile împreună, cu disciplină, la planul ei mai profund de vindecare, Dr. Naram a primit un telefon de la ea. „Pankaj, am reușit! Sunt aici în Himalaya, sunt cu adevărat aici."

Notele mele de jurnal
Rețeta secretă a Dr. Naram pentru articulații sănătoase și flexibile *

Remediu la domiciliu — Amestecă următoarele ingrediente și ia-le imediat după ce te trezești:

1. Praf de schinduf ½ linguriță, praf de turmeric ½ linguriță, praf de scorțișoară ¼ linguriță, pudră de ghimbir ½ linguriță, Ghee 1 linguriță.

2. Marmaa Shakti - Pe palma mâinii stângi, între degetul mijlociu și degetul inelar, numără 4 degete în jos și apasă acest punct de câte 6 ori, de multe ori pe zi.

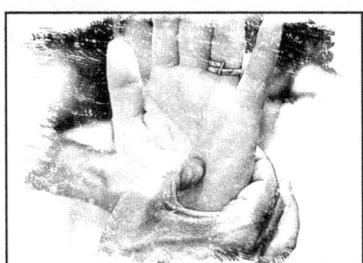

3. Remedii pe bază de ierburi - Mama doctorului Naram a folosit o cremă și a luat niște tablete, pentru a susține articulațiile sănătoase, care includeau ingrediente precum scoarța de Cissus Quadrangularis, tămâie indiană, frunze de castan, ghimbir și rășină de guggul (boswellia serrata).*

* Material bonus: Pentru a descoperi mai multe despre secretele antice pentru articulații, te rog să consulți site-ul cu membership gratuit

MyAncientSecrets.com.

A ajuns la templul pe care voia să-l viziteze și a campat pe unul dintre vârfuri. „Deși era la pat la vârsta de șaizeci și șapte de ani, acum la optzeci și doi de ani, făcea drumeții în Himalaya," a spus Dr. Naram. „În timp ce alții călăreau cai sau erau purtați pe „palanchine" de bărbați puternici, ea a urcat pe jos. Purtând o sticlă mică de apă în mână, a fost depășită de alții mult mai tineri pe cai, care au întrebat-o: „Ce fel de fiu de doi bani aveți, de nu vă dă bani să mergeți călare pe cal, sărmană bătrână? Dacă fiul dumitale nu îți poate oferi un drum cu calul, putem plăti noi pentru tine."

Ea a spus: „Nu, fiul meu îmi poate cumpăra un cal, dar eu aleg să merg pe jos. Este un fiu grozav pentru că mi-a dat darul de a merge pe picioare."

„A fost una dintre cele mai fericite zile din viața mea." Strălucind cu ochi umezi și cu un zâmbet larg, Dr. Naram spuse: „Ea mi-a zis: 'Te binecuvântez, Pankaj. Împărtășește aceste secrete străvechi cu toată lumea, astfel încât să poți ajuta pe alții ca mine." Toată lumea din cameră a aplaudat. „Binecuvântarea de la mama a însemnat totul pentru mine."

În timp ce spunea povestea, m-am gândit la starea tatălui meu și la ce ar putea fi posibil pentru el. M-am gândit și la mama. O iubeam, dar nu o înțelegeam. Acest lucru a creat uneori conflicte. Ascultând povestea doctorului Naram m-am întrebat:

Ce și-a dorit cel mai mult mama mea în viața ei? Ce vis i-ar plăcea să devină realitate?

Și ce ar vrea cel mai mult tatăl meu dacă s-ar însănătoși vreodată? Care era visul lui?

Dr. Naram a zâmbit larg și a spus: „Maestrul meu m-a învățat un secret de neprețuit - că toate femeile sunt inteligente și toți bărbații sunt idioți, inclusiv eu." El a râs. „Știi ce este *shakti*? Shakti este puterea divină feminină creativă. Maestrul meu m-a învățat secrete străvechi despre modul în care orice femeie poate dezvolta shakti în interiorul ei. Pentru un bărbat, în momentul în care respecți femeile, abia atunci ești inteligent, iar shakti deasemenea vine și la tine. Ceea ce ne aduce înapoi la întrebarea: ce *îți* dorești?"

Dr. Naram s-a întors în centrul camerei și i-a îndrumat pe toți prin aceiași pași prin care trecuse împreună cu mama sa, astfel încât să poată obține o viziune clară a ceea ce își doreau.

„Dar cum funcționează acest lucru?" a întrebat cineva. Mă întrebam același lucru.

Dr. Naram a zâmbit și a răspuns: „Bună întrebare. Acum, cu bună știință sau fără, suntem cu toții programați. Subconștientul nostru a fost programat de părinții noștri: cum să gândim, cum să vorbim, ce să facem. De asemenea, suntem programați de școală, de societatea noastră, de ziare și acum de internet. Întrebarea este: ne putem reprograma pentru a avea o sănătate bună, o vitalitate bună, relații bune, o bună libertate financiară? Răspunsul este da. Marmaa este o tehnologie care ne ajută să ne reprogramăm, pentru a ne alinia viețile la scopul nostru cel mai adevărat. Durerea nu numai că poate dispărea, dar poți realiza orice vrei să realizezi."

Este oare chiar adevărat?

Am fost programat din trecut să cred sau să acționez în anumite moduri?

Dacă da, este oare programarea aceasta nealiniată cu scopul vieții mele?

Dr. Naram a spus: „Când descoperi ceea ce vrei, acesta se transferă din mintea conștientă în mintea subconștientă și apoi în mintea supraconștientă. Apoi, se întâmplă creația. Este puternic dincolo de orice vă puteți imagina. Am făcut-o acum de peste un milion de ori. Aceasta este meseria mea, munca mea, misiunea mea, pasiunea mea. Știu doar câteva lucruri și le fac foarte bine. Marmaa este una. Și una dintre utilizările profunde ale marmaa este de a vă ajuta să descoperiți ce vreți."

Notele mele de jurnal
Secretele Marmaa Shakti ale Dr. Naram pentru descoperirea a ceea ce îți dorești*

1. Închide ochii și imaginează-ți un cadru alb în fața ochiului drept.
2. Pe degetul indicator al mâinii drepte, apasă porțiunea de sus de 6 ori și întreabă „Ce vreau?"

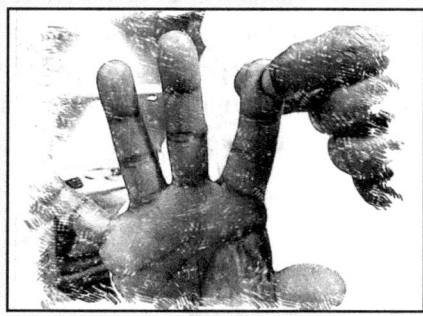

3. Permite oricăror gânduri, sentimente sau imagini să vină. Scrie-le pe o foaie. Atinge partea stângă a pieptului cu palma dreaptă deschisă de 6 ori și spune: „Foarte bine."
4. Pe degetul indicator al mâinii drepte, presează a doua parte (sau mijlocul) degetului de 6 ori și întreabă-te: „Când voi obține asta, ce voi face?"

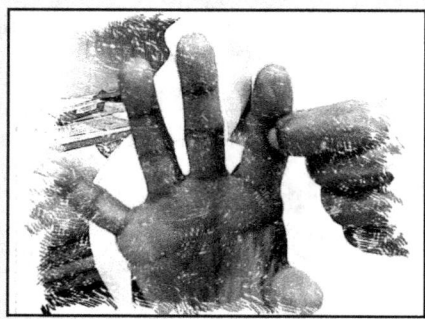

5. Permite orice gânduri, sentimente sau imagini să vină.

> Notează oricare sunt acestea.
> 6. Bate partea stângă a pieptului cu palma dreaptă deschisă de 6 ori și spune: „Foarte bine."
>
> * Material bonus: pentru a vedea un videoclip care demonstrează acest proces, te rog să consulți site-ul cu membership gratuit MyAncientSecrets. com. (Mai multe despre acest proces se găsesc în capitolul 14.)

Apoi s-a oprit, ca și cum ar fi adăugat ceva important. „Vă pot ajuta să îndepărtați blocajele, dar trebuie să vizualizați ceea ce vreți, ce rezultat vreți să vedeți în viața voastră, în viitorul vostru. Această lucrare trebuie făcută de voi. Într-un fel, sunt ca o moașă. Vă ajut să nașteți, dar bebelușul îl nașteți voi. Acum, cine ar dori să fie primul?"

Nu-ți poți avea înapoi vechea soție

Multe mâini s-au ridicat, iar doctorul Naram a ales-o pe Teresa, o femeie din Canada într-un scaun cu rotile. Îi întâlnisem pe ea și pe soțul ei, Vern, mai devreme în acea zi și mi s-a părut cel mai puțin probabil ca ei să fie un cuplu. Teresa era extrem de drăguță și inteligentă. Vern părea că ar trebui să fie pe coperta unei reviste de vânătoare sau pescuit și nu așteptând într-un cabinet de vindecare alternativ.

Amândoi erau oarecum supraponderali și mă întrebam cum le afectează relația dizabilitatea ei. Din perspectiva mea, se părea că aveau o legătură profundă, genul la care visează majoritatea oamenilor. Deși Vern și-a petrecut întreaga căsătorie având grijă de ea, el mi-a spus că ea era cea care avea grijă de el. Comunicarea lor a fost plină de dragoste și respect și nu-și puteau lua mâinile unul de pe altul. Erau adorabili.

Iubirea profundă a lui Vern pentru Teresa a fost cea care l-a inspirat să caute și să facă orice pentru a o ajuta. Încercaseră multe lucruri care sperau că o vor ajuta, dar fără rezultat. Dragostea lui l-a obligat să-și aducă soția din Los Angeles până în Canada, cu șansa că aceste metode antice ar putea-o ajuta. La începutul zilei, îl auzisem pe Vern rugându-l de multe ori pe Dr. Naram: „Te rog, fă ceva pentru a-mi ajuta soția." Au așteptat cu anticipație aproape opt ore la clinică. Acum, l-am văzut pe Vern cum o ajuta pe Teresa în timp ce aceasta se străduia să se ridice din scaunul cu rotile. El a sprijinit-o în timp ce ea șchiopăta cu câte o cârjă în fiecare mână până în centrul camerei. La ambele membre inferioare laba piciorului era curbată spre interior și nu-și putea îndoi genunchii, așa că mersul ei era mai mult un clătinat. Și-a mutat greutatea într-o parte a corpului, apoi și-a pivotat șoldurile pentru a-și întoarce celălalt picior înainte.

Dr. Naram a condus-o prin același proces pe care l-a făcut cu mama sa, întrebând-o pe Teresa ce vrea. Era clar că voia să meargă fără cârje. Odată ce și-a putut imagina în minte, Dr. Naram a pus-o să se întindă pe un cearșaf pe podea. Nu putea să coboare singură și era îngrijorată că nu va putea să se întoarcă. Dr. Naram a asigurat-o că este în regulă și Vern a venit să-l ajute. În timp ce Teresa se întindea pe spate, doctorul Naram îi făcu semn lui Vern să urmărească cu atenție. Luă o ruletă și îi puse un capăt la buric și măsură distanța până la degetul mare de la piciorul drept. „Care e lungimea?" l-a întrebat doctorul Naram pe Vern.

„Arată de treizeci și șase de inchi și jumătate."

Apoi, Dr. Naram a mutat ruleta la degetul mare de la piciorul stâng. „Ce lungime are?

„Aici sunt treizeci și nouă de inchi și jumătate."

„Deci, o diferență de trei inchi! Am uitat să vă spun, "a spus el tuturor din cameră," un efect secundar important al venirii aici este că după marmaa veți simți o eliberare de hormoni care vă poate face să vă simțiți foarte, foarte fericiți. Deci, dacă nu doriți să vă simțiți fericiți, vă rugăm să nu veniți aici. "

Toată lumea a zâmbit, mai ales Teresa.

„Acum întoarce-te." I-a făcut semn să se întoarcă pe burtă. Cu greutate, dar cu hotărâre, a reușit.

Presă cu degetele pe spatele ei, într-un mod ușor și blând, lovind cu palma de șase ori în diferite locuri. Părea ca și cum ar cânta la un pian. El l-a rugat pe Dr. Giovanni să-i ridice cămașa de pe spate și să-i pună o picătură de cremă pe piele, concepută pentru a ajuta la un proces numit *dard mukti* (pronunțat *dard mucti*). *Dard* poate fi tradus prin „durere," iar *mukti* înseamnă „eliberare de." Această cremă a fost creată conform principiilor antice pentru a ajuta la ameliorarea diferitelor tipuri de disconfort muscular sau articular. Dr. Naram a aplicat crema printr-o mișcare circulară, apoi i-a spus să se întoarcă.

Asta e? m-am întrebat. *Cum ar putea ceva atât de rapid și de gentil să producă vreun efect?*

Teresa s-a întors pe spate, iar doctorul Naram i-a remăsurat picioarele.

„Cât de lung este cel drept?" a întrebat doctorul Naram.

"Treizeci și opt de inchi," spuse Vern.

„Și cel stâng?"

"De asemenez treizeci și opt de inchi, spuse Vern, părând uluit.

Dr. Naram i-a spus cum să meargă după marmaa, șase pași începând cu piciorul drept. Teresa s-a ridicat cu ceva ajutor, cârjele ei fiind încă întinse pe pământ, apoi am urmărit cu toții cu speranță. Vern stătea aproape, ca să o prindă în caz că ar fi căzut, dar doctorul Naram îi spuse să se ducă mai la distanță. A pus-o să închidă din nou ochii și să se vizualizeze mergând. A presat mai multe puncte în spatele fiecărui genunchi, apoi a bătut-o pe spate și i-a spus: „Acum, mergi la soțul tău." Pentru prima dată în ani, a făcut un pas fără cârje! Apoi a făcut un altul, încet, dar drept. S-a clătinat, dar a continuat să se miște. Când a ajuns la Vern, s-au îmbrățișat. Întreaga cameră a aplaudat, cu excepția lui Vern, a cărui gură și ochi erau larg deschiși în șoc, în timp ce el o îmbrățișa cu tandrețe.

"Cum te simți acum?" a întrebat-o doctorul Naram pe Teresa.

Ea a răspuns: „Șaizeci până la 70 la sută mai bine."

"Într-adevăr?" întrebă Vern. Ea a dat din cap cu entuziasm.

Dr. Naram a spus: „Foarte bine. Acum, dacă ai face ceva ce nu ai mai făcut de mult? Care ar fi acel lucru?"

Teresa a răspuns: „Chiar și să mă așez și să mă ridic era imposibil."

Dr. Naram a pus-o să închidă ochii și să se vizualizeze așezându-se și ridicându-se ușor fără ajutorul soțului ei.

„Am eliminat blocajul fizic, dar acum trebuie eliminat blocajul sistemului de crezuri. Te poți vedea așezată și ridicându-te?"

"Da."

"Foarte bine. Acum, fă-o!"

S-a așezat cu dificultate, apoi, puțin împiedicată, încercând într-un fel, apoi în altul, a funcționat. S-a ridicat singură.

Vern a spus: „Este pentru prima dată când face asta în peste șapte ani." Toată lumea a aplaudat.

Dr. Naram i-a spus lui Vern: „Acum ai o nouă soție. În fiecare dimineață o vei vedea fericită, entuziastă. Nu te mai întoarce la mine plângându-te că soția ta este acum prea tânără și energică! Nu spune:

'Dă-mi înapoi vechea mea soție.' Asta nu este posibil!"

"Mulțumesc foarte mult," spuse Teresa, cu ochii înlăcrimați. S-a îndreptat, fără cârje, către doctorul Naram și l-a îmbrățișat din toată inima. Un șuvoi proaspăt de lacrimi îi curgea pe obraji în timp ce soțul ei venea să-i îmbrățișeze cu brațele lui mari pe amândoi, ținând-o aproape și sărutându-i fruntea. Pentru o clipă am crezut că-l va săruta pe frunte și pe doctorul Naram.

Dr. Naram i-a spus: „Acest sentiment sau abilitate va rămâne. Mai ales dacă, pe lângă ierburile și recomandările de dietă, veniți pentru încă trei sau patru ședințe de marmaa în următoarele luni și ani. Și poți face asta în mod regulat acasă." Dr. Naram a demonstrat o marmaa pe care toată lumea o putea face acasă pentru a ajuta la procesul lor de vindecare mai profund.

Dr. Naram a rugat-o pe Teresa să meargă din nou. A făcut-o și toată lumea a izbucnit în aplauze. Am putut vedea diferența distinctă față de acum câteva minute. Aceasta a fost prima dată în viața mea când am văzut așa ceva și nu știam cum să o iau. Singurele povești pe care le-am auzit despre vindecarea și mersul persoanelor înțepenite sau paralizate erau asociate cu Iisus. Totuși, aici, Dr. Naram spunea că, deși acest lucru arăta ca un miracol, în spatele lui exista o știință străveche.

„Uneori rezultatele sunt imediate, ca și în cazul Teresei," a spus el.

„Și uneori au nevoie de ani de răbdare și persistență pentru a se

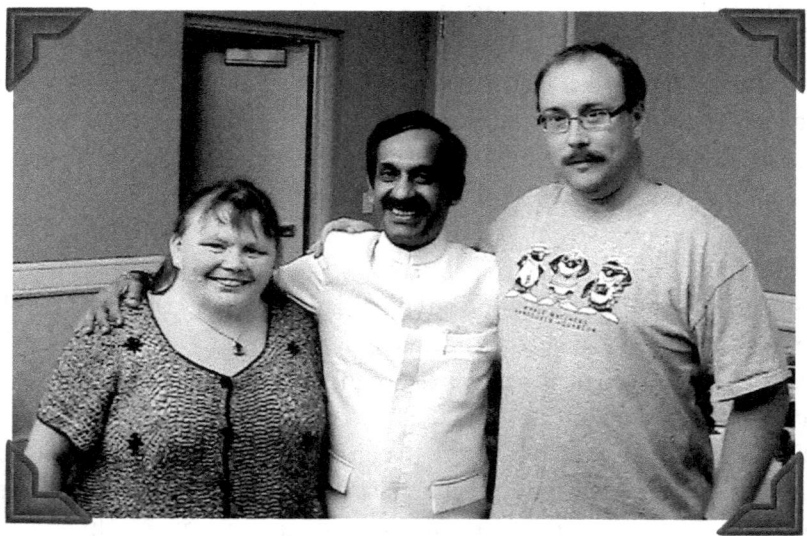

Dr. Naram cu Teresa și Vern după experiența ei de marmaa shakti.

manifesta, ca și în cazul mamei mele. Deși timpul necesar poate diferi, rezultatele unei vindecări mai profunde sunt previzibile. "

Apoi, întorcându-se către noi toți, a spus: „Acest lucru este real. O adevărată rigiditate și blocaj i-au baricadat capacitatea de a merge. Eliberarea stresului, indiferent dacă este fizic, mental sau emoțional, este o experiență fenomenală. Este dificil să înțelegi o schimbare atât de mare într-un timp atât de scurt. Dacă te afli pentru atât de mult timp în întuneric și apoi există lumină, ce faci? La început puteți fi dezorientați, dar este real. Doriți să vă împărtășesc ceea ce fac și cum funcționează?" Toată lumea a dat din cap.

Blocajele și înlăturarea acestora

„Lăsați-mă să încep cu o metaforă. În viață, în viața oricui, există blocaje.

Ele pot fi fizice, emoționale, relaționale, spirituale, financiare. Când suntem blocați, ne înțepenim, viața se blochează și începe să miroase rău. Putem petrece cinci sau zece ani în acel loc, făcând un progres mic sau deloc. Ne întrebăm: „De ce nu se întâmplă lucrurile?" Răspunsul este: avem un blocaj."

Dr. Naram a luat un scaun și l-a așezat în mijlocul camerei: „Să presupunem că acest scaun este un blocaj. Dacă vreau să merg de aici la tine, Dr. Clint, nu pot, pentru că există un blocaj. Deci, care sunt alegerile? Pot să merg în acest fel, pe sub, pe deasupra sau. . . ?

„Puteți elimina blocajul," a strigat Teresa.

"Exact. În viață, știm că există un blocaj, dar majoritatea oamenilor nu știu de ce tip este. Care este natura blocajului? Cât de vechi este blocajul? Cât de puternic este blocajul? Acum, cu pulsul, cu marmaa, eu sunt antrenat să știu ce este acel blocaj."

Dr. Naram a continuat jucăuș: „Pune-ți întrebarea: „ Oh, domnule Blocaj, cine sunteți?" În timp ce vorbea, scoase o bucată de hârtie din buzunar. „Și să presupunem că acest blocaj îmi spune că este făcut din hârtie - simplu." A demonstrat sfâșiind hârtia cu ușurință și călcând peste ea.

"E ușor. Dar viața nu este întotdeauna atât de simplă. Să presupunem că blocajul îmi spune că este din lemn. De ce instrumente am nevoie pentru a-l elimina?"

Oamenii au venit cu idei: Ferăstrău? Topor? Foc?

„Deci, există diferite instrumente care pot fi utilizate. Mă-nțelegeți?"
Majoritatea oamenilor au dat din cap.
„Să presupunem că blocajul este din oțel. Avem nevoie de instrumente diferite?"
Oamenii au dat din cap, afirmativ.
„Deci, într-un mod similar, există diferite marmaa și alte instrumente pentru a vă asigura că întregul blocaj dispare. De asemenea, vă puteți gândi la blocaj ca la o ușă, care are nevoie doar să găsiți cheile potrivite pentru a o debloca, deschide și trece dincolo de ea. De exemplu, pentru durerile articulare cum a avut mama mea, există remediul ghee. Dacă o ușă scârțâie, ce facem? Îi dăm ulei. Deci, putem să-l întrebăm pe ghee: 'Oh, domnule Ghee, cine sunteți?' Apoi ghee-ul răspunde: 'Eu lubrifiez și întineresc. Reduc sau echilibrez vata, pitta și kapha. Îți fac pielea să strălucească fără machiaj, îți calmez emoțiile, îți îmbunătățesc somnul și îți ajut articulațiile să funcționeze fără probleme." Ghee-ul este magic. Maestrul meu mi-a spus odată că nu ar trebui să fur niciodată nimic, totuși, dacă ar trebui vreodată să fur ceva, ghee-ul ar fi acela. Nu-mi spunea să fur, ci doar sublinia cât de important este ghee-ul de vacă."

Notele mele de jurnal
Beneficiile magice ale ghee-ului de vacă *

Printre multe alte beneficii, poate ajuta la:
- lubrifierea și întinerirea corpului, minții și emoțiilor;
- echilibrarea lui vata, pitta și kapha;
- o piele strălucitoare fără machiaj;
- calmarea emoțiilor;
- îmbunătățirea somnului;
- îmbunătățirea funcționării articulațiilor;
- plus multe, multe altele...

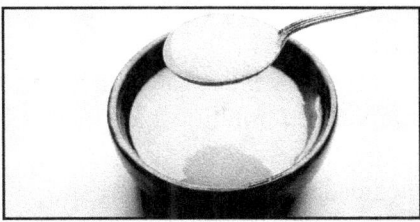

Două remedii la domiciliu folosind ghee pentru a debloca numeroasele beneficii în viața ta:

1) Pentru a susține articulațiile excelente, pielea, digestia și puterea creierului, ia o linguriță de ghee primul lucru dimineața pe stomacul gol și o linguriță la culcare.

2) Pentru un somn excelent: ia un pic de ghee pe primele două degete și freacă tâmplele în mișcare circulară în sensul acelor de ceasornic. Cu degetul arătător, apasă tâmplele de 6 ori.

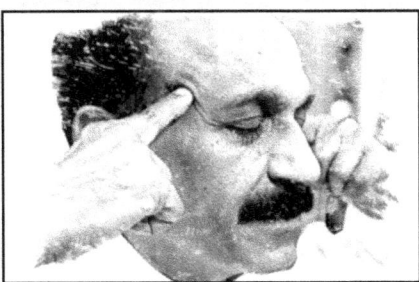

* Material bonus: Pentru a vedea o rețetă de prepararea ghee-ului conform unui proces antic special și câteva studii științifice interesante despre modul în care consumul de cantități moderate de Ghee nu pare să crească colesterolul, te rog să vizitezi site-ul cu membership gratuit MyAncientSecrets.com

„Indiferent de natura blocajului, există șase chei ale unei vindecări mai profunde pentru a elimina și a reechilibra sistemul. Mulți oameni încearcă să găsească o scurtătură sau o soluție rapidă, căutând cea mai ieftină sau cea mai rapidă soluție. De obicei, aceasta nu funcționează. Dimpotrivă, poate agrava lucrurile! "

"Ce vrei să spui?" întrebă Teresa.

„Permite-mi să-ți dau un exemplu practic. Tatăl meu a avut hipertensiune arterială și diabet - ceva comun în familia mea. Ce fac majoritatea oamenilor? Iau un medicament care suprimă simptomele în loc să elimine blocajul. Nu te eliberează de diabet sau de hipertensiune arterială sau oricare ar fi problema. Vei avea în continuare diabet sau hipertensiune arterială. Tot ce faci este să suprimi simptomele și de multe ori să ajungi la efecte secundare. "

Dr. Giovanni a vorbit apoi pentru a adăuga o idee: „Ca medic alopat, am avut situații similare cu mulți pacienți care luau medicamente moderne."

„Ce înseamnă 'medic alopat'?" întrebă Teresa.

"Bună întrebare. 'Alopatie' sau 'medicină alopată' este un alt nume pentru medicina modernă occidentală. Am fost instruit la o universitate de medicină modernă din Italia ca un astfel de medic și, în timp ce dădeam acest tip de medicamente moderne, mi-am dat seama că nu ajut pacienții să iasă din problemă, din blocaj. Amorțeam durerea sau suprimam simptomele. Alopatia este bună, dar medicina modernă nu este autoritatea finală. Face o treabă bună cu multe lucruri, dar în cele din urmă corpul și sănătatea ta sunt responsabilitatea ta. Te întrebi oare, care ar putea fi efectele secundare ale tratamentelor ce ți s-au administrat, cum ar fi lucrurile negative care pot apărea ca urmare a medicamentelor sau a intervenției chirurgicale? Cauți oare pentru a vedea dacă ai alte opțiuni? Nu este nimic în neregulă cu medicina alopată modernă sau cu orice cale de vindecare. Este alegerea ta. Asigură-te că pui suficiente întrebări pentru a cunoaște ramificațiile fiecărei opțiuni, pentru a face alegerea care ți se potrivește. "

Dr. Naram s-a întors spre mine, deși a vorbit cu toată lumea. „Cei doi unchi ai mei nu știau că au de ales. Erau pe medicație grea pentru hipertensiune arterială și diabet, până când au murit tineri de accident vascular cerebral, insuficiență renală și leziuni cerebrale. Văzând asta, tatăl meu, cu care am avut dificultăți toată viața, a spus în cele din urmă: „Nu, nu vreau o scurtătură care să suprime doar simptomele. Pankaj, mă poți ajuta? Aleg să descopăr un mod de a deveni sănătos, de a ameliora diabetul, de a ameliora tensiunea arterială și de a deveni puternic." Când metodele de vindecare antice au funcționat pentru el, el a fost din nou frustrat în ce mă privește, de data aceasta spunând:" De ce nu ți-ai cunoscut maestrul zece ani mai devreme? De ce nu m-ai convins mai devreme că asta ar putea funcționa? Aș fi putut să evit atâtea suferințe și să fac mult mai multe! " Dr. Naram râse amintindu-și.

„Pentru a realiza ceea ce a făcut tatăl meu, el a trebuit să înlăture complet blocajul, iar pentru asta ai nevoie de cheile potrivite. Fără medicamente și fără intervenții chirurgicale, maeștrii mei au îndepărtat cu succes blocajele care cauzează totul, de la hipertensiune arterială, diabet și autism până la cancer și depresie."

„Care sunt cele șase chei ale vindecării mai profunde?" întrebă Teresa.

„Întrebare foarte bună. Una este marmaa. O alta constă în remediile casnice - cum să vezi orice ca medicament sau otravă, în funcție de modul în care îl utilizezi. Și dieta - știind ce alimente fie creează blocaje, fie ajută la eliminarea lor. Dacă dorești să mergi mai repede și mai adânc, există anumite formule de vindecare pe bază de plante care funcționează conform științei antice a vindecării din ce în ce mai profunde. Nu sunt menite să fie o soluție rapidă, ci pe termen lung. Sunt foarte sigure și funcționează în moduri subtile, dar profunde, abordând problemele de bază. Îți îndepărtează blocajele și îți reechilibrează corpul, astfel încât să poată funcționa în mod natural așa cum a fost menit."

Explicația cu privire la blocaje a fost suficient de simplă, dar încă nu înțelegeam cum această știință antică a ajutat la rezolvarea atâtor probleme pe care știința occidentală le-a respins.

„*Shakti* este cuvântul nostru pentru 'putere', puterea divină de a face lucruri sau de a crea lucruri. Este deja prezentă în interiorul tău. Marmaa pătrunde înăuntru și ajută la scoaterea acestei puteri la suprafață. Vindecătorul este doar o moașă, dar tu îți naști propriul copil. Marmaa funcționează alături de celelalte chei, astfel încât să poți experimenta o sănătate vibrantă. În fiecare zi, îi mulțumesc maestrului meu că m-a învățat aceste chei."

Dr. Naram a continuat să lucreze persoană după persoană. În cele din urmă, mai rămăsese o singură persoană - omul bogat cu umărul înghețat căruia i se ceruse să aștepte șase ore.

Îndepărtarea blocajelor care cauzează durere

Când doctorul Naram intrase prima dată în cameră, l-am văzut pe acest bărbat ridicându-se să-l întâmpine. L-am auzit pe doctorul Naram întrebându-l în liniște din nou cât de mult își dorea ameliorarea umărului înțepenit și ce preț era dispus să plătească.

„V-am spus că sunt dispus să plătesc orice preț, doar că nu vreți să luați bani."

Dr. Naram a spus: „Da, nu poți cumpăra asta cu bani. Sunt foarte mândru că ați plătit un preț în termeni de timp. Acum, pentru o vindecare mai profundă, va trebui să plătiți prețul din punct de vedere al serviciului. Veți fi ultimul pe care îl voi ajuta în seara asta și veți servi mai întâi tuturor de aici." Soția bărbatului părea șocată și am urmărit cu toții cu diferite grade de surpriză cum soțul ei i-a ajutat pe alți oameni toată noaptea cu pantofii lor, dându-le apă, ținând ruleta și găsind cu adevărat modalități de a-i ajuta pe cei care veneau înaintea lui. La aproape ora două dimineața, după ce toți ceilalți plecaseră, a venit în sfârșit rândul lui.

Dr. Naram a început să-i facă două marmaa diferite. Pentru prima, l-a pus pe om să stea pe podea ca Teresa. Pentru a doua, l-a pus să stea pe un scaun, întors cu spatele. Înainte ca doctorul Naram să înceapă cea de-a doua marmaa, el i-a cerut bărbatului să ridice brațul cu umărul înțepenit, cât de sus putea. Putea să-l ridice doar până la jumătatea drumului înainte de a striga: „Auci!"

Când a fost întrebat cât timp a experimentat această problemă, bărbatul a răspuns că au trecut ani. Doctorul Naram a întrebat dacă vrea să-și ridice brațul cu șase centimetri mai sus. Omul dădu din cap, spunând că s-ar bucura de asta.

Dr. Naram l-a rugat să închidă ochii și să se vizualizeze ridicându-și brațul cu șase centimetri mai sus. „Te poți vedea, în mintea ta, ridicându-ți brațul cu șase centimetri mai sus?" a întrebat doctorul.

El a spus în liniște că da.

Dr. Naram a bătut pe fruntea

> „Shakti este putere, deja prezentă în interiorul tău. Marmaa pătrunde înăuntru și ajută la scoaterea ei în evidență. Vindecătorul este doar o moașă, dar tu îți naști propriul copil."
>
> –Dr. Naram

bărbatului, spunând: „Foarte bine." A apăsat câteva puncte, ajustând gâtul bărbatului și i-a mișcat brațul înapoi până când se auzi un ușor clic. Dr. Naram l-a rugat să ridice brațul și acesta a început să o facă. A ajuns la punctul în care s-a oprit înainte, cu o privire pe față care anticipa rezistență și durere. Privirea aceea s-a topit într-o expresie de pură surpriză când brațul lui a continuat să se ridice. A urmărit, alături de noi toți, cu uimire, cum brațul i-a urcat până deasupra capului, acum complet mobil.

Bărbatul și-a coborât brațul și a încercat să îl ridice din nou pentru a se asigura că este real. Din nou, gama completă de mișcare. „Nu-mi vine să cred, nu-mi vine să cred," a repetat el. Soția lui s-a dus să-i îmbrățișeze, uimită de schimbare. Nu a fost doar lipsa durerii. Agitația și furia soțului ei s-au topit în blândețe, bunătate și recunoștință.

Mă întrebam pe câte niveluri de vindecare lucra Dr. Naram și cum această vindecare mai profundă a depășit afecțiunea sau manifestarea fizică.

Fiecare experiență din acea noapte mi-a lăsat un sentiment profund al posibilității și al uimirii. Pe măsură ce am asistat la atâtea exemple variate de transformare, gândurile mele s-au schimbat. Am fost mai puțin îngrijorat de faptul că acest lucru este real și mai curios de modul în care a funcționat acest vechi sistem de vindecare. Inevitabil, m-am întrebat, *ar funcționa oare pentru tatăl meu?*

O invitație neașteptată

Odată încheiată sesiunea de marmaa, l-am întrebat pe Dr. Naram dacă îi pot arăta o parte din înregistrările video pe care le-am făcut în timpul zilei. În timp ce privea fiecare persoană împărtășindu-și experiența, zâmbetul doctorului Naram a devenit și mai larg decât de obicei.

Am văzut cât de emoționat a devenit, auzind poveștile lor. El a spus tandru: „Acum, poate că poți începe să înțelegi de ce îmi iubesc munca și cum pot dormi atât de bine noaptea."

S-a uitat direct la mine și m-a întrebat: „Clint, știi care este unul dintre cele mai mari lucruri la tine, unul dintre cele mai mari atu-uri ale tale?"

Am fost uimit. Nu ne cunoșteam atât de bine. Cum ar putea să-mi cunoască punctele forte? "Ce?" am întrebat.

„Ai o prezență care deschide oamenii."

Primitul de complimente nu este ceva la care mă pricep, așa că nu știam cum să răspund. "Chiar așa?" i-am răspuns în liniște.

„Da, te-am urmărit și te-am testat. Le-am cerut oamenilor să vorbească cu tine și să revină după aceea să-mi raporteze."

Nu știam ce să cred. Mă testa? Am crezut că eu îl testez. M-am simțit brusc conștient că mă testează fără știrea sau permisiunea mea. În același timp, eram curios de ce se gândea așa de mult la mine pentru a dori să mă „testeze" în primul rând și ce i-au arătat rezultatele „testării."

El a continuat: „Ființa ta, felul tău de a fi, le permite oamenilor să se deschidă și să-și împărtășească viețile, experiențele."

Se făcu o tăcere incomodă. Am încercat să răspund, dar nu a ieșit nimic. Nu m-am gândit niciodată la mine în acest fel.

Apoi m-a privit din nou și mi-a spus: „Unde te duci după asta?"

„Mă întorc la munca și cercetarea postdoctorală din Finlanda," am spus.

Dr. Naram a spus: „Bine. Mă duc și eu în Europa foarte curând. Voi vizita Germania, Italia și Franța. Ai vrea să vezi ceva cu adevărat uimitor?"

"La ce te gândești?"

„Poți să mă întâlnești în Europa?" Și-a scos programul.

M-am uitat la propriul meu program și am văzut că am câteva locuri libere în program în timpul cât el urma să fie în Italia. Fiind așa de curios, nu știam cum se potrivește cu restul vieții mele, interesul meu pentru ceea ce făcea el. Și adevărul era că, deși am sperat că îl va ajuta pe tatăl meu, încă aveam îndoieli pentru că contrazicea atât de mult ceea ce fusesem învățat de când eram tânăr.

Dr. Naram mi-a observat ezitarea. „Dacă vii, va fi una dintre cele mai uimitoare experiențe din viața ta."

Notele tale de jurnal

Pentru a aprofunda și a mări beneficiile pe care le vei experimenta din citirea acestei cărți, rezervă-ți câteva minute acum și răspunde pentru tine însuți la următoarele întrebări:

Ce procent din timp te concentrezi asupra a ceea ce nu vrei față de ceea ce vrei?

_____

_____

_____

Urmează procesul descris în acest capitol pentru a descoperi ce vrei. După ce presezi punctul marmaa și pui întrebarea, "ce vrei?," care este primul lucru care-ți vine în minte?

_____

_____

_____

Când vei avea acel lucru, ce vei face?

_____

_____

_____

Ce alte perspective, întrebări sau realizări ți-au apărut în timp ce citeai acest capitol?

_____

_____

_____

CAPITOLUL 10

Poate o femeie după 50 de ani, aflată la menopauză, să aibă un copil?

În conflictul dintre inimă și creier, urmează-ți inima.
–Swami Vivekananda (mistic indian, 1863-1902)

Milano, Italia

Am fost binecuvântat. Chiar dacă părinții mei nu au avut niciodată mulți bani, am reușit să găsesc burse, muncă și modalități de călătorie. Sufletul meu a fost întotdeauna atras de călătorii. Când am fost întrebat de ce mi-a plăcut atât de mult, am răspuns: „Simt că trăiesc când văd cum oamenii din întreaga lume își trăiesc viața într-un mod diferit." Și asta este adevărat. Sunt condus spre a înțelege mai multe despre ceea ce este uman în comparație cu cultura mea. Să mă cufund în alte culturi este cel mai rapid mod de a descoperi ceea ce nu pot vedea imediat despre mine.

Ceea ce nu le-aș spune oamenilor - și nu am înțeles în mod conștient la acea vreme - a fost că peregrinatul era, de asemenea, un mod convenabil de a mă distrage de la temerile legate de trecutul și viitorul meu. Acesta m-a deviat de la propriile mele disconforturi și inadecvări autopercepute.

Italia a fost unul dintre locurile mele preferate pentru a fugi. Și din motive întemeiate: gelato, pizza, opera de artă, gelato, limba, pastele, gelato, ciocolata, oamenii... Am menționat gelato?

Am zburat de la Helsinki la Milano și am luat autobuzul până la gara principală. Arcade impozante de marmură, statui robuste, picturi complexe pasionale, mirosuri delicioase și voci energice, toate m-au întâmpinat în Italia.

Dr. Giovanni aranjase să mă ia o mașină. La scurt timp după ce am ajuns, o mică decapotabilă roșie s-a oprit.

„Ciao!" a spus șoferul, un italian prietenos care s-a prezentat ca fiind Luciano. Avea o mustață mare răsucită la vârfuri, vorbea cu un accent italian gros și era îmbrăcat într-o jachetă de sport galbenă, și bretele, toate acoperite cu o pălărie cu boruri albe. Dându-mi o narcisă, mi-a spus: „Buongiorno! Milano îți spune bun venit!"

Modul melodios în care vorbea a sunat de parcă ar fi izbucnit într-un cântec în orice moment. I-am mulțumit și, imediat, ne-am îndreptat spre locul unde urma să stau în următoarele nopți. El nu prea vorbea engleza, iar eu vorbeam și mai puțin italiană, dar cumva ne-am înțeles.

Am trecut pe lângă biserici împodobite, cafenele pline de viață și un parc pitoresc, unde se afla o structură asemănătoare unui castel, cu o fântână arteziană în mijloc. Am ajuns la o casă fermecătoare, liniștită, încadrată de stâlpi albi și viță de vie verde, care șerpuia în sus și-n jos pe pereți. În această casă umilă, confortabilă, mă așteptau fructe delicioase, bomboane de ciocolată amăruie și ceai fierbinte din plante. Până când m-am dus să dorm, toate simțurile îmi erau îmbibate în frumoasa Italie.

Poți avea o viață sexuală mai bună la optzeci de ani decât cei proaspăt căsătoriți?

A doua zi dimineață devreme, am plecat spre clinica ce îl găzduia pe Dr. Naram. Mi s-a arătat camera pe care aș folosi-o pentru a interviva oameni, mi-am instalat camera video și m-am așezat. Mi-am dat seama că ceea ce a început în India ca înregistrare a poveștilor doar pentru a crea un cadou pentru Dr. Naram, se transformase în L.A. într-un efort de a obține mai multe informații și dovezi care-l puteau ajuta pe tatăl meu. În Italia, aceasta era prima dată în care documentam cazurile oamenilor și am simțit că sunt semioficial parte a echipei. Chiar dacă făceam doar voluntariat, simțeam că ceea ce făceam ar putea avea mai multă valoare decât credeam inițial.

Dr. Naram a sosit cu o vitalitate și o mirare incredibile, de parcă ar fi fost prima zi din viața sa și totul era nou și plin de culoare. El m-a salutat, a întrebat despre tatăl meu și mi-a spus cât de fericit este că am putut veni.

Dr. Giovanni m-a întâmpinat cu un sărut pe ambii obraji și o îmbrățișare puternică. Mi-a ținut ambele brațe cu mâinile atât de strâns, încât nu mai puteam să mișc. M-a privit în ochi cu un zâmbet cald pe față. În mod normal, m-aș simți inconfortabil să mă uit în ochii cuiva atât de mult timp, dar simțirea dragostei și bunătății lui au topit stinghereala și m-au predat acelui moment. Nu au fost necesare cuvinte pentru a-și exprima sentimentele și a fost plăcut să știu că era încântat că mă pot alătura lui în patria sa.

Sala de așteptare a început să se umple. Pe măsură ce oamenii se strecurau înăuntru, starea mea de visare de a fi într-un loc atât de frumos a dispărut încet, în timp ce asistam la intensitatea durerii prin care treceau mulți.

O femeie în vârstă cu degetele și mâinile deformate și-a apucat bastonul în timp ce se străduia cu greu să intre în cameră. Un alt bărbat respira cu dificultate cu ajutorul unui rezervor de oxigen pe care îl purta fiul său. O femeie cu lacrimi în ochi își ținea bebelușul în brațe, dar nu știam de ce aceasta plângea. O altă mamă tânără a venit cu doi copii: unul cu sindrom Down și celălalt cu o problemă severă de piele.

În acel moment, economia din Italia era departe de a fi pe roze. Multe companii se închiseseră și aproximativ douăzeci la sută dintre tinerii adulți erau șomeri. Asistența medicală convențională a fost acoperită de guvern, dar planurile de asigurare nu se potriveau metodelor de vindecare antice, astfel încât oamenii trebuiau să plătească din buzunar. Costa aproximativ șaptezeci de euro (aproximativ 100 USD) pentru consultația lor de către Dr. Naram, plus aproximativ doi până la cinci euro pe zi (trei până la șapte USD) pentru ierburile pe care le-au primit ulterior. Cu toate acestea, zi de zi, mulțimile așteptau cu nerăbdare să-l vadă.

Eram extrem de curios de ce atât de mulți italieni stăteau la rând pentru a-l vedea pe Dr. Naram. Ce i-a inspirat să aleagă asta?

Prima persoană pe care mi-a prezentat-o Dr. Naram a fost un tânăr care a venit pentru prima dată la el cu nouăsprezece ani înainte, copil mic fiind. La acea vreme, medicii au spus părinților că rinichii nu îi sunt dezvoltați și nu funcționează, că are nevoie de dializă și că, în curând va avea nevoie de un transplant. Avea rinichi polichistic, iar majoritatea persoanelor cu această afecțiune se luptă imens pentru viață. După mulți ani, cu ajutorul doctorului Naram, testele arătau că rinichii lui erau normali fără a fi nevoie de dializă sau transplant!

„Ultima dată, el m-a întrebat dacă ar putea avea o prietenă," a spus doctor Naram. „I-am spus: "Bineînțeles, de ce nu?' El a spus: 'Dar Dr. Naram, am o problemă cu rinichii.' I-am spus: 'Nu, ai avut o problemă cu rinichii.'" Râse de bucurie.

Dr. Giovanni mi-a spus: „Sănătatea acestui băiat este remarcabilă; arată foarte bine. Iar băiatul ne-a spus mândru că acum are o iubită!"

Apoi a venit un cuplu în vârstă de vreo optzeci de ani, care vorbea cu entuziasm contagios italian. Nu puteau vorbi mult engleza, dar o femeie amabilă de la clinică a tradus pentru mine. M-au șocat mărturia că, nu numai durerile articulare legate de vârstă erau aproape dispărute și digestia lor era mai bună, dar au experimentat și ceva la care visau cei mai mulți oameni având jumătate din vârsta lor. Au spus că au o viață sexuală mai bună decât cei proaspăt căsătoriți! Bătrâna a împărtășit toate detaliile, pe care nu trebuia să le știu, dar asta nu a oprit-o. Mi-a spus cum simțise uscăciune și durere în vagin. Nu avea nicio dorință să sărute sau să fie îmbrățișată, evitându-l pe soțul ei, care și el avea probleme. „Acum nu putem să ne ținem mâinile separate unul de celălalt! Îmi place să-l ating și iubesc să mă atingă!"

Ea a spus că dieta, ierburile și remediile casnice pe care Dr. Naram le-a prescris i-au îmbunătățit nivelul hormonal și au crescut în mod natural lubrifierea, așa că a simțit mai multă plăcere în fiecare aspect al vieții sale.

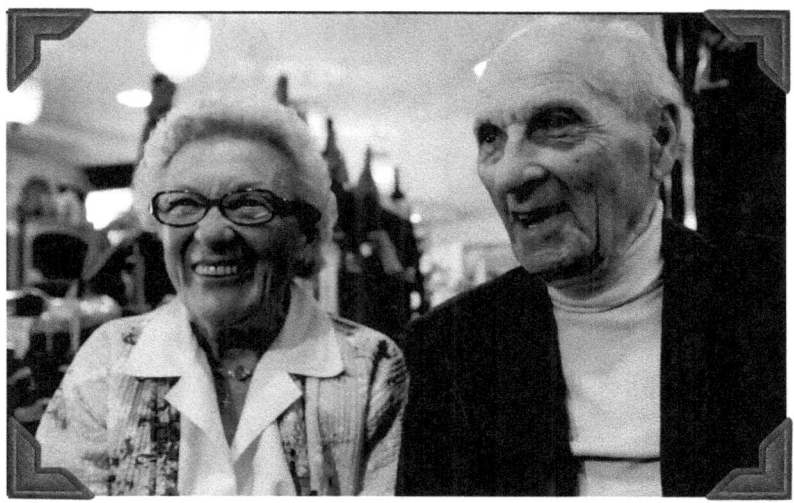

Cuplu italian de vârstnici, îndrăgostiți și capabili să-și exprime asta în toate modurile.
Fotografie surprinsă de Fabio Floris și Andrea Pigrucci.

Apoi a spus ceva care a făcut ca ochii traducătoarei să se deschidă larg în timp ce scoase un hohot de râs de surpriză. După o pauză pentru a-și recăpăta respirația, traduse. Această femeie în vârstă a explicat cu atâta fervoare cum făceau sex acum cel puțin de trei ori pe săptămână.

N-am putut să nu râd și eu. A fost incomod auzind-o pe această bunicuță vorbind despre sex, dar entuziasmul ei a făcut ca faptul să fie perceput ca inocent și frumos. Știa chiar exact la ce oră a dimineții soțul ei era cel mai probabil să aibă o erecție, astfel încât să poată fi pregătită pentru el.

„La ce bun dacă pot să mănânc doar paste, pizza, dar să nu mă bucur de soțul meu ca iubit? Suntem mai îndrăgostiți ca niciodată și ne bucurăm să ne arătăm asta reciproc, cu vigoare!" Sunt sigur că roșisem și sper că zâmbetul meu a ascuns asta.

Povestea lor m-a intrigat pentru că știam prieteni de sex masculin în vârstă de douăzeci și treizeci de ani care aveau probleme cu disfuncția erectilă, ceea ce le-a afectat încrederea în sine. Se simțeau neputincioși și jenați. Și aici era un bărbat de optzeci și șapte de ani și o femeie de optzeci și unu de ani care făceau sex de mai multe ori pe săptămână!

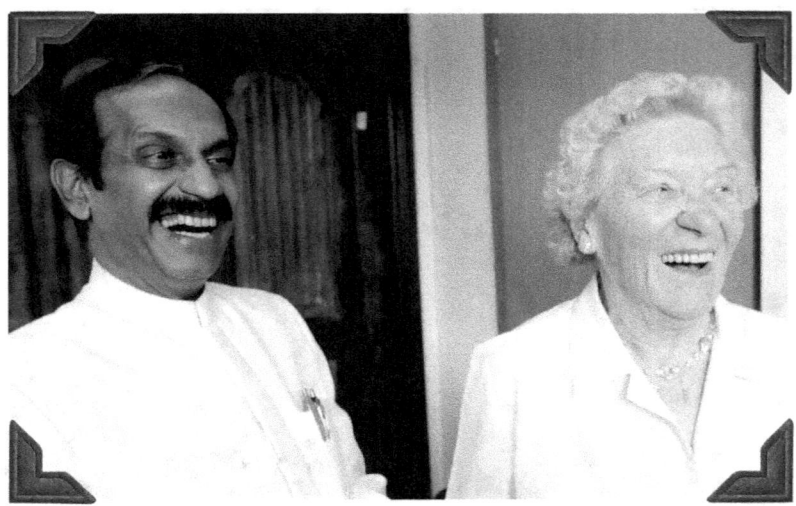

Dr. Naram râzând de surpriză și bucurie că această femeie italiană în vârstă descrie experiența tinerească a noii sale vieți.
Fotografie surprinsă de Fabio Floris și Andrea Pigrucci.

Ieșită din menopauză pentru a avea un copil?

După acest interviu, Dr. Naram a venit să-mi spună că trebuie să vorbesc cu o femeie pe nume Maria Chiara. Maria era înaltă, cu părul negru și ochii strălucitori. Mi-a povestit cum a venit prima dată la Dr. Naram cu trei ani mai devreme.

„Dr. Naram m-a întrebat: 'Ce vrei?' I-am spus că îmi doresc să-mi revină ciclul ca să pot avea un alt copil. Știam că cer imposibilul, dar îl voiam oricum."

„La vremea respectivă, eram deja în menopauză și nu mai avusesem menstruație de trei ani," a spus ea. „Când a început menopauza, mă simțeam deprimată și aveam schimbări de dispoziție. Aveam dureri peste tot și nu puteam dormi. Întregul meu corp ardea din cauza bufeurilor. Noaptea, trebuia să deschid ferestrele pentru că transpiram îngrozitor. Încercam să dorm, schimbându-mi pernele, cearșafurile și poziția, dar nu puteam să adorm. Eram atât de obosită și aveam balonări, crampe și indigestie. De asemenea, aveam uscăciune vaginală și nu aveam libido. Femeia bătrână ieșea la suprafață din mine, iar pielea mea se încrețea.

Apoi au început reprizele de amețeală - mergeam și toată lumea începea să se învârtă. Aveam nevoie să urinez de multe ori pe zi și noaptea. Pentru a remedia asta, a trebuit să port tampoane. Au început durerile de spate și trosnituri de oase, despre care medicii mei mi-au spus că este osteoartrită. Mă simțeam bătrână. Și cel mai rău dintre toate, a început să-mi crească păr în locuri ciudate. Dar apoi am avut un nou iubit care este mai tânăr decât mine și, deși avem anumite provocări, am o mare dorință de a avea un copil cu el."

„Cazul ei mi-a amintit de o altă femeie care a venit odată," mi-a spus Dr. Naram. „A spus că Iisus a venit în visul ei și i-a spus că Dr. Naram ar putea să o ajute să iasă din menopauză. Surprins, i-am spus: "Iisus poate a venit în visul tău, dar el nu a venit în visul meu." Dr. Naram râse. În timp ce o ajuta pe femeia respectivă, Dr. Naram a descoperit secrete despre care a simțit că ar putea să o ajute și pe Maria.

Când a venit prima dată la el, Dr. Naram îi spuse Mariei: „Ești o femeie foarte bună. Problema nu ești tu. Cine ești este ceva diferit. Hormonii tăi îți provoacă bufeurile, balonarea, furia și agitația. Iubitul tău poate crede că ești o femeie furioasă, dar nu ești așa. El nu înțelege. S-ar putea să te simți vinovată și confuză, dar din nou, hormonii tăi dezechilibrați creează acest dezastru, nu tu."

El a avertizat-o pe Maria că aceste secrete pot provoca și unele efecte secundare, cum ar fi ca mai mulți tineri să o dorească. „Maestrul meu original, Jivaka, o trata pe Amrapali, care la șaizeci de ani era considerată cea mai frumoasă femeie din lume și atrăgea în continuare bărbați mai tineri. Chiar și regele în vârstă de treizeci și cinci de ani, care avea deja o soție mai tânără, a vrut să se căsătorească cu ea."

„Nu pot promite nimic în legătură cu a avea un copil," i-a spus el, „dar conform acestor secrete antice te pot ajuta cu siguranță să arăți și să te simți mai tânără. Și putem vedea ce va mai apare o dată cu asta. Ești dispusă să-ți asumi acest risc?"

"Ce s-a întâmplat?" am întrebat.

Mi-a spus că a urmat dieta cu sârguință și a luat toate remediile și ierburile casnice timp de aproximativ un an. Cu un zâmbet imens de fericire totală, ea a spus: „Acum am cincizeci și șase de ani și ciclul meu menstrual a început din nou!"

Dr. Giovanni nu a putut să nu zâmbească și el, adăugând că avea îndoieli când doctorul Naram vorbise cu Maria trei ani mai devreme. El văzuse paciente mai tinere intrând în menopauză și recuperându-și ciclul, dar niciodată o femeie de vârsta ei. „Din punct de vedere medical," a spus el, „acest lucru a fost fără precedent și uimitor."

Maria a adăugat: „Pot crea acum, pot avea un copil. Simt că sunt în rai! "

Am întrebat-o: „Aveți vreo dovadă a vârstei dvs., cum ar fi permisul de conducere?"

Cu un zâmbet larg, Maria și-a scos poșeta și mi-a arătat fotografia și data nașterii pe permisul de conducere, spunând: „Ierburile m-au ajutat să arăt și să mă simt mai tânără. Toți cei pe care îi întâlnesc ghicesc că am în jur de patruzeci de ani. Chiar și iubitul meu devine gelos atunci când bărbații mai tineri mă privesc. Sunt mândră de cum mă simt acum."

Dr. Giovanni a adăugat: „Sunt foarte mândru de ea pentru că are o credință și o dorință atât de puternice. Chiar și atunci când majoritatea oamenilor cred că nu poți rămâne însărcinată odată ce ai intrat în menopauză, ea a crezut că ar putea. A ales o cale diferită pentru ea însăși. Ea a urmat protocolul și, ca rezultat, a realizat un lucru remarcabil."

Auzind aceste comentarii, Dr. Naram a spus: „Maestrul meu, oriunde s-ar afla, trebuie să se simtă atât de bine în legătură cu modul în care vechile secrete vindecătoare pe care mi le-a dat o ajută pe Maria. Ea își realizează visurile! Pot să-ți împărtășesc un alt caz ca acesta?"

Am dat din cap.

„Există o altă femeie la Paris pe care vreau să o cunoști. Hélène a venit la mine când avea aproape cincizeci de ani. Ciclurile ei menstruale se opriseră de șase ani și totuși, când am întrebat-o: „Ce vrei?" mi-a spus: „Chiar vreau să am un copil." În acest moment am spus: „Foarte bine," doar Dr. Giovanni, care era cu mine la acea vreme, mi-a spus: „Ce vrei să spui?" Și m-a tras deoparte spunând: „Dr. Naram, nu înțelegi. Este în menopauză de șase ani! Nu există nicio modalitate de a avea un copil. De ce i-ai da o speranță falsă?" I-am spus că nu este vorba despre ceea ce își dorea el sau credea el că este posibil, ci despre ceea ce își dorea această minunată femeie. I-am dat toate secretele străvechi, remediile casnice, formulele pe bază de plante, dieta, tot, și a fost disciplinată. A urmat exact, cu răbdare și persistență. Apoi, crezi sau nu, am primit un telefon de la ea. Era atât de fericită și, când am întrebat de ce, a spus că acum are crampe. Uimitor, nu? Să fii entuziasmat de apariția crampelor. I-am spus că este un semn bun și să continue. Apoi, câteva luni mai târziu, m-a sunat din nou. Ea a spus: „Dr. Naram, am început să am ciclu menstrual din nou, ca atunci când aveam douăzeci de ani!" Acesta a fost un moment de sărbătoare pentru amândoi - nu pot să-l exprim în cuvinte. Voiam să dansez și să plâng. A funcționat!

„Era încântată că ar putea avea un copil acum, dar a spus că există o altă problemă. Am întrebat: "Ce problemă?" Ea a spus: "Dr. Naram, nu am un iubit!" Dr. Naram avea ochii larg deschiși în timp ce spunea această parte a poveștii. „Chiar și acest obstacol nu a oprit-o, așa cum știa cu tărie ce voia. Și și-a găsit propria cale de a rămâne însărcinată cu implantare artificială. Data următoare când am venit la Paris, ea a adus cu ea o fetiță sănătoasă, minunată! A spus că a fost un miracol atât pentru știința veche, cât și pentru cea modernă. Bucuria și satisfacția pe care le-am simțit când i-am văzut visul împlinit, că ținea acest bebeluș frumos, a fost de neimaginat! A fost mai bine decât să câștig Premiul Nobel."

Dr. Naram și-a exprimat recunoștința față de maestrul său, care l-a

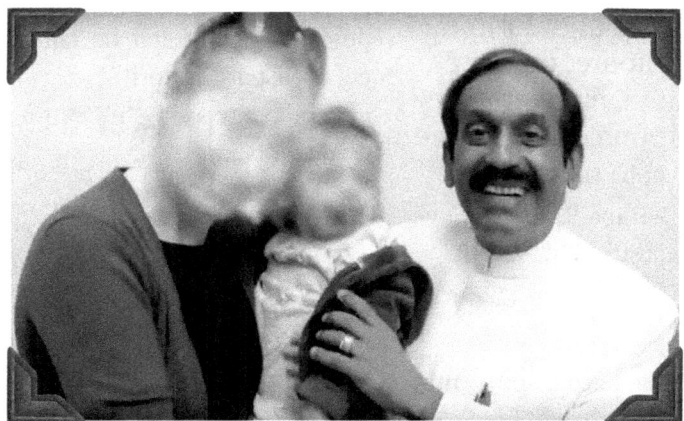

Dr. Naram la Paris cu Hélène de 52 de ani și frumoasa ei fetiță.
Nu a vrut să fie recunoscută, așa că i-am blurr-at imaginea, dar a fost de acord că această imagine conținea atât de multă bucurie încât ar trebui să fie în această carte.

învățat această știință antică și față de credința și persistența acestei femei, care au produs rezultate atât de uimitoare. Era încântat de puterea

> „Feniculul este cel mai bun prieten al unei femei. În mod natural, susține niveluri mari de estrogen și progesteron."
> —Dr. Naram

formulelor pe bază de plante și de remediile casnice simple pe care i le dădea, cum ar fi: pudra de chimen, praful de ajwain, hing, pudra de semințe de mărar, sarea neagră, alaunul și feniculul. „Feniculul este cel mai bun prieten al unei femei. În mod natural, susține niveluri mari de estrogen și progesteron."

Dr. Naram a subliniat că maestrul său l-a învățat: „Când ai o dorință arzătoare, cu mare credință, angajament și disciplină, atunci orice este posibil."

Atâtea întrebări mi-au trecut prin minte despre metodele pe care le-a folosit pentru a obține rezultatele pe care le văzusem lucrând în India, Statele Unite și Italia. În timp ce înainte scepticismul meu era aproximativ 80 sau 90%, acum era la aproximativ 30%. Întrebările și curiozitatea mea erau în jur de 65%. Restul de 5 procente au dezvăluit că, prin suprafața gândurilor mele străpungea o încredere în această metodă de vindecare străveche.

„Cum le-ai ajutat pe aceste femei să aibă din nou ciclu după menopauză?" L-am întrebat pe Dr. Naram. „Și ce ai făcut mai exact pentru a ajuta acel cuplu în vârstă să devină din nou atât de tânăr, precum cei proaspăt căsătoriți?"

> „Când ai o dorință arzătoare, cu mare credință, angajament și disciplină, atunci orice este posibil."
> —Baba Ramdas
> (Maestrul Dr. Naram)

Chiar vrei să știi?" m-a întrebat doctorul Naram.

"Da!" am spus.

„Ei bine, vreau cu adevărat ca tu să știi. Din inima mea către inima ta, Clint, vreau să știi cum funcționează acest lucru."

„Atunci, te rog, spune-mi."

„Pentru asta, va trebui să vii mâine." *

---

* Material bonus: Pentru a descoperi remediile secrete ale lui Amrapali și modul în care acest cuplu în vârstă a rămas atât de tânăr, Dr. Naram a considerat că ar fi util să-ți oferim mai mult context și sprijin. Pentru aceasta, te rugăm să consulți Anexa și videoclipurile gratuite de pe site-ul de membership MyAncientSecrets.com.

Notele tale de jurnal

Pentru a aprofunda și a mări beneficiile pe care le vei experimenta din citirea acestei cărți, rezervă-ți câteva minute acum și răspunde pentru tine însuți la următoarele întrebări:

Ce dorințe arzătoare ai în inima ta, chiar dacă pentru unii pot părea imposibilități? (Dacă nu te judeci pe tine însuți sau dorințele tale ca fiind corecte sau greșite, bune sau rele, posibile sau imposibile și nu-ți faci griji cu privire la ce cred ceilalți despre asta, atunci ce descoperi că dorești cu adevărat?)

_____
_____
_____
_____

Ce alte perspective, întrebări sau realizări ți-au apărut în timp ce citeai acest capitol?

_____
_____
_____
_____

CAPITOLUL 11

O dietă secretă pentru a trăi mai mult de 125 de ani?

Medicul viitorului nu va da niciun medicament, dar va face ca pacientul său să fie interesat de îngrijirea structurii umane, de dietă și de cauza și prevenirea bolilor.
–Thomas Jefferson
(al treilea președinte al Statelor Unite ale Americii și autorul principal al Declarației de Independență)

A doua zi am vorbit cu Simone Rossi Doria, omul care a coordonat logistica turneului efectuat de Dr. Naram. „Italia a fost prima țară din afara Indiei în care Dr. Naram a împărtășit vechiul său sistem de vindecare. Asta a fost acum peste douăzeci și cinci de ani," a spus el cu mândrie. Cu adevărat, aproximativ nouăzeci și cinci de persoane l-au vizitat pe doctorul Naram în ziua în care am fost la clinica sa din Milano. De unde știau toți acești italieni despre el? Vorba purtată din gură-n gură, listele de e-mail-uri și articolele din ziare au făcut multe pentru a răspândi vestea," mi-a spus Simone.

El a spus că mii și mii de italieni din peste șaizeci de orașe au beneficiat deja de consultațiile doctorului Naram. Mai mulți medici italieni au fost instruiți de Dr. Naram în metodele antice și totul a început cu sora

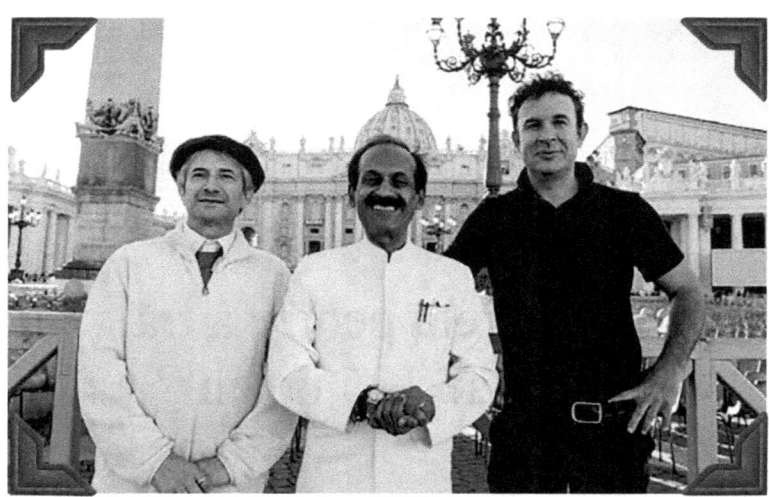

Dr. Giovanni, Dr. Naram și Simone în fața Vaticanului.

Simonei, Susi.

M-am întâlnit cu Susi și cu mama lor într-o pauză de masă mai târziu în acea zi. Ea era o femeie grijulie, care a câștigat multă experiență datorită dragostei sale pentru călătorie și deschiderii spre viață. Pucci, mama lor, era plină de energie, entuziastă și vibrant de expresivă. Originară din Anglia, Pucci se căsătorise cu un italian și trăise atât de mult în Italia, încât acum vorbea fluent italiana.

Tatăl lui Susi și al doctorului Naram stăteau în același timp la ashramul Sathya Sai Baba din India în 1987. Într-o zi, doctorul Naram a mers acolo să-și viziteze tatăl. Un grup de italieni s-a interesat de el și de opera lui, iar Susi a tradus pentru ei. Când i-a cerut să-i verifice pulsul, el a diagnosticat o problemă hepatică și i-a spus că are hepatită A. Ea nu l-a crezut și a insistat că se simte bine. Zece zile mai târziu, ochii ei s-au îngălbenit.

Mama lui Susi a spus: „Susi credea că a avut intoxicații alimentare, din cauza unor pești pe care îi mâncase înainte de a părăsi Italia. Ea a făcut un test de sânge, care a confirmat că are hepatită A. Nu-i venea să creadă că Dr. Naram știa cu mult înainte de testul de sânge, doar verificându-i pulsul. Cum ar fi putut să știe?"

Susi a explicat cum a înțeles metoda acum din experiență: „În loc să facă un test de sânge și să facă o examinare, el poate citi semnalele din pulsul tău. Prin diagnosticul de puls, Dr. Naram este capabil să înțeleagă ce nu este în regulă în corpul tău. Știu că mulți medici sunt sceptici cu privire la acest lucru, dar am văzut mulți ca mine care au mers la doctorul Naram și au avut aceeași experiență. După ce l-au întâlnit, au făcut analize de sânge și au făcut alte examene, confirmând ceea ce el diagnosticase deja doar prin puls. Este nevoie de mulți ani pentru a stăpâni această abilitate, deoarece este atât o artă, cât și o știință. Prin degete, poți ști la ce nivel sunt vata, pitta, kapha. Poți simți dacă există un dezechilibru și, dacă mergi mai adânc, poți înțelege dacă există un blocaj și unde se află."

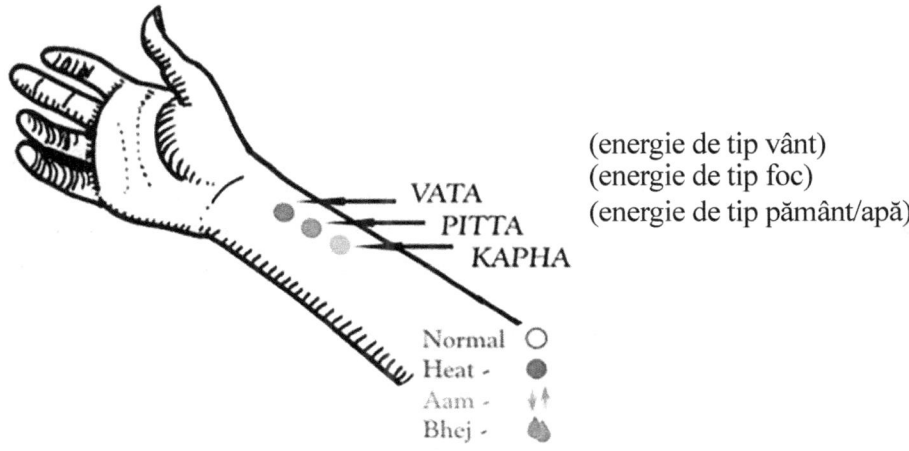

Diagrama unora dintre elementele de bază care pot fi detectate atunci când se ia un puls. Puterea, paternul și viteza pulsului în fiecare punct indică orice posibil dezechilibru și blocaj în sistemul persoanei. Aceste blocaje și dezechilibre se corelează cu problemele fizice, psihice și / sau emoționale cu care se confruntă persoana respectivă sau pe care le va avea probabil în viitor.

Dr. Giovanni îmi explicase deja conceptul de doshas și, după ce am făcut propriile mele cercetări, am știut că Susi vorbea despre aspectele elementare ale corpului pe care se bazează atât abordările Siddha-Vedice, cât și Ayurvedice, ale vindecării. Vata este energia vântului, pitta este focul, iar kapha este apa / pământul. Constituția fiecărei persoane este diferită, în funcție de calitatea sau combinația de calități care predomină. Pe baza modului în care se manifestă în puls, pot fi detectate dezechilibre și diagnosticate boli.

Susi trebuia să zboare acasă în Italia a doua zi, dar doctorul Naram și soția sa, Smita, au convins-o să rămână în casa lor, deoarece era prea slăbită pentru a zbura. Acest lucru i-a oferit ocazia de a-și schimba dieta și de a lua formulele pe bază de ierburi pe care Dr. Naram le crease pentru ea.

Deși majoritatea oamenilor își pot rezolva multe dintre provocările lor fără să meargă nicăieri, în cazuri extreme sau când cineva caută progrese mai rapide, pot alege *panchakarma* (pronunțat panciacarma) sau *asthakarma* (pronunțat aștacarma). Ambele sunt metode de curățare prin procese multiple pentru reconstrucția sistemelor de bază ale corpului. *Karma* înseamnă „acțiune," iar *pancha* înseamnă "cinci." Panchakarma constă din cinci acțiuni de îndepărtare a toxinelor din corp. În asthakarma, există opt acțiuni, sau trei pași suplimentari, pentru a curăța, purifica și reechilibra corpul din interior spre exterior.

În timp ce Susi a vorbit despre cum era în India și cum era să primești îngrijiri atât de bune de la doctorul Naram și soția sa, Smita, m-am gândit la tatăl meu. Cu două săptămâni mai devreme îl sunasem și am descoperit că primise formulele pe bază de ierburi. Doar schimbându-și dieta și luând regulat ierburile, a simțit ceva mai puțină durere și mai multă energie ceea ce i-a dat speranță. El m-a surprins spunând: „Fiule, cred că încep să mă împac cu ideea unui zbor spre India." Imediat i-am rezervat zborul și locul său la clinica Ayushakti din Mumbai pentru tratamentele panchakarma de o lună pe care Dr. Naram le-a recomandat. Cam în aceeași perioadă în care am ajuns în Italia, tatăl meu a aterizat în India. Zborul i-a fost greu. Era atât de slăbit când a coborât din avion în Mumbai încât doi domni musulmani amabili cu care zburase au trebuit să-l țină de brațe pentru a se asigura că nu se prăbușește. Când i-am primit e-mailul, spunându-mi că se simte de parcă ar fi fost îngrijit de îngeri și că s-a instalat în clinică, am fost recunoscător. Eram, de asemenea, îngrijorat de cum va fi experiența lui în viitor.

În Italia, în timp ce o ascultam pe Susi, ea a spus că, după doar câteva săptămâni de tratament, a văzut suficientă îmbunătățire cu dieta specială și cu ierburile pe care Dr. Naram i le-a dat să le ducă acasă. Când a ajuns înapoi în Italia, primul ei test de sânge a arătat ceva remarcabil: ficatul ei era sănătos.

„Medicii mei din Italia mi-au spus că din acest tip de toxicitate alimentară durează, de obicei, câteva luni pentru a te reface," a spus ea. „Când m-au testat după o lună și au văzut că ficatul meu funcționează perfect, au fost șocați. Le-am povestit despre metodele mai profunde ale doctorului Naram, formulele sale antice, suplimentele alimentare pe bază de ierburi și recomandările dietetice, și au dorit să afle mai multe. "

Pentru a-i mulțumi de ajutor, Susi i-a cerut doctorului Naram să vină și să facă un seminar despre metodele sale de vindecare în Italia. I-a trebuit ceva până să găsească timp, dar mulțumită cererilor sale persistente, a fost de acord. Dr. Naram și soția sa, Smita, au ajuns în Italia în 1988 pe 4 mai, de ziua lui.

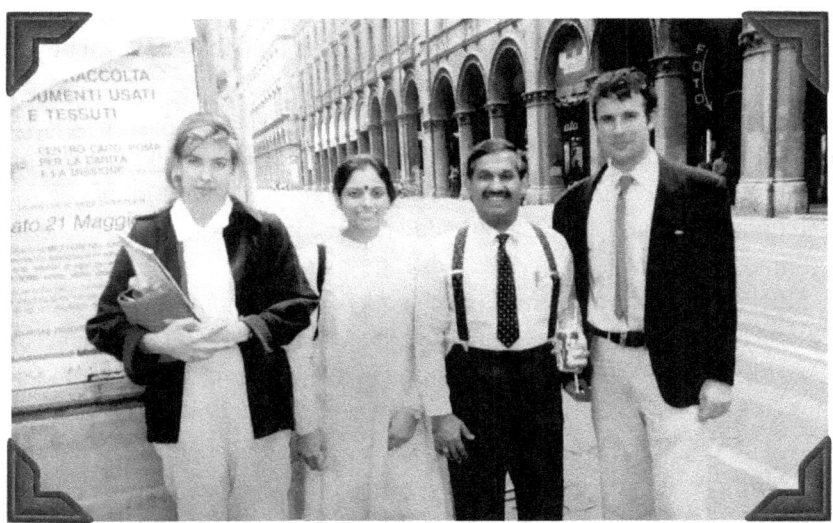

Dr. Naram prima dată în Italia, împreună cu soția sa Smita, Susi și Simone Rossi Doria. (1988)

Din India în Italia

Dr. Naram a intrat să-și ia niște supă moong și ne-a văzut acolo. Susi a spus: „Îi povesteam lui Clint despre prima ta vizită în Italia."

Dr. Naram a râs spunând: „A fost prima mea vizită în Europa și totul părea ciudat în comparație cu India. Nimeni nu vorbea engleză și, pe măsură ce începeam să vorbesc la seminarul făcut de Susi, toată lumea mă privea ciudat."

Odată cu traducerea lui Susi, Dr. Naram a întrebat publicul dacă cineva a mai auzit vreodată de Siddha-Veda sau Ayurveda. Nimeni nu a ridicat mâna. El a întrebat dacă sunt interesați și nu s-a ridicat nicio mână.

Acest lucru l-a făcut ușor nervos, așa că a pus o întrebare diferită „Câți dintre voi sunt interesați să trăiască până la o sută de ani?" O singură persoană a ridicat mâna. Dr. Naram era disperat, dar Susi l-a încurajat să spună povestea lui personală de vindecare, așa că a făcut-o. Doctorul Naram a vorbit despre întâlnirea cu tânărul său maestru în vârstă de 115 ani și despre cum o parte din secretul său pentru o viață lungă presupunea în principal evitarea brânzeturilor, roșiilor, produselor din grâu și alcoolului.

Mulțimea a izbucnit. Un bărbat s-a ridicat și a strigat: „Ce? Fără vin, fără brânză, fără paste? Acest lucru este inacceptabil!" Altcineva a adăugat: „Oribil! Mănânc brânză, paste și pizza în fiecare zi! Mai beau și vin."

În timp ce Dr. Naram spunea povestea, și-a așezat supa moong, astfel încât să poată flutura ambele mâini în timp ce vorbea cu un accent semi-italian peste accentul său indian, ceea ce era hilar . Acum înțelegea mai bine cultura italiană și putea râde de stânjeneala situației ce avusese loc cu ani în urmă.

„Plecasem din India pentru prima dată pentru a-mi împărtăși secretele și parcă nimeni nu era interesat. Nu vorbeam limba, dar mi-am dat seama că tot ce spuneam nu funcționa și inima mea începea să se clatine." El s-a uitat la mine și m-a întrebat: „Deci în acea situație, Clint, ce ai fi făcut?"

Am clătinat din cap.

„Zâmbesc acum, dar în acel moment nu zâmbeam. Eram foarte confuz, întrebându-mă dacă am greșit când am venit în Italia. Am decis să vorbesc despre maestrul meu, am arătat poze și am împărtășit povestea întâlnirii cu el și a studiului cu el. Și fie că crezi sau nu, s-a întâmplat ceva de-a dreptul miraculos. Am vorbit aproximativ o oră și jumătate, apoi am încetat să vorbesc și am așteptat. Atunci, o persoană a ridicat mâna și a întrebat: 'Când îți pot arăta pulsul meu?'"

Dr. Naram a întrebat: „Câți dintre voi doriți să vă verific pulsul?" Majoritatea oamenilor din cameră și-au ridicat mâinile, spre surprinderea atât a doctorului Naram, cât și a lui Susi.

„În prima zi, șaisprezece persoane s-au înscris pentru o consultație de diagnostic al pulsului. A doua zi, acești oameni le-au spus altora, așa că erau treizeci și doi de oameni care așteptau. A treia zi, se dublase la șaizeci și patru."

Dr. Naram a spus că ar fi trebuit să stea în Italia doar două zile, dar până la urmă a rămas timp de șase zile și nici așa nu a fost suficient timp pentru a vedea pe toată lumea. Așa că l-au invitat să vină din nou și să vorbească în alte orașe.

„Asta a fost acum câteva decenii. De atunci, am văzut aici mii de oameni. Sunt mulți medici pe care i-am instruit, precum Dr. Giovanni, Dr. Lisciani, Dr. Chiromaestro, Dr. Lidiana, Dr. Alberto, Dr. Antonella, Dr. Catia, Dr. Guido și Claudio. Viața multor oameni s-a schimbat în bine. Sunt mai sănătoși și mai fericiți."

Dr. Naram mi-a vorbit despre Alexander din Germania, care a călătorit în Italia pentru a-l întâlni. Alexander i-a adus pe alții cu el. Curând au trebuit să închirieze un autobuz, până când în cele din urmă

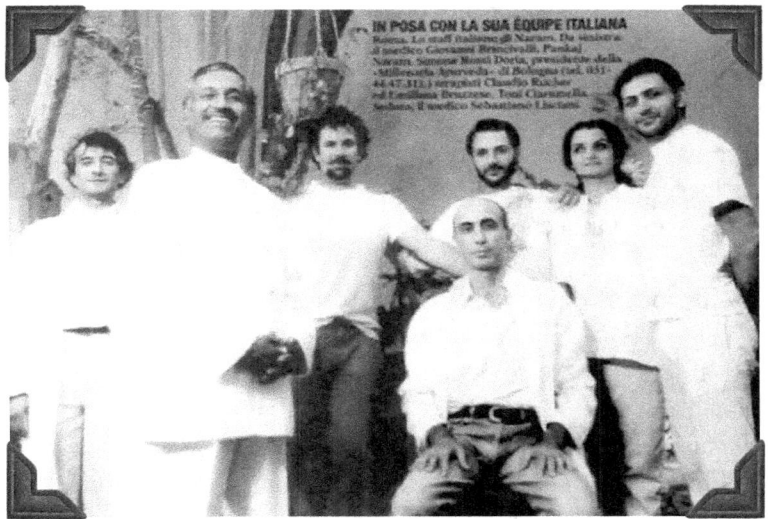

Imaginea doctorului Naram din revista Oggi și a multor medici italieni pe care îi pregătea.

doctorul Naram a acceptat invitația lui Alexander de a veni în Germania. Apoi au venit invitațiile de a merge în Franța, Elveția, Austria, Olanda, Regatul Unit, Statele Unite, Canada și multe alte țări.

„Când maestrul meu m-a ajutat să descopăr că misiunea mea era să aduc acest vechi sistem de vindecare în fiecare casă, în fiecare inimă de pe pământ, nu am crezut. În acel moment, nu aveam nici măcar un singur pacient. Dar când această mișcare de vindecare mai profundă a început să se întâmple în Europa, am avut speranța că maestrul meu a văzut ceva ce eu nu am văzut. Și asta continuă. Această revoluție tăcută a vindecării mai profunde a aprins o scânteie care se transformă acum într-un foc."

Susi a intervenit. „Dr. Naram vă învață cum să vă îngrijiți corpul

> „Misiunea mea este să aduc acest vechi sistem de vindecare în fiecare casă, în fiecare inimă."
>
> – Dr. Naram

înainte de a vă îmbolnăvi - cum să mâncați mâncarea potrivită, ce suplimente pe bază de plante să luați și ce stil de viață să urmați: somn adecvat, exerciții fizice, rutine de lucru și cum să vă faceți timp pentru rugăciune sau meditație. Dacă știi ce să faci și ce să nu faci, din start nu te vei îmbolnăvi. Aceasta este adevărata putere a Siddha-Veda."

Dr. Naram a spus: „Susi ți-a dezvăluit câteva secrete foarte importante. Ieri m-ai întrebat cum am ajutat femeile să-și recupereze ciclul sau ce am dat cuplului de optzeci de ani pentru a-și redobândi tinerețea vibrantă, corect?"

Am aprobat din cap.

„Tocmai ți-a spus cum! Maestrul meu m-a învățat cum sunt posibile aceste lucruri și multe altele, prin cele șase chei secrete ale Siddha-Veda pentru o vindecare mai profundă. Știi care sunt cele șase chei acum?"

Am început să devin nervos, întrebându-mă dacă acesta este un alt test.

„Mi-ai spus despre remedii casnice, remedii pe bază de ierburi și marmaa," am spus.

„Și care sunt celelalte trei?"

Din fericire, Susi a fost foarte entuziasmată să le împărtășească din nou, așa că nu a trebuit să ghicesc „dieta, panchakarma sau asthakarma și stilul de viață."

Dr. Naram a continuat: „Aceste eficiente chei ale vindecării antice sunt folosite de tradiția noastră Siddha-Veda, 'școala noastră de gândire', pentru a produce rezultate care arată pentru lumea modernă ca niște miracole. Dar ele se bazează pe principii și procese testate în timp și produc rezultate predictibile, pe termen lung și netoxice. Aceste chei l-au ajutat pe maestrul meu să trăiască până la 125 de ani. Nu se referă la o soluție rapidă, ci mai degrabă la o vindecare mai profundă.

"Mi s-a părut fascinant că una dintre cheile sale principale de vindecare a fost dieta. „Dar cum de este dieta un „secret"? am întrebat. „Toată lumea mănâncă mâncare."

Susi a spus: „Poate că este unul dintre acele 'secrete' care se află în fața ta tot timpul și nu le observi până când cineva nu ți le arată."

Dr. Naram a adăugat: „Da, toți oamenii mănâncă alimente. Dar, de obicei, ei nu știu ce alimente produc sănătate vibrantă, energie nelimitată și liniște sufletească, și care alimente îți diminuează sănătatea, îți epuizează energia și îți aduc frică și emoții negative. Știi oare ce alimente pot fi medicamente pentru un corp și totuși sunt otravă pentru un altul? Știi ce alimente îți hrănesc creierul, îți cresc puterea memoriei și încurajează emoții pozitive?"

Am clătinat din cap negativ la fiecare întrebare și el a continuat: „Știi ce momente din zi sunt cele mai bune pentru masă și cât de mult să mănânci, sau ce alimente ar trebui să combini împreună și care nu ar trebui? Știi ce alimente îți pot menține imunitatea puternică pentru a nu te îmbolnăvi sau ce alimente îți scad *agni* (puterea digestivă) sau *bala* (energia vitală)? Știi ce alimente să eviți pentru a depăși o boală și ce alimente te ajută să aduci o vindecare mai profundă? Cunoașterea acestor secrete și aplicarea lor pot ajuta pe cineva să aibă din nou ciclu după menopauză, să depășească hepatita, să hrănească rinichii, să sprijine un copil autist să devină mai bun sau să ajute omul să rămână viguros, tânăr chiar și la optzeci de ani!"

„Există atât de multe filozofii diferite despre mâncare," am spus. „De unde știu cine are dreptate?"

„Clint, maestrul meu m-a învățat acest secret. Nu-ți face griji cu privire la cine are dreptate. Concentrează-te doar pe ceea ce funcționează."

Susi a adăugat: „Da, există o mulțime de teorii diferite despre ceea ce este o dietă sănătoasă, ce să mănânci și ce să nu mănânci, dar sunt foarte puține care prezintă astfel de rezultate pe termen lung la persoanele care le urmează."

Dr. Naram a spus: „Am învățat de la maestrul meu secrete atât de profunde ale dietei, care pot schimba viața oricui. Cel puțin pot schimba viața celor care doresc ceva mai mult decât o soluție rapidă pentru un stil de viață care în ansamblu este nesănătos. Aceste secrete sunt aur pentru cei care sunt dedicați unei vindecări pe termen lung, netoxice și mai profunde."

„Și ce secrete ale dietei ai învățat de la maestrul tău?" am întrebat.

„Întrebare foarte bună. Am vrut să aflu ce făcea el pentru a trăi mai mult de o sută de ani simțindu-se atât de tânăr? Ce făcea el altfel decât majoritatea oamenilor care încep să se simtă bătrâni la cincizeci de ani? Ce le-a recomandat altora și care a produs rezultate atât de uimitoare în

> „Dacă îți schimbi mâncarea, îți poți schimba viitorul."
> —Dr. Naram

viața lor, pe care nu le-au văzut folosind 'metodele de rezolvare rapidă'? Una dintre cele mai mari diferențe, m-a învățat el, era legată de mâncarea noastră."

„Da, dar ce te-a învățat el despre mâncare?"

Dr. Naram s-a uitat direct la mine. „El m-a învățat că dacă îți schimbi mâncarea, îți poți schimba viitorul."

A fost o declarație puternică. Voiam să schimb viitorul pentru mine și pentru tatăl meu, dar nu eram sigur ce alimente trebuia să schimb. „Da," am spus, „Te cred. Dar ce anume ar trebui să mănânc și ce ar trebui să evit?"

"Aceasta este o întrebare de miliarde de euro," a spus Dr. Naram în timp ce își termina supa și se îndrepta încet spre ușă. „Trebuie să mă întorc să văd oamenii acum, dar mă bucur foarte mult că pui această întrebare. Dacă înveți corect ce alimente să mănânci și pe care să le eviți, viața ta se poate schimba. Vei câștiga puterea de a ști ce te face să te îmbolnăvești, ce te face sănătos, ce te ajută să te vindeci profund și ce te poate ajuta să trăiești peste o sută de ani cu o sănătate vibrantă, energie nelimitată și pace sufletească."

„Te rog, Dr. Naram, spune-mi. Ce trebuie să fac?"

"Vino mâine."

Și cu asta a ieșit din cameră pentru a reveni la consultația pacienților.

Chiar așa? gândeam. Susi și mama ei au fost, de asemenea, chemate înapoi în aria de consultații pentru a ajuta, iar eu am rămas singur cu gândurile mele.

M-am gândit la conversațiile recente cu tatăl meu. Chiar înainte de a pleca în India, a făcut câteva schimbări mari în dieta sa pe baza recomandărilor doctorului Naram. În cea mai mare parte a vieții sale, dieta tipică a tatălui meu era cerealele și laptele sau slănina și ouăle pentru micul dejun. La prânz, mânca sandvișuri cu brânză pe pâine de grâu și chipsuri de cartofi. La cină, mânca carne și cartofi cu un pahar de lapte. Acestea au fost alimentele exacte pe care Dr. Naram a recomandat să le evite. La început tatăl meu s-a întrebat ce poate mânca, dar în curând și-a schimbat dieta de la zero. A încetat să mănânce grâu și produse lactate și aproape toată carnea și a început să mănânce legume fierte verzi, cu frunze și multă supă de fasole moong.

Deși descurajant la început, el a găsit în curând satisfacție în alternativele pe care nu le luase în considerare până atunci. Din fericire, a descoperit că există o mare varietate de alimente gustoase și sănătoase despre care nu a știut niciodată că există, multe dintre acestea fiind ușor de preparat. Tatăl meu a găsit înlocuitori ale vechilor sale alimente preferate și rețete noi care i-au plăcut cu adevărat. În top era rețeta secretă a doctorului Naram pentru supă de moong. Era bogată în proteine, reducea inflamația, furniza multă energie și îi dădea totuși o senzație de ușurință. De asemenea, am aflat că același proces de digestie necesar pentru a metaboliza moong-ul ajuta organismul să elimine toxinele nedorite. Toți maeștrii doctorului Naram, care trăiesc la vârsta de peste o sută de ani, au mâncat moong și mult ghee. Acesta i-a dat tatălui meu o rețetă de la maeștrii antici pentru a face un ghee delicios. Dr. Naram l-a numit ghee-ul „magic," deoarece este atât de eficient pentru a ajuta la echilibrarea oricăruia dintre cele trei tipuri de dosha.

Notele mele de jurnal
Rețeta minunată de supă Moong a doctorului Naram *

Beneficiile vindecătoare ale boabelor Moong (uneori scris Mung): hrănitor, cu efecte detoxifiante, ajută la echilibrarea tuturor celor 3 *dosha* (elemente ale vieții). Ajută la îndepărtarea de *aam* (toxicitate) care se depune în organism în timp, din cauza unei diete necorespunzătoare, a lipsei de mișcare și a unui stil de viață sedentar. Multe dintre aceste ingrediente pot fi cumpărate online sau în magazinele alimentare asiatice / indiene.

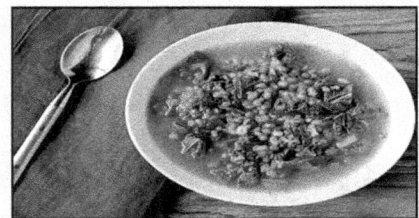

Ingrediente:
- 1 cană de fasole verde moong întreagă uscată - înmuiată peste noapte
- 2 căni de apă + 1½ linguriță sare
- 1 lingură ghee pur de vacă sau ulei de floarea soarelui
- 1 linguriță semințe de muștar negru
- Hing (numit în vest Asafoetida) cât se poate lua de două ori între două degete
- 1 frunză de dafin
- ½ linguriță pudră de turmeric
- 1 linguriță pudră de chimen
- 1 linguriță pudră de coriandru
- piper negru cât de ia între două degete o dată
- 1½ linguriță ghimbir proaspăt, tocat mărunt
- ½-1 linguriță sau 1 cățel de usturoi proaspăt, tocat mărunt
- încă 2 cești de apă - adaugă pentru a face supa după ce fasolea este gătită
- 3 bucăți de Kokum (prune uscate de junglă)
- sare după gust la momentul servirii

Opțional: 1 cană de morcovi curățați și tăiați, 1 cană de țelină tăiată cubulețe

PAȘI DE PREGĂTIRE:

1. Clătește, îndepărtează resturile și apoi înmoaie boabele moong în apă peste noapte. (Adăugați 1 linguriță de bicarbonat de sodiu în timp ce se înmoaie pentru a ajuta la reducerea gazelor intestinale).
2. Scurge și clătește boabele moong, adăugând cantitatea indicată de apă și sare, apoi gătește într-o oală sub presiune până se înmoaie. Durează aproximativ 25 de minute, în funcție de oală. (Fasolea trebuie să ajungă să se crape.)
3. Sau, într-o oală adâncă obișnuită, va dura 40-45 de minute pentru ca boabele să fie complet fierte. Aduceți la fierbere apoi la foc mic cu capacul pus sau ușor tras într-o parte. Adaugă Kokum, morcovii și țelină, după 25 de minute.
4. În timp ce boabele se gătesc, după aproximativ 20 de minute, încălzește uleiul sau ghee-ul într-o oală adâncă separată la foc mediu până se topește. Adaugă semințele de muștar.
5. Când semințele încep să pocnească, adaugă hing, dafin, turmeric, chimen, coriandru, ghimbir, usturoi și piper negru și manevrează-le ușor, amestecând bine.
6. Redu rapid flacăra la minim. Fierbe la foc mic aproximativ 10 minute - nu lăsa să se ardă.
7. Transferă fasolea gătită adăugând încă 2 căni de apă proaspătă în oala cu ingredientele care fierb la foc mic.
8. Adu la fierbere și fierbe pentru încă 5-10 minute. Poftă bună! Se poate servi cu orez basmati.

*Material bonus: Pentru a vedea cum poți face această rețetă de supă moong în mai multe moduri diferite delicioase, precum și pentru a primi alte rețete gustoase și secrete ale dietei, te rog să consulți site-ul cu membership gratuit MyAncientSecrets.com.

Stai, cum adică, „fără pizza"?

Deși mi-a plăcut să aud experiențele lui Susi, mintea mea s-a blocat de partea în care a spus că Dr. Naram a recomandat oamenilor să nu mai mănânce pizza, paste, brânză, grâu și produse lactate. Îmi plăceau lucrurile astea. Cum ar fi viața fără pizza? Ca să nu mai zic de gelato? De ce considera Dr. Naram că aceste alimente sunt o problemă?

Am făcut câteva cercetări și am aflat de lucrările doctorului Joel Fuhrman, ale doctorului Baxter Montgomery și ale altor câțiva medici americani și europeni. Studiile lor răspundeau la unele dintre întrebările mele. Dezvăluiau un număr tot mai mare de dovezi incontestabile cu privire la beneficiile unei diete pe bază de plante. De exemplu, unele dintre cercetările lor au documentat impactul unei diete pe bază de plante asupra persoanelor cu probleme cardiace severe și blocaje arteriale. Medicii occidentali introduc de obicei un stent pentru a ține deschis vasul de sânge sau creează chirurgical o ocolire în jurul blocajului. Tatăl meu avea deja două stenturi și mai multe recomandări pentru operația de bypass. Trecând la o dietă pe bază de plante și făcând mai mult exercițiu, cercetările au arătat că oamenii ar putea reduce cantitatea de placă din arterele lor și, în unele cazuri, o pot elimina complet.

Dr. Naram a spus: „Dacă îți schimbi mâncarea, îți poți schimba viitorul."

Ar putea fi datorită faptului că mâncarea avea un impact atât de mare asupra vieții noastre? Oare ceea ce punem în gură are o influență atât de mare asupra sănătății noastre?

Conexiunea părea poate evidentă pentru alții, dar pentru mine era ceva nou.

Poate să-ți îmbunătățească memoria ceea ce mănânci?

La una dintre clinicile din Italia, am întâlnit un avocat pe nume Steven, care suferea de alergii cutanate și astm. Mi-a spus că mama, tatăl și fratele său erau toți medici, așa că a crezut că vor avea o soluție la problemele sale. Din păcate, nu au putut găsi o modalitate de a-l ajuta. Tot ce au încercat avusese efecte secundare teribile. Dr. Naram a fost primul care l-a ajutat să înțeleagă că astmul său nu a început în plămâni, ci în digestie.

Steven a învățat ce să mănânce și ce să evite și ce remedii casnice și suplimente pe bază de plante să ia. El a spus că întreaga sa viață s-a schimbat odată cu dispariția alergiilor cutanate și a astmului. Era și un extra bonus pentru că și memoria lui se îmbunătățise.

„Când l-am cunoscut pe Dr. Naram," a spus Steven, „eram în primul an la facultatea de drept și studiam cărți juridice groase și complicate, cu mii de pagini de citit. Era dificil să te concentrezi. Dr. Naram mi-a dat recomandări de dietă și remedii speciale pentru a-mi îmbunătăți memoria și am putut să înțeleg și să-mi amintesc mult mai bine decât înainte. Punctajul meu la teste s-a îmbunătățit. Creierul meu s-a calmat, facilitând concentrarea și păstrarea informațiilor, ceea ce m-a ajutat să progresez la universitate."

Steven a remarcat: „Memoria Dr. Naram este și ea uimitoare. Își amintește ce i-am spus cu toți acei ani în urmă, chiar dacă a văzut mii de pacienți de atunci. Văd și felul în care arată, modul în care funcționează mintea lui. Parcă timpul nu trece deloc pentru el!"

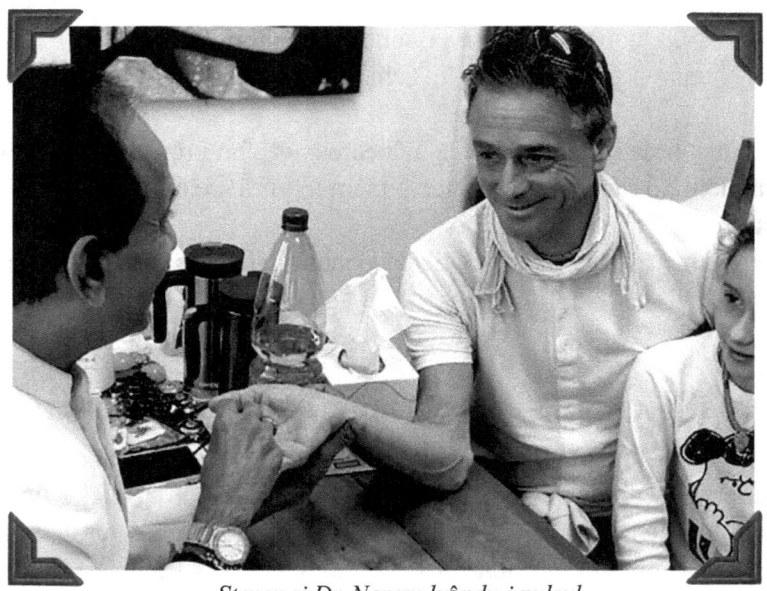

Steven și Dr. Naram luându-i pulsul.

> ### Notele mele de jurnal
> **Secrete de vindecare antice suplimentare pentru îmbunătățirea memoriei** *
>
> Marmaa Shakti — La baza exterioară a degetului mare stâng, presează acest punct de câte 6 ori, de multe ori pe zi.
>
>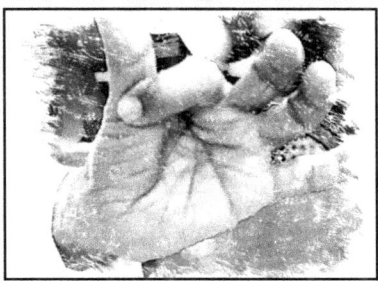
>
> * Material bonus: Pentru a vedea marmaa demonstrată și pentru mai multe secrete de memorie, te rog să consulți site-ul cu membership gratuit MyAncientSecrets.com.

Steven mi-a mărturisit că uneori nu a urmat complet recomandările de dietă, dar că a fost recunoscător să știe că, atunci când se simte rău, știe cauza și cum să o amelioreze. El a spus că atunci când nu știa, nici măcar nu avea alegerea de a fi sănătos. Acum putea alege.

Secretele alimentare pe care mulți maeștri nu ți le vor spune

Chiar când am crezut că încep să înțeleg relația dintre dietă și sănătate, Dr. Naram mi-a scuturat creierul. În timpul pauzei sale, cu entuziasmul unui copil pe cale să-l cunoască pe Moș Crăciun, a spus „Clint, vino cu mine și cu Dr. Giovanni! Trebuie să te iau undeva!"

"Unde?" am întrebat.

„La cea mai bună pizza din toată Italia!"

Când l-am provocat în legătură cu mâncatul de pizza, el a zâmbit. „Maestrul meu mi-a spus să nu devin niciodată atât de rigid din punct de vedere emoțional încât să devin sec. Pizza nu este bună pentru corpul meu, adevărat. Dar este foarte bună pentru emoțiile mele. Așadar, întrebarea este: cum ne putem bucura ocazional de această mâncare, fără să fie în detrimentul sănătății noastre?"

Mi s-a părut o întrebare bună. Am ascultat atent.

„Dacă mănânci aceste alimente în fiecare zi sau chiar în fiecare săptămână, ele creează toxine în corpul tău și nu sunt bune pentru digestia ta. Apoi, trebuie să ai o perioadă lungă de timp în care nu le mănânci, astfel încât corpul tău să se poată purifica și reechilibra. Eu urmez o dietă foarte strictă pentru tot anul, dar o dată pe an, când sunt în Italia, vreau să mă bucur de cea mai bună pizza. Așa că îmi pregătesc digestia cu zile înainte și după aceea, mâncând doar supă moong și luând ierburi care mă ajută să diger și să nu acumulez toxine. În felul acesta pot avea hrană pentru emoțiile mele și corpul meu nu suferă. "

Știa exact la ce restaurant dorea să meargă. După mai bine de douăzeci de ani de când venea în Italia, el stabilise, potrivit papilelor sale gustative, care era locul cu „cea mai bună pizza din lume" și ce loc avea cel mai delicios gelato. Pe măsură ce ne-am bucurat de mâncare, el a vrut să se asigure că am înțeles că atunci când oamenii erau în timpul depășirii unei boli, cum erau mama sau tatăl meu, aceștia nu puteau digera lucruri de genul acesta. Era imperativ ca ei să fie disciplinați consumând alimente sănătoase pentru ei.

El a explicat cum corpurile noastre au o zonă tampon care se uzează în timp. Deși consumul de junk food timp de ani de zile poate părea să aibă un impact asupra corpurilor tinere, într-o zi, când suntem pe la treizeci sau patruzeci sau cincizeci de ani, ceva nu mai este în regulă. Oamenii cred că este pur și simplu un proces ireversibil de îmbătrânire, care poate fi gestionat numai cu medicamente, ale căror efecte secundare pot duce la alte boli, necesitând mai multe medicamente. Aceste probleme nu sunt de fapt cauzate de îmbătrânire, ci de acumularea de *aam* sau toxine din alimente și mediu, care în cele din urmă provoacă inflamații, blocaje și dezechilibre.

Dr. Naram a pus un supliment de sos iute pe pizza și a luat o mușcătură în timp ce Dr. Giovanni mi-a spus că a învățat prin propria experiență dureroasă că același aliment care este medicament pentru o persoană poate fi otravă pentru alta.

„Când l-am văzut pe Dr. Naram folosind sosul iute, am crezut că

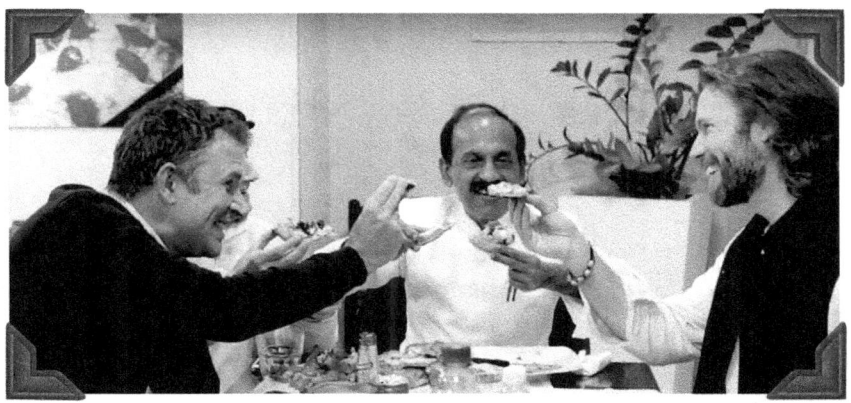
Dr. Naram explica cum și când te poți bucura chiar și de lucruri precum pizza.

trebuie să fi fost un lucru sănătos de făcut, așa că am început să folosesc și eu mult sos iute. În curând am avut mult de suferit. Nu știam că sosul iute era bun pentru el, acționând ca un medicament, deoarece el are predominanță *kapha* (apă / pământ dosha), dar pentru mine era ca o otravă. Aveam deja o mulțime de *pitta* (dosha focului) în corpul meu, așa că sosul iute a împins aceasta la o supraîncărcare." A râs, amintindu-și de lecția învățată dureros. Am zâmbit și eu, recunoscător că mi-a transmis-o înainte să fac aceeași greșeală.

În timp ce savuram delicioasa brânză și crusta crocantă a feliei mele, am început să înțeleg filosofia doctorului Naram: Odată ce oamenii înțeleg principiile a ceea ce creează sănătate față de ceea ce creează slăbiciuni și boli, trebuie să-și amintească și faptul că viața trebuie savurată. Dacă devii prea rigid și strict, ce rost mai are viața? Maestrul doctorului Naram l-a învățat cum să știe ce vrea, să realizeze ceea ce vrea și apoi să se bucure de aceasta. Ultima parte - a te bucura - era esențială.

„Același aliment care poate fi medicament pentru o persoană poate fi otravă pentru alta."
–Dr. Giovanni

Nu voi uita niciodată cât de fericit arăta Dr. Naram în timp ce mânca pizza.

Note de jurnal

Pentru a aprofunda și a mări beneficiile pe care le vei experimenta în urma citirii acestei cărți, rezervă-ți câteva minute acum și răspunde la următoarele întrebări:

În ce moduri simți că schimbând ce mănânci ar putea să-ți schimbe viitorul? (Dacă ar fi să faci o schimbare pozitivă în dieta ta, ce s-ar putea întâmpla diferit în mintea, corpul, emoțiile și relații?)

_____

_____

_____

_____

Ce alte perspective, întrebări sau realizări ți-au apărut în timp ce citeai acest capitol?

_____

_____

_____

_____

---

* *Material bonus: pentru un ghid mai detaliat la recomandările generale ale dietei Dr. Naram - precum și secretele sale despre când / cum ai putea „înșela" ocazional o dietă fără să aibă un impact negativ asupra sănătății tale - te rog să consulți site-ul cu membership gratuit MyAncientSecrets.com.*

CAPITOLUL 12

Secrete antice și pentru tratarea animalelor?

Cei care ne învață cel mai mult despre iubire nu sunt întotdeauna oamenii.
- Autor necunoscut

Întrucât Dr. Giovanni își petrecea mare parte din zi traducând pentru Dr. Naram, el și cu mine ne-am întâlnit târziu într-o noapte. După ce toată lumea a plecat, am întrebat cum a ajuns să lucreze cu Dr. Naram.

Diploma de medic a lui Dr. Giovanni este de la Universitatea din Bologna (care, ca o notă secundară, nu are nimic de-a face cu mezelurile pe care le mâncam în copilărie, ci este de fapt cea mai veche școală de medicină din Europa). Am vrut să știu ce a atras un medic genial ca el să studieze o formă indiană antică de tratament, timp de mai bine de șaptesprezece ani.

Dr. Giovanni mi-a spus că este simplu. Soluțiile oferite de medicina alopată l-au lăsat nemulțumit și dorind mai mult, a început să caute medicamente și tratamente alternative. El a auzit despre Dr. Naram în timpul unei călătorii în India în 1984 și a știut imediat că a găsit ceva extraordinar.

„Când am început să studiez cu Dr. Naram, foloseam medicina occidentală și Siddha-Veda împreună. Am efectuat propriile mele

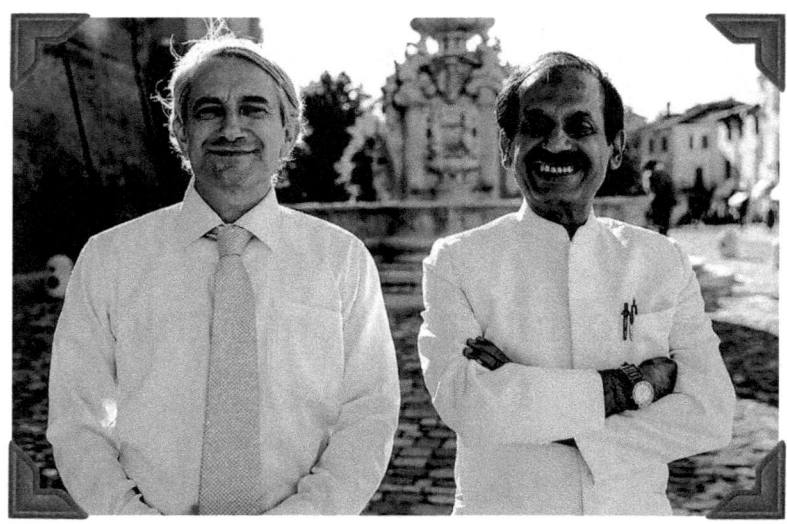

Dr. Naram împreună cu unul dintre cei mai iubiți studenți ai săi, Dr. Giovanni Brincivalli, MD.

cercetări, cu sprijinul unui profesor de la școala mea de medicină, cu privire la utilizarea acestor metode antice pentru cazurile de anxietate și depresie extremă. După câțiva ani de studii cu Dr. Naram și văzând rezultate uimitoare, am început să folosesc exclusiv această știință străveche, pentru toți pacienții mei."

„Cum simți că te-a afectat practica medicală?" am întrebat.

„În primul rând, nu mai trebuie să prescriu antibiotice sau antiinflamatorii. Văd aceleași cazuri pe care le vede orice medic de familie și încă sunt în stare să folosesc doar secretele de vindecare mai profunde pe care le-am învățat de la doctorul Naram. Rezultatele pe care le obțin sunt foarte, foarte puternice. Oamenii își aduc și animalele, iar secretele pe care mi le-a predat Dr. Naram lucrează și pentru acestea. Acum sunt surprins când nu văd rezultate. Dar apoi vorbesc cu Dr. Naram și el găsește ceva în manuscrisele antice care ajută chiar și în cele mai rare cazuri. "

Dr. Giovanni lucra în prezent în peste douăzeci de orașe din Italia. „Oamenii vin la mine din diferite motive. Îmi aduce atât de multă satisfacție, atât de multă pace, să am soluții pentru ei."

El a descris cum este să lucrezi într-un spital de psihiatrie din Italia. „Eram tulburat când vedeam pacienți deprimați, sinucigași, schizofrenici sau cu tendințe de omucidere, încuiați în camere. Uneori erau ținuți în lanțuri, astfel încât să nu se rănească pe ei și pe alții. Au fost drogați pentru a suprima problema și au umblat ca niște zombi, fără nicio speranță de îmbunătățire. Când se duceau la toaletă și erau scoase lanțurile ce-i legau, erau doi gardieni mari și corpolenți care-i supravegheau pentru a se asigura în caz că încercau să fugă. Era foarte greu de privit."

Dr. Giovanni și-a descris interesul față de o familie disperată care și-a adus fiica schizofrenică la doctorul Naram. După ce a văzut cazuri ca ale ei în spital, a fost curios cum Dr. Naram va aborda tratamentul ei. „Când au venit pentru prima dată, părinții o puseseră pe medicamente puternice pentru a o menține calmă și stăpânită. Era leneșă și letargică având schimbări bruște de dispoziție. De exemplu, ea apuca și rupea brusc orice hârtie pe care o găsea pe masă."

După șase luni sub tratamentul doctorului Naram, situația ei s-a schimbat dramatic. Medicamentele i s-au redus la jumătate și a început să zâmbească mai mult. Era mai conștientă și mai alertă, mai prezentă și mai veselă.

„Nu am văzut și nici măcar nu ne-am așteptat la o astfel de îmbunătățire în cadrul spitalului. Ceea ce m-a impresionat de asemenea, a fost cât de mult a schimbat calitatea vieții pentru întreaga familie. Acest lucru aducea inspirație. Când l-am întrebat pe Dr. Naram cum a funcționat acest lucru, mi-a spus că nouăzeci la sută din problemele noastre provin din răni emoționale sau traume din copilărie. Apoi m-a învățat metodele străvechi pentru a ajuta la vindecarea acestor răni și, în ultimii șaptesprezece ani, le-am văzut funcționând iar și iar, chiar și în cele mai extreme cazuri."

Din nou, gândurile mele s-au îndreptat către sora mea, care se luptase cu depresia și, în cele din urmă, și-a luat propria viață. Nu eram pregătit să vorbesc cu Dr. Giovanni despre asta, dar mă întrebam dacă Dr. Naram ar fi putut să o ajute. Tot ce puteau face medicii la acea vreme era să îi dea medicamente care nu funcționau.

Dr. Giovanni a descris un alt caz pe care l-a văzut la început cu doctorul Naram, care i-a lăsat o impresie profundă. Un bărbat care avea trei blocaje arteriale majore la inimă, suferea de dispnee și putea merge

> „Nouăzeci la sută din problemele noastre provin din răni emoționale sau traume din copilărie."
>
> –Dr. Naram

doar câțiva pași fără durere în piept. "Am studiat acest subiect în școală. Conform medicinei occidentale, nu există o modalitate bună de a face ca blocajele arteriale să regreseze. Putem introduce doar un stent mărind vasul de sânge sau putem crea un bypass cardiac. Cardiologii i-au spus acestui bărbat să meargă imediat pentru o intervenție chirurgicală, deoarece avea un risc crescut de atac de cord masiv. Omul a refuzat și a venit la doctorul Naram. După ce a urmat sfatul doctorului Naram timp de trei luni și jumătate, dispoziția sa și testele ulterioare au arătat că blocajele regresează." Vocea doctorului Giovanni a dezvăluit cât de impresionat fusese de acest rezultat.

„M-a inspirat," și-a amintit Dr. Giovanni, „deoarece nu am crezut niciodată că acest lucru este posibil. Acest om a trecut printr-un puternic proces antic de vindecare mai profundă. A făcut panchakarma, a luat remedii din plante și a urmat o dietă prescrisă. El și-a asumat responsabilitatea pentru viața sa, și-a schimbat obiceiurile și a mâncat o mulțime de moong și legume."

Dr. Giovanni s-a uitat la mine și mi-a spus: „Sunt mândru de tine că ai o minte deschisă pentru a afla totul despre asta."

Toți câinii merg în rai, dar de ce să meargă mai repede decât este necesar?

Simțindu-mă mai deschis să-mi exprim îndoielile mereu copleșitoare, l-am întrebat pe doctorul Giovanni: „Crezi că există vreo posibilitate ca să fie un efect placebo? Astfel că oamenii crezând cu tărie că dieta sau remediile vor funcționa, ajung să se simtă brusc mai bine?"

Dr. Giovanni a spus: „Bună întrebare, Clint. Mai întâi, uită-te la Rabbat, care era în comă și și-a revenit. Cum ar fi putut fi placebo? Uită-te apoi la modul în care Dr. Naram ajută și animalele. L-am văzut tratând multe animale, inclusiv tigri, elefanți, câini, cai, bufnițe, canguri, crocodili și pisici. Oare animalele cred că se vor vindeca? Cu toate acestea, metodele antice le vindecă și pe ele. Prin fundația sa, Dr. Naram sponsorizează multe adăposturi pentru animale, în care folosesc și remedii naturale pe bază de plante pentru a ajuta câini ai străzii și alte animale rănite sau bolnave. Ai cunoscut-o pe Paula azi?"

„Da," am răspuns.

Mai devreme în ziua aceea am fost surprins când a sosit o femeie de șaizeci și patru de ani pe nume Paula cu cei doi câini ai săi. A fost foarte

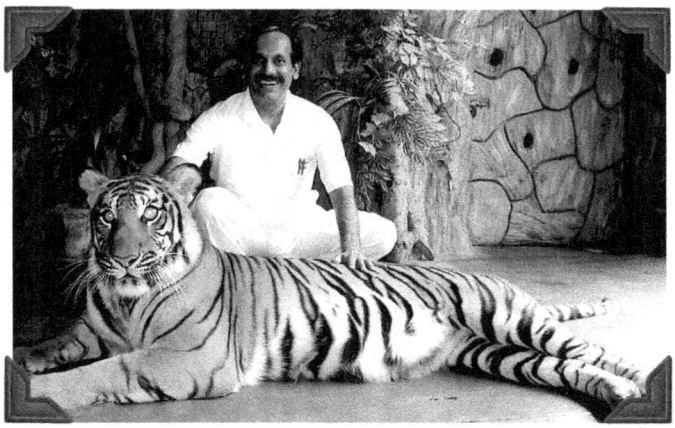

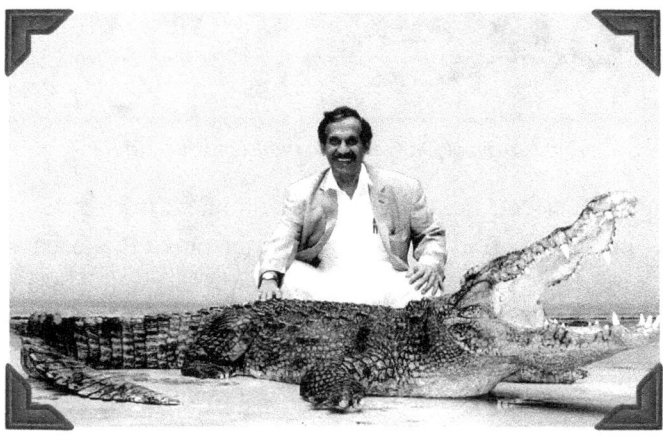

Sus: acesta femela de tigru regal bengalez nu a putut rămâne însărcinată până când Dr. Naram nu i-a simțit pulsul și i-a dat anumite plante și dietă, în curând după aceea, a avut trei pui.
Partea de jos: acest crocodil era supărat și cei din grădina zoologică nu știau de ce...Prin intermediul pulsului, Dr. Naram a descoperit că este o problemă de constipație și, după ce i s-au dat ierburile potrivite, crocodilul a fost din nou fericit!

emoționată când mi-a spus că acum câțiva ani, unul dintre câinii ei, un labrador negru, era bolnav și suferea atât de mult încât nu putea merge. Veterinarul nu l-a putut ajuta și ea era pe cale să-l eutanasieze. Paula nu știa cum să facă față agoniei de a ști că a ales să-și ucidă câinele îndrăgit. Acesta suferea atât de mult încât nu știa ce să mai facă. În timp ce făcea jogging în acea dimineață, a aflat de la un prieten că Dr. Naram se află în Italia. S-a dus imediat acasă, și-a urcat câinele în mașină și a traversat țara pentru a-l întâlni.

„Eram disperată," mi-a spus Paula. „Dr. Naram i-a luat pulsul și mi-a spus exact ce nu este în regulă: câinele meu era plin de *aam* (toxine) și avea osteoporoză. Am făcut tot ce mi-a spus să fac. I-am dat formulele speciale pe bază de plante și dietă restricționată și, după numai o săptămână, a sărit din nou în mașină! A sărit! Nu a mai șchiopătat și încă

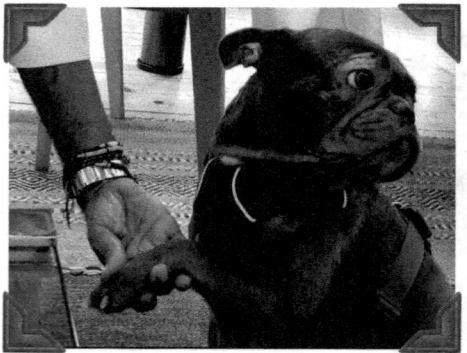 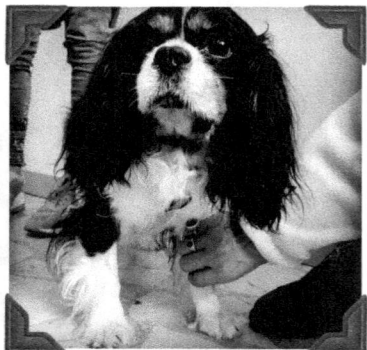

Dr. Naram și Dr. Giovanni luând pulsul câinilor.

trei ani a fost perfect. Poate pentru că animalele nu gândesc la fel ca oamenii, am sentimentul că sunt mult mai pure. Poate că remediile funcționează mai repede pentru ele decât pentru oameni. Nu știu, dar așa s-a întâmplat. Chiar și când a îmbătrânit, a fost încă puternic și sănătos până când a murit liniștit acasă."

Ajutând albinele?

Dr. Giovanni a continuat să-mi spună o altă poveste despre un prieten de-al său care era apicultor. Un parazit distructiv i-a infectat albinele cu un virus și acestea au încetat să producă miere și au început să moară. Pentru a ucide paraziții, alți apicultori au ales să expună albinele la vapori otrăvitori, care, din păcate, au ucis și o mulțime de albine. Cele care au supraviețuit au fost pline de substanțe chimice care au afectat calitatea mierii lor. Deoarece mâncau mierea și, de asemenea, planificau să vândă, femeia și familia ei au dorit să aleagă o soluție non chimică. L-au sunat pe Dr. Giovanni.

„M-am dus să văd albinele și la început nu am avut nici o idee despre cum să le ajut," a explicat el. "Cum prinzi pulsul albinelor fără să te înțepi?" A zâmbit, iar eu am râs imaginându-mi-l încercând să găsească pulsul unei albine. Dr. Giovanni mi-a arătat punctul marmaa pentru creșterea imunității la oameni, apoi m-a întrebat: „Dar cum faci asta pentru albine?"

Notele mele de jurnal
Secrete antice de vindecare pentru creșterea imunității*

Marmaa Shakti - la mâna dreaptă, presează de 6 ori de mai multe ori pe zi degetul mijlociu în porțiunea cea mai de vârf.

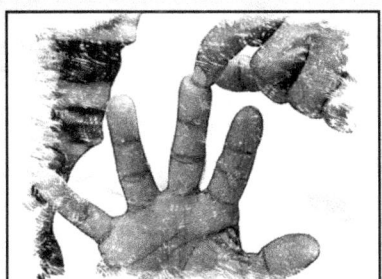

*Material bonus: Pentru un remediu puternic care crește imunitatea și pentru a învinge viroze, te rog să consulți Anexa și să vizitezi site-ul cu membership gratuit.

„Am făcut unele cercetări și am aflat că acest tip de infecție face albinele slabe. Nu mai zboară, iar unele își pierd tot părul de pe corp. Albinele sănătoase încep să se lupte cu albinele bolnave, deoarece nu le recunosc ca parte din stup. Acest lucru mi-a dat o idee."

Dr. Giovanni și-a amintit o poveste despre Dr. Naram, căruia i-a crescut părul înapoi. El a descoperit, de asemenea, ce plante stimulau imunitatea. El și apicultorul au zdrobit unele dintre tabletele doctorului Naram pe bază de plante, concepute pentru a spori imunitatea și a crește părul, le-au amestecat cu un puternic remediu casnic care includea miere

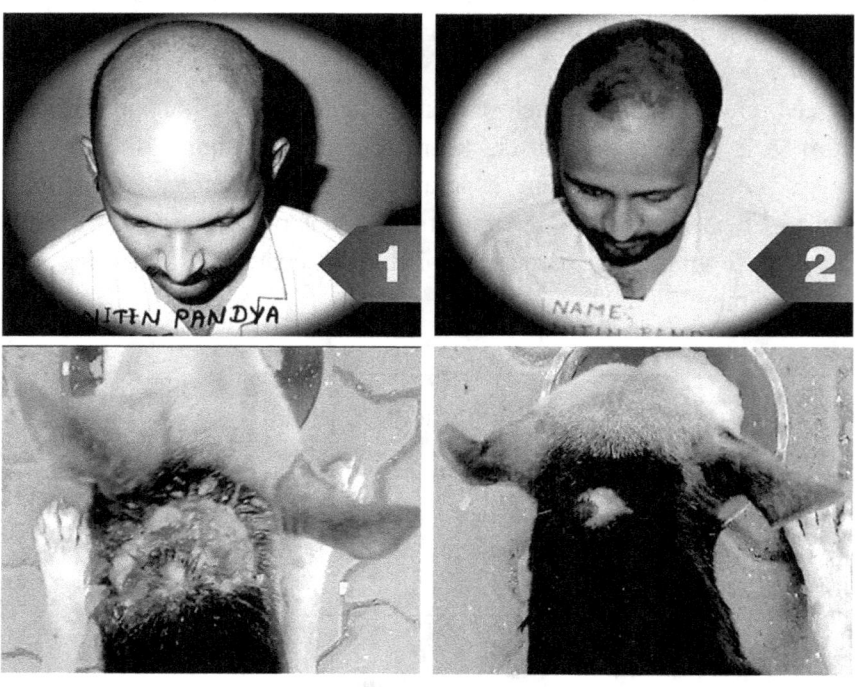

Cunoscând că Dr. Naram a ajutat mulți oameni, precum acest bărbat și acest câine, ca să le crească părul înapoi, Dr. Giovanni a folosit acest lucru ca parte a modului de a trata, de asemenea, și albinele.

și le-a dat albinelor.

La scurt timp Dr. Giovanni a primit un telefon de la apicultor. „Albinelor le crește părul înapoi! Și arată a fi mai puternice, mai sănătoase." Încet, populația de albine a crescut și au produs o abundență de miere. Pentru a cinsti momentul și mierea specială pe care au făcut-o albinele, ei au numit-o „Mierea secretelor antice." Apicultorul credea că mierea non chimică reflectă proprietățile imunității și rezistenței din remedii pe bază de plante pe care le-au dat albinelor.

Când am discutat acest lucru cu doctorul Naram mai târziu, mi-a spus: „Crezi sau nu, aceste secrete de vindecare străvechi funcționează asupra ființelor umane, a animalelor și de asemenea, asupra plantelor."

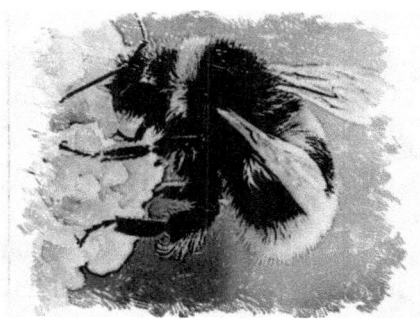

Chiar și albinele au fost ajutate cu secretele antice de vindecare.

"Pentru că suntem cu toții o parte a naturii, se aplică aceleași principii."

Povestea m-a atins, întrucât văzusem rapoarte în știrile despre populația de albine din întreaga lume, cu întrebări îngrijorătoare despre impactul pe termen lung asupra sustenabilității globale dacă acești polenizatori ar dispărea. Măcar dacă mai mulți oameni ca Dr. Giovanni ar studia și utiliza aceste practici. *

„Ce sfaturi aveți pentru ceilalți care doresc să învețe această metodă de vindecare străveche?"

"Este un proces constant, Clint" spuse Dr. Giovanni. "Ai nevoie de o inimă și o minte deschise. Dacă vrei pur și simplu să înveți lucruri care te pot ajuta, este foarte posibil. Oricine de pe această planetă poate învăța secrete antice care îi vor schimba viața, dacă se angajează să le urmeze cu sârguință. Dar pentru a deveni vindecător este nevoie de dezvoltare interioară, nu doar de cunoștințe tehnice." Dr. Naram spune că a fi un adevărat vindecător nu este legat doar despre a ști, ci și despre a face și cel mai important despre a fi. Când lucrezi cu animalele de asemenea ele pot simți ființa ta. Pentru a atinge starea de a fi a unui maestru vindecător trebuie să-ți dedici viața.

> "Secretele antice de vindecare funcționează pentru oameni, animale și de asemenea pentru plante."
> - Dr. Naram

---

* Material bonus: Pentru a descoperi mai multe despre secretele străvechi pentru comunicarea cu animalele, precum și secretele pentru a avea părul sănătos și des, te rog să consulți site-ul cu membership gratuit MyAncientSecrets.com.

> "Pentru a deveni un vindecător adevărat este necesară dezvoltare interioară, nu doar cunoștințe tehnice."
> -Dr. Naram

El a explicat că cea mai înșelătoare parte pentru fiecare este că cei mai mulți oameni sunt dependenți de obiceiurile lor. "De exemplu, în Italia fiecare crede că o 'dietă bună' înseamnă paste, brânză și vin. Apoi când devin bolnavi vor o restabilire rapidă cu câteva pilule. Asta este alegerea lor. Dar cu ce preț? Există efecte secundare grave pe termen lung ale acestor pilule. Ca alternativă, atunci când oamenii aleg calea unei vindecări mai profunde, trebuie să plătească prețul unei discipline pentru a-și schimba obiceiurile, răbdarea, persistența și determinarea. Drept urmare, ei experimentează o vindecare mai profundă pe termen lung și liniște sufletească. Este doar o alegere. Ce preț ești dispus să plătești?"

Dr. Giovanni a făcut o pauză, ca să pot lua în calcul ceea ce el împărtășea. Am putut înțelege ce a vrut să spună datorită oamenilor pe care i-am văzut, inclusiv tatăl meu.

„Ce îi inspiră pe oameni să aleagă să-și schimbe obiceiurile, viața, pentru a putea experimenta o vindecare mai profundă? La început, au nevoie de credință sau încredere în vindecător pentru a-i urma sfaturile suficient de mult timp pentru a simți diferența. După ce încep să vadă rezultate, continuă mult timp și le împărtășesc altora. Această alegere de vindecare mai profundă este intensă. Pentru cei mai mulți, necesită o schimbare durabilă de perspectivă, care este adesea greu de realizat."

Cuvintele sale m-au făcut să reflectez la tatăl meu și la unele dintre conversațiile noastre recente. Ideile noastre s-au schimbat în legătură cu lucruri elementare, precum, care alimente ne erau bune. Pentru tatăl meu, un tratament de detoxifiere extins făcut în India a fost o schimbare majoră. *Finalmente*, mă tot întrebam, *oare aceste schimbări ar crea o diferență suficientă într-un caz atât de extrem precum tatăl meu?* Erau multe în joc. Tatăl meu a investit bani, timp, efort și speranță, semnificative, în restructurarea vieții sale, astfel încât să poată acomoda fiecare recomandare pe care Dr. Naram i-a dat-o. Teama mea era că, dacă nu ar funcționa, ar putea deveni mai deprimat și descurajat decât înainte și să se întoarcă la pregătirea pentru propria sa moarte.

Vorbind cu cei care au beneficiat de abordarea Dr. Naram, mi-a dat mai multă încredere că acesta era un sistem antic credibil care funcționa. Dar oare funcționa pentru tatăl *meu*?

O înștiințare neobișnuită de la tatăl *meu*.

Într-o zi am făcut o plimbare prin centrul orașului Milano. Am fost încântat să descopăr că pot prelua Wi-Fi gratuit pe telefon. Când mi-am deschis e-mailul, am văzut că primisem o înștiințare de la tatăl meu.

> *3 august 2010 - Raportul zilei a 3-a*
> *Este ora 19:15. în Mumbai, 6:45 a.m. în Utah. Sunt la sfârșitul celei de-a doua zi de tratament, mă acomodez mai bine și mă simt puțin mai confortabil în condițiile foarte diferite de viață din Mumbai, spre deosebire de Salt Lake City. Dieta mea de astăzi a constat dintr-o farfurie de papaya feliată pentru micul dejun și un castron cu supă de fasole moong pentru prânz și cină. Activitățile zilei au constat în yoga de la 7:30 a.m. până la 8:30, întâlnire cu Dr. Swapna, unul dintre marii doctori de aici, la clinica Ayushakti, și un alt masaj complet cu o substanță caldă, granuloasă, care m-a facut sa mă simt șmirgheluit viguros. Îmi imaginez că semăn cu o mașină după ce a ieșit dintr-o spălătorie; cu excepția că după periere, rămâi acoperit cu o substanță pe care nu trebuie să o speli timp de trei până la patru ore. Încă nu mi-am făcut dușul rece pentru o zi. În afară de asta, am putut să consum cele douăzeci de remedii pe bază de plante pe care le iau atât dimineața, cât și seara. Ca urmare, majoritatea durerilor abdominale și toracice pe care le-am experimentat par să fi dispărut - cred că nu prea există ceva care să-mi ofenseze sistemul digestiv în supa de fasole moong și papaya feliată. De fapt, mâncarea este plăcută și nu mi-a părut că vreau mult mai mult, deci cantitatea este suficientă. Restaurantul îmi va servi tot ce îmi doresc, dar asta este tot ce mi-am dorit astăzi.*

I-am citit e-mailul în timp ce stăteam sub arcul unei fântâni arteziene în mijlocul unei piețe deschise. Tatăl meu făcea yoga? Am zâmbit la acest gând. Am zâmbit și mai mult auzind că începe să se simtă diferit.

El mai spunea că una dintre părțile sale preferate era întâlnirea la clinică cu oameni interesanți din Kenya, Anglia, Germania și din alte părți. Un caz care i-a lăsat o mare impresie a fost o femeie care avea scleroză multiplă și nu a putut să meargă timp de douăzeci de ani. Cu ajutorul doctorului Naram, a pierdut peste unsprezece kilograme și reușise acum să ocupe un loc de muncă pentru Crucea Roșie în Germania. Visul ei de a veni în India a fost să-și aducă corpul într-o stare suficient de bună încât să poată merge din nou. Tatăl meu a descris emoția de a o privi făcând primii pași.

Mai târziu în acea noapte, l-am contactat pe tatăl meu pe Skype să aud mai multe. Mi-a spus că atunci când a început tratamentele, corpul său era atât de fragil, încât masajele erau incomode. Când l-am întrebat dacă-i face plăcere, a râs, spunând: „Nu sunt sigur că 'plăcere' este cuvântul potrivit, dar sunt recunoscător pentru masaj."

El a explicat că primele etape ale tratamentului au fost concepute pentru a scoate toxinele din corpul său, ceea ce a necesitat timp și răbdare. Următorii pași au fost să-l ajute să-și construiască din nou corpul.

Chiar dacă tatăl meu nu se simțea încă minunat, faptul că era alături de ceilalți pacienți și auzea poveștile lor îi oferea confort. Mâncarea bună și sănătoasă și o rutină semi previzibilă a ușurat lucrurile de asemenea. În general părea plin de speranță. Simțindu-l mai așezat m-a ajutat să-mi lepăd unele îngrijorări și să mă simt mai relaxat.

Gândindu-mă în acea zi la veștile bune de la tatăl meu și la toate poveștile pe care Dr. Giovanni și alții mi le-au împărtășit, m-am întrebat din nou de ce oare mulți oameni nu știau despre opțiunile de vindecare profunde ale Siddha-Veda.

Până acum am întâlnit atât de mulți oameni (și animale) ale căror vieți s-au schimbat datorită doctorului Naram și operei sale. M-am gândit și la modul în care mă schimbam eu însumi. Starea mea de a fi se transforma într-un loc mai înrădăcinat și mai liniștit în mine însumi. Nu știam cum sau de ce, dar mă simțeam mai bine cu mine și cu viața în general. Întrebările mele se schimbau de la „Oare funcționează?" la

„Cum funcționează acest lucru?" și din „Cum poate cineva să creadă în aceste lucruri?" la „De ce nu știu mai mulți oameni, că există acest lucru?"

Cu atât de multe dovezi, scepticul din mine era mai puțin vizibil, pe măsură ce deveneam mai plin de speranță că aceasta era într-adevăr o abordare solidă și previzibilă a vindecării. Și dacă așa era, de ce era atât de dificil pentru oameni să aleagă să o urmeze? De ce este așa o provocare să facem schimbări care să ne avantajeze sănătatea? De ce majoritatea oamenilor care au venit la Dr. Naram au trebuit să ajungă la un punct de disperare înainte de a-și da seama că există un mod mai sănătos și mai bun de a trăi? Și de ce era atât de greu a întrerupe obiceiurile nesănătoase?

Notele tale de jurnal

Pentru a aprofunda și a mări beneficiile pe care le vei experimenta din citirea acestei cărți, rezervă-ți câteva minute acum și răspunde pentru tine însuți la următoarele întrebări:

Ce răni vechi ai care încă te mai afectează și astăzi?

_____

_____

_____

De ce obiceiuri ești "dependent" care este posibil sa te țină la distanță de ceea ce-ți dorești cel mai mult?

_____

_____

_____

Ce lucruri înțelepte simți că poți învăța de la animale și insecte, și/ sau plante?

_____

_____

_____

Ce alte perspective, întrebări sau realizări ți-au venit în timp ce citeai acest capitol?

_____

_____

_____

CAPITOLUL 13

❦

Lecții din istorie: cele mai mari obstacole și cele mai mari descoperiri

O simplă schimbare de paradigmă este tot ce e necesar pentru a schimba cursul vieții tale pentru totdeauna.
—Jeff Spires

Dorind răspunsuri, în timpul rămas la Milano, am contactat două persoane. Primul a fost prietenul meu Dr. John Rutgers, care avea diplomă de medic, dar studiase și multe forme de medicină alternativă și complementară. Îl cunoscusem cu ani în urmă și îl auzeam împărtășind mai multe experiențe remarcabile de vindecare folosind medicina alternativă.

Pe atunci, îmi făcea plăcere să fiu alături de John, dar, sincer să fiu, credeam că perspectivele lui păreau puțin … ei bine, excentrice. Acum, trebuie să recunosc că opiniile mele despre sănătate îmi limitau opțiunile, întrucât reduceam la minimum orice opinii care nu se potriveau cu ce era general acceptat. De când l-am întâlnit pe Dr. Naram, perspectiva mea s-a lărgit. Prietenul meu așa-zis excentric, John, părea brusc precum cineva ale cărui perspective valoroase pur și simplu nu fusesem gata să

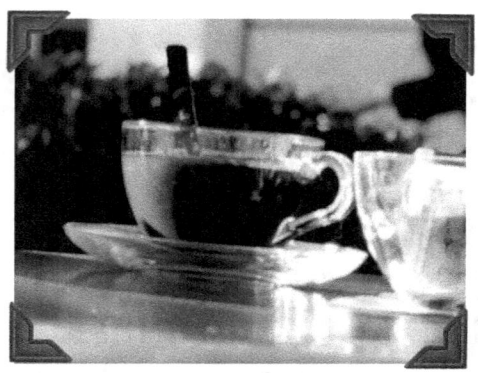

Ciocolată caldă italiană groasă... Iam!

le aud. Am simțit că mă poate ajuta să înțeleg unele lucruri și am întrebat dacă are timp pentru un apel pe Skype.

Pentru a asigura o conexiune bună la internet, am găsit o cafenea într-o zonă pitorească a orașului, care avea nu numai Wi-Fi excelent, ci și ciocolată caldă groasă, cu consistența unei bare de ciocolată topită. Mi-a plăcut grozav. Având conexiunea la internet și ciocolată caldă italiană pregătite, i-am spus lui John câteva dintre lucrurile pe care le-am văzut și am auzit la clinicile doctorului Naram din India, California și Italia.

El a fost cu adevărat interesat și i-am apreciat preocuparea lui sinceră față de potopul meu de îndoieli și întrebări.

„De ce, cu toți banii cheltuiți în universitățile americane de cercetare medicală, nu au descoperit încă cum să facă ceea ce face Dr. Naram? Dacă acest tip de vindecare este posibil și aceste persoane văd rezultate care schimbă viața, de ce nu știu mai mulți despre acest tip de medicină? De ce există rezistență la asta?"

John se opri pentru un îndelung moment." Să începem cu imaginea de ansamblu. De la începutul omenirii, aceasta a încercat să găsească modalități de a explica ceea ce părea scăpat de sub controlul nostru - furtuni, schimbări de anotimp, foamete, precum și boli și dureri. Evenimentele care au afectat viețile umane și producția de culturi au creat o mare nevoie de a găsi ordinea. Acest lucru ne-a permis să avem mai mult control asupra rezultatului acestor evenimente, ceea ce, la rândul nostru, ne-a mărit șansele de supraviețuire. Are sens pentru tine?"

"Cred că da."

„De exemplu, civilizațiile antice. Au ridicat privirea și au văzut stelele și planetele pe cerul nopții, mișcându-se într-un mod pe care nu-l puteau explica. Au ajuns să se gândească la acestea ca la zeii care controlează elementele de pe pământ, cum ar fi vremea sau sănătatea cuiva, pe baza stărilor lor de spirit. Au creat povești în jurul acestor corpuri cerești pentru a explica evenimente altfel inexplicabile, care au ajutat să dea sens lumii din jurul lor.

„Efectiv, au același impuls ca și știința," a continuat John." În timp ce știința și religia par uneori în contradicție, ele sunt de fapt expresii ale aceluiași lucru: o dorință de ordine în viața noastră."

Când am crescut, credința a jucat un rol important în viața mea și apoi, în calitate de cercetător universitar, mi-am concentrat atenția asupra științei. Deși nu am simțit niciodată personal că știința și credința sunt în conflict, cu toate că, desigur, i-am cunoscut pe cei care simțeau așa, nu am considerat niciodată această idee că religia și știința se află în același tărâm.

John a adăugat apoi: „Odată ce noi, oamenii, găsim o credință care ne dă minții un sentiment de ordine, sens și predictibilitate și găsim siguranța în această credință, devine dificil să ne schimbăm, indiferent de dovezile pe care le avem în sens contrar. Adunăm cât mai multe dovezi pentru a ne întări credința și, în același timp, ignorăm, ne temem sau respingem orice dovadă care o provoacă. De exemplu, cât de des vizitează oamenii o biserică care nu este a lor sau citesc o carte de cineva cu un punct de vedere politic care îi provoacă?" „Nu de multe ori," am recunoscut.

"Exact. Creierul uman se teme de dezordine și incertitudine, așa că încearcă să le reziste pentru a menține ordinea. Și ne limităm la această tendință care devine un obstacol în a vedea idei noi de care putem beneficia. Să luăm cazul lui Galileo - era italian. Știi ceva despre povestea lui?"

M-am uitat pe fereastra cafenelei, la fermecătoarea stradă italiană și am văzut peste drum haine atârnând să se usuce între clădiri." Nu era cunoscut Galileo pentru descoperirea sa precum că Pământul se învârte în jurul soarelui și nu invers?"

„De fapt, Copernic a fost cel care a folosit matematica pentru a descoperi acest lucru în anii 1500, dar nimeni nu a acordat prea multă atenție în acel moment. Cu 1800 de ani înainte de Copernic, filosoful grec Aristotel a contestat noțiunea că planetele și stelele erau doar zei care rătăceau în jur. În schimb, el a propus că erau obiecte sau sfere care se roteau pe o cale fixă în jurul Pământului, ceea ce oamenii au acceptat. În 1609, Galileo a folosit

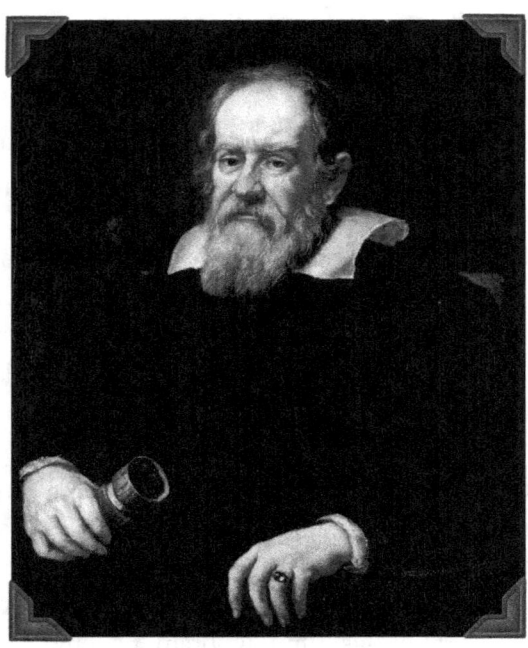

Portretul lui Galileo Galilei, de Justus Sustermans, 1636. Sursa Wikimedia.

telescopul pentru a privi cerul nopții și a concluzionat că Copernic are dreptate: nu totul se învârtea în jurul Pământului."

Privind la stradă, m-am întrebat cum arăta oare acest cartier din Milano în anii 1600. Străzile pietruite și clădirile cu aspect antic făceau să fie ușor de imaginat. John a continuat, „Galileo și-a publicat descoperirile în italiană și nu în latina obișnuită, astfel încât masele să o poată citi. Latina era accesibilă doar academicienilor. El a furnizat dovezi că, credința anterioară despre Pământ era incorectă. Cu o înțelegere mai precisă a sistemului solar, multe ar putea fi îmbunătățite, inclusiv calendarul, înțelegerea anotimpurilor și așa mai departe. Deci, cum crezi că au răspuns oamenii?"

„Cred că oamenilor le-a fost greu să accepte," am spus." Îmi amintesc că am aflat la școală că pe atunci papa l-a condamnat la arest la domiciliu, nu?" M-am gândit la ceea ce a spus Dr. Giovanni, că atunci când este prezentat un nou punct de vedere, este dificil pentru oameni să-și schimbe perspectiva.

"Da. De ce crezi că academicienii, biserica, instituția științifică din zilele sale și chiar papa erau atât de preocupați de faptul că Galileo contesta ideea că Pământul este centrul universului?"

Terminând ultima mea ciocolată caldă, am încercat să-mi dau seama de ce ar adopta o asemenea atitudine." Nu știu," am spus." De ce?"

„În parte, deoarece creierul uman se opune dezordinii. În acest caz, oamenii se temeau de o idee care contrazicea ceva ce părea sigur. Este ceea ce cercetătorii numesc „părtinire a confirmării" și este una dintre cele mai grave greșeli pe care le putem face vreodată - să înlăturăm ceva prea devreme pentru că este împotriva a ceea ce credem că știm deja."

„Înțeleg asta," am spus, împărtășindu-i rezistența mea inițială față de Dr. Naram și munca sa." De fapt, încă mă lupt, motiv pentru care te-am sunat."

"Uite," spuse John." Nu este faptul că oamenii nu vor accepta niciodată ceea ce face Dr. Naram. De fapt, tot mai mulți medici descoperă beneficiile unor lucruri precum meditația, yoga și dietele pe bază de plante. Dar mainstream-ul nu a acceptat-o încă, deoarece este nevoie de timp și bani pentru a face cercetări și pentru a disemina rezultatele. Mai ales pentru că paradigmele modelului științific occidental nu știu cum să înțeleagă sau chiar să măsoare impactul acestor științe tradiționale antice ale vindecării."

„Ce vrei să spui prin paradigme?" am întrebat.

„Să presupunem că joci fotbal și o grămadă de jucători de baseball vin și-ți spun că nu joci un sport adevărat, deoarece nu respecți regulile sportului. Pentru a-și certifica declarația, ei ar sublinia că nu folosești o bâtă, iar mingea este prea mare și are o formă greșită. Adevărul este doar că nu aderi la regulile de baseball. La fel, paradigma științifică și medicală occidentală are anumite ipoteze fixe care îi permit să vadă în anumite moduri. Acest lucru a dus la câteva descoperiri mărețe și totuși a orbit vederea altor lucruri. Asta nu înseamnă că alte forme de știință sau cercetare nu sunt utile. Dr. Naram nu joacă același joc pe care îl joacă medicii occidentali, dar asta nu înseamnă că ceea ce face el nu este valabil."

Mi-a dat o altă analogie, "Nu poți compara un pește cu o pasăre spunând că unul este mai bun ca celălalt, acestea fac lucruri diferite. Nu poți judeca un pește după cât de bine zboară."

> „Nu poți spune că fotbalul nu este un sport pentru că nu respectă regulile de baseball. Dr. Naram nu joacă același joc pe care îl joacă medicii occidentali, dar asta nu înseamnă că ceea ce face el nu este valabil."
> – Dr. John Rutgers

„Înțeleg această analogie," am spus." Dar nu este oare știința dincolo de cultură?"

„De fapt, științele, ca și culturile, vin cu propriile lor seturi de presupuneri și reguli pentru ceea ce înseamnă lucrurile și ceea ce este important. Ca și povestea ta despre durerea de cap și inelele de ceapă. Modelul vestic ar organiza un experiment pentru a vedea dacă inelele de ceapă ajută într-adevăr durerile de cap. Într-un studiu dublu-orb, nici medicii, nici pacienții nu ar ști cine primește placebo (în esență, o pastilă de zahăr), un analgezic dovedit sau noua substanță - în cazul tău, inelele de ceapă. Apoi, ar vedea dacă pacienții care au primit tratamentul cu ceapă au avut rezultate diferite. Are sens?" Am dat din cap.

„Și dacă ei nu pot dovedi că există diferențe semnificative între inelele de ceapă și placebo, studiul științific tradițional ar determina că această formă tradițională de vindecare nu este eficientă."

„Deci, spui că știința modernă nu a demonstrat că aceste lucruri sunt mai bune decât placebo?" am întrebat.

„Toate acestea demonstrează că metodele lor de testare nu sunt încă eficiente pentru a dezvălui eficacitatea modalităților și procedurilor de vindecare în afara propriei lor paradigme. Dr. Naram ți-a spus că există multe tipuri diferite de dureri de cap și că ceapa este utilă în mod special pentru unul dintre tipuri. El personalizează îngrijirea pe baza lucrurilor pe care le poate simți în puls, un lucru pe care echipamentele medicale occidentale moderne nu sunt nici pe departe capabile să le detecteze. În timp ce știința occidentală spune adesea: "Ai o durere de cap, ia pastila asta," echivalează cu Dr. Naram atunci când distinge tipul de durere de cap pe care o ai, uitându-se la constituția ta pentru a creiona o largă varietate de remedii."

> "Nu poți compara un pește cu o pasăre spunând că unul este mai bun ca celălalt, acestea fac lucruri diferite."
> -Dr. John Rutgers

„Bine," am spus, începând să înțeleg, „deoarece Dr. Naram nu

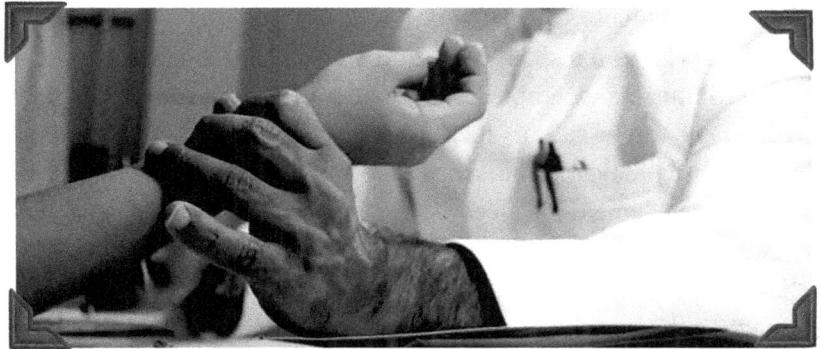

Dr. Naram luând cuiva pulsul, prin care poate detecta dezechilibre subtile și blocaje care afectează bunăstarea fizică, mentală și emoțională.

tratează o boală, ci personalizează tratamentul pentru întreaga persoană, cele mai comune metode de validare din paradigma științifică vestică nu vor putea măsura?"

"Corect," spuse John." Dar ceea ce observ este că cei mai înțelepți medici cu minți strălucite și inimi deschise, cei care doresc cu adevărat să ajute oamenii, vin alături. Jurământul lui Hippocrate, de a nu face rău, este un jurământ pe care toți medicii noi îl fac atunci când își încep cariera. În lumina acestui jurământ, mulți medici înțelepți consideră că metodele lor actuale pot face rău pacienților în comparație cu remediile antice naturale, apoi ei devin deschiși către alte căi complementare de a ajuta și vindeca. Cele mai mari descoperiri sunt întotdeauna făcute de oameni dornici de deschidere către ceva nou și nefamiliar. De altfel, cei mai mulți oameni de rând se opun noilor crezuri până ce propriile

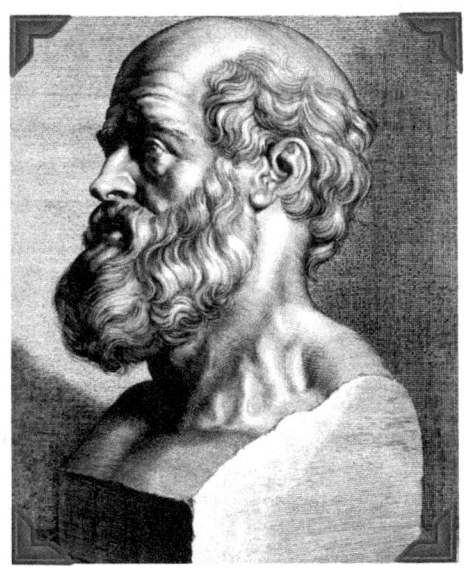

Hippocrate, medic grec, a făcut referire la a deveni deschis către alte forme complementare de ajutor și vindecare. „Părintele Medicinii." Gravură de Peter Paul Rubens, 1638. Împărtășit prin amabilitatea National Library of Medicine

opțiuni îi dezamăgesc.

„Este adevărat," am spus." O mulțime de oameni vin la Dr. Naram ca o ultimă soluție, mai degrabă decât ca o modalitate de a preveni mai întâi orice boală de care ei suferă - lucru pe care spune el că-l pot face tehnicile sale. Dacă este adevărat, i-ar scăpa de o mulțime de necazuri și durere, înainte ca problemele să înceapă. De ce medicina occidentală nu se concentrează mai mult pe prevenție?"

"Uite," spuse John." Fiecare cultură de la începutul timpului a căutat fântâna tinereții, a sănătății și a vindecării. Șamanii, vrăjitoarele și vracii au fost mereu căutați pentru a ajuta oamenii să găsească soluții, pentru menținerea sănătății sau depășirea bolilor, unele mai eficiente decât altele. Este important să înțelegem cum medicina occidentală a devenit 'medicina occidentală'."

Unele zgomote în afara ferestrei m-au determinat să ridic privirea. Am văzut un grup de copii de școală care treceau, vorbind cu glasurile lor italiene animate. M-am concentrat din nou asupra lui John, când a început să-mi împărtășească o scurtă și fascinantă istorie a medicinii occidentale așa cum o cunoaștem noi astăzi.

„Pentru o lungă perioadă de timp," a explicat el, „medicii din Statele Unite au practicat o combinație de modele de vindecare, inclusiv naturopatia, homeopatia, hidroterapia și medicina thomsoniană, care s-au bazat foarte mult pe remediile pe bază de plante și saunele uscate ale nativilor americani. Apoi, în 1910, s-a făcut un studiu pentru a determina care abordare de vindecare era cea mai eficientă. Rezultatele studiului au dus în cele din urmă la închiderea a 120 de școli medicale, lăsând doar 32 de școli. Conform modului în care au măsurat lucrurile în acest raport, cel mai bun model a fost găsit la Universitatea "Johns Hopkins". Acesta a ajuns să fie cunoscut sub numele de „alopatie," din rădăcinile grecești care înseamnă „suferință diferită." În esență, se referea la practica vindecării prin opoziție. Dacă cineva are o tuse urâtă, dă-i un medicament antitusiv.

„Un aflux de bani din partea finanțatorilor care încercau să ajute la standardizarea medicinei în America, combinat cu preferința pentru alopatie, au creat o schimbare importantă în politici și reglementări. Schimbarea a avut unele efecte pozitive, cum ar fi eradicarea poliomielitei și o scădere a numărului de escroci. De asemenea, a creat unele limitări semnificative. A condus la suprimarea sistematică a formelor eficiente de vindecare holistică care nu intrau în aceeași paradigmă."

Nu mai auzisem nimic din toate astea. Schimbându-mi poziția pe locul meu, l-am provocat pe John să continue." Uite, chiar și cu dezavantajele sale, sistemul nostru medical occidental este căutat de oameni din întreaga lume. Trebuie să fie mai eficient decât alte metode."

"Gândește-te la asta," răspunse John." Dacă alopatia, modelul dominant al medicinei în acest moment, este cu adevărat superioară în ceea ce privește înțelegerea sănătății, a stării de bine și a longevității, atunci de ce este speranța de viață a medicilor mai mică decât cea a unei persoane obișnuite? Și de ce este atât de mare rata sinuciderilor în rândul medicilor? În același timp, de ce atât de mulți bărbați, femei și copii din societatea occidentală devin mai obezi și mai deprimați? De ce vedem mai multe boli, în loc de mai puține? Sunt de acord că există progrese, dar mi se pare, de asemenea, că acestei paradigme dominante îi lipsește ceva."

Mai târziu, reflectând la ceea ce a spus John, mi-am dat seama cât de mult din ceea ce mi-a spus se aplica la ceea ce făcea Dr. Naram. Oamenii au propriile idei și filosofii despre dietă: ce este bine să mănânce și ce nu, ce îi îmbolnăvește și ce să facă pentru a rămâne sănătoși. Aceste credințe le dau un sentiment de certitudine. Și atunci când cineva le contestă aceste credințe, este dificil pentru ei să-și schimbe perspectiva dacă nu ar fi disperați și *nu ar trebui* să caute ceva diferit.

Am avut multe de luat în considerare. De ani de zile, am crezut că sunt deschis la alte sisteme de credință și mi-a plăcut să mă cufund în ele în timpul călătoriilor mele. Acum îmi dădeam seama cât de țepene erau sistemele mele de credință. Am acceptat atâtea lucruri ca fiind adevărate, deoarece acestea erau ceea ce am fost învățat. Am crezut sincer că America și Europa au cei mai buni medici de pe planetă. Nu am considerat niciodată că sistemul nostru medical are unghiuri moarte, că ar putea lipsi componentele fundamentale pentru înțelegerea și promovarea sănătății, a stării de bine și a longevității. Eram nedumerit. În cine aș putea avea încredere dacă aș avea nevoie de asistență medicală eficientă?

În timp ce călătoream în Mexic, am întâlnit un profesor universitar din Germania, care locuia în Toronto, pe nume Ludwig Max Fischer (alias Max). El și-a petrecut o bună parte din viață cercetând vechile tradiții de vindecare din întreaga lume. Am fost instantaneu fascinat de perspectiva lui asupra problemelor pe care m-am străduit să le înțeleg. De asemenea am luat legătura cu Max, întrebându-l dacă îl pot suna, iar el a preluat din punctul unde a rămas John.

„De ce ai început să cercetezi în acest domeniu?" am întrebat.

„Când eram tânăr profesor, am avut o durere de stomac care a persistat timp de un an și jumătate." Cu un accent german moale, vocea lui Max avea o calitate caldă și liniștitoare, care mă făcea să mă simt de parcă aș vorbi cu un bunic înțelept." Am fost la medici din toată Europa și Statele Unite. Mi-au dat un tratament după altul, dar nimic nu a funcționat, iar unele dintre efectele secundare au fost îngrozitoare." Situația lui s-a înrăutățit atât de mult, încât zăcea pentru cea mai mare parte a timpului.

„Din disperare, m-am întâlnit cu un vindecător dintr-o tradiție orientală. Mi-a spus că există un dezechilibru al elementelor din sistemul meu: „Este prea mult lemn în corpul tău," a spus el.

„În acel moment îmi amintesc că m-am gândit: 'Nu poate fi serios! Nu am mâncat niciun lemn'." Pentru urechile mele antrenate academic, mi s-a părut ridicol.

„Din disperare, am urmat sfaturile vindecătorului și am fost surprins cât de repede m-am refăcut." „E uimitor," am spus.

„Ce este uimitor," a replicat Max, „este că, deși mi-am recăpătat sănătatea, am avut sentimente amestecate în ce privește asta. Pe deoparte, am fost recunoscător pentru sfaturile care au funcționat. Pe de altă parte, eram frustrat. Eram prea mândru să recunosc că educația mea occidentală a dat greș. Mi-a luat ceva timp să-mi procesez sentimentele, dar în căutarea adevărului, am început un studiu pe toată durata vieții despre vechile tradiții de vindecare din întreaga lume.

Eram captivat de ceea ce spunea Max. El a continuat: „Abia mai târziu am descoperit informații despre cum vindecătorul a analizat și a rezolvat problema mea atât de repede. Mi-am dat seama că, în medicina modernă occidentală, transformăm totul într-o luptă. Luptăm împotriva bolilor, luptăm împotriva bacteriilor, luptăm împotriva cancerului. În sistemul răsăritean și în alte tradiții antice, nu este vorba de luptă, ci mai degrabă de a crea echilibru prin purificare. Marii vindecători ai acestor tradiții străvechi sunt pricepuți să identifice dezechilibrele și să prescrie remedii pentru a curăța și reechilibra sistemul."

„Dacă aceste forme antice de vindecare sunt atât de eficiente," am întrebat, „de ce atât de mulți oameni respectați le minimizează sau le resping? De exemplu, când am încercat să-i spun unui prieten de-al meu care este doctor în America despre ceea ce am văzut în India, el a spus imediat că aceste plante și metodele antice nu sunt dovedite științific."

Max m-a ascultat atent și pus pe gânduri a replicat, "Cred că este arogant din partea noastră a celor din sistemul vestic să respingem automat o altă abordare numind-o „nedovedită științific". Aceasta înseamnă doar că nu se potrivește cu tradiția noastră limitată și relativ tânără a științei medicale „moderne," care există doar de câteva sute de ani. Conceptul de medicină „alopată" a apărut abia în 1810."

„În contrast, atât de multe dintre așa-numitele 'științe alternative' au fost rafinate de mari cercetători și vindecători de-a lungul a mii de ani, luând în considerare multe variabile pe care oamenii de știință nu le-au luat în considerare încă, multe dintre care instrumentele noastre nu le pot măsura."

În timp ce Max vorbea, m-am gândit la modul în care Dr. Naram a început atâtea conversații, referindu-se la linia tradiției sale neîntrerupte, care datează de peste 2.500 de ani. A trebuit să recunosc că, pentru ca orice să dureze atât de mult, trebuie să facă ceva bine.

„Perspectiva noastră este, de asemenea, foarte reducționistă," a continuat Max." Prin asta vreau să spun

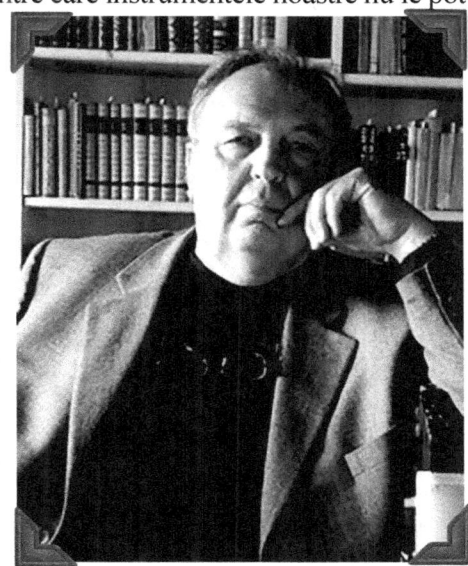

Profesorul doctor Ludwig Max Fischer.

că împărțim lucrurile în părți. De exemplu, medicina occidentală împarte o persoană în părți, apoi se concentrează doar pe acele părți. Luăm în considerare numai acele lucruri pe care le putem măsura. Ne bazăm în primul rând pe captarea datelor statice referitoare la acele părți, punându-le în diagrame și grafice. Și dacă nu găsim ceea ce căutăm, presupunem că *absența dovezii* este *dovada absenței* - dar nu este!"

„Prin contrast, căile antice de vindecare iau în considerare întregul sistem. Ele înțeleg modul în care o parte influențează toate celelalte părți și cum să le aducă pe toate în echilibru."

Max a spus că unele tradiții orientale recunosc că anumite înțelepciuni și cunoștințe nu pot fi capturate într-o carte, predate într-un curs sau măsurate cu instrumente. Pot fi învățate și transmise doar printr-o transmisie directă de la un maestru la un ucenic. Asta aduce la cunoștință că există o putere conținută în înțelepciunea și experiența colectivă a maeștrilor dintr-o linie a tradiției, dezvoltată de-a lungul a mii de ani. Acest lucru părea cu siguranță să fie cazul doctorului Naram și al liniei de vindecători din care a devenit parte.

M-am gândit la ceea ce a spus John despre Dr. Naram, care nu se potrivea cu niciuna dintre categoriile la care oamenii din lume se referă astăzi. Pentru Dr. Naram, nu este vorba despre a fi străvechi sau modern, occidental sau oriental, homeopat sau alopat, ayurvedic sau chinez, sau orice altceva. Este vorba despre vindecarea mai profundă și descoperirea a ceea ce funcționează.

„Ai fost curios de Dr. Naram pentru că ai văzut rezultatele abordării sale, nu-i așa?" m-a întrebat Max.

Am fost de acord.

„Majoritatea oamenilor nu știu cum funcționează electricitatea, dar când văd o lumină în mijlocul unei case întunecate, de obicei se îndreaptă spre ea."

> „Majoritatea oamenilor nu știu cum funcționează electricitatea, dar când văd o lumină în mijlocul unei case întunecate, de obicei merg spre ea. Dr. Naram este o lumină de care foarte mulți oameni sunt atrași în cele mai întunecate ore. S-ar putea ca ei sa nu știe cum funcționează, dar dorința arzătoare de sănătate i-a îndrumat către el."
>
> –Dr. Ludwig Max Fischer

Am zâmbit auzind analogia.

"Cu toate că oameni ca Dr. Naram operează prin reguli și metode de lucru pe care cei mai mulți dintre noi nu le înțeleg, ceea ce vedem este grija și devoțiunea sa pentru pacienți. El este o lumină de care foarte mulți oameni sunt atrași în orele lor cele mai întunecate. Ei poate nu știu cum funcționează dar o dorință arzătoare de a deveni sănătoși îi ghidează spre el." Există o zicală budistă: „Când elevul este pregătit, apare

profesorul." În mod similar, cred că atunci când pacientul este deschis și pregătit, apare vindecătorul."

Mulțumită conversațiilor cu John și Max, am simțit o schimbare în mine, precum plăcile tectonice care se reajustează. M-au ajutat să înțeleg că Dr. Naram a folosit o știință reală, cu principii consistente pe plan intern care l-au ajutat să vadă și să rezolve problemele pe care medicina occidentală nu le înțelege încă. Deși utilă realizarea acestui fapt, era provocare și pentru mine. Se putea ca ceea ce am acceptat ca fiind adevărat întreaga mea viață - precum că medicina occidentală era cea mai credibilă opțiune pe care oamenii o aveau ca să se vindece de boală - nu era un adevărul absolut, ci doar o credință pe care o susțineam? Este posibil ca sistemul nostru medical să aibă pete oarbe și să lipsească componente care sunt fundamentale pentru înțelegerea și promovarea sănătății, a stării de bine și a longevității?

Notele tale de jurnal

Pentru a aprofunda și a mări beneficiile pe care le vei experimenta din citirea acestei cărți, rezervă-ți câteva minute acum și răspunde la următoarele întrebări:

Care sunt lucrurile din viața ta în care ai crezut și care mai apoi s-au dovedit a fi neadevărate?

_____

_____

_____

_____

Poți sa te gândești la un timp când ai fost pregătit pentru ceva (de exemplu, un învățător, o vindecare) și care atunci când ai fost cu adevărat pregătit au apărut ca din senin?

_____

_____

_____

_____

Ce alte perspective, întrebări sau realizări ți-au apărut în timp ce citeai acest capitol?

_____

_____

_____

_____

CAPITOLUL 14

Secrete pentru descoperirea scopului vieții tale

Sensul vieții este să-ți găsești harul.
Scopul vieții este să-l dai mai departe.
 –Pablo Picasso

Există o celebră catedrală gotică în Milano numită Duomo. Este una dintre cele mai mari catedrale din Italia, iar Dr. Naram îi place să o viziteze de fiecare dată când se află în acest oraș. În timp ce Simone, coordonator al Dr. Naram, ne-a condus pe străzile aglomerate spre Duomo, m-am gândit la cât de mult și cât de rapid s-a schimbat perspectiva mea despre lume și despre mine. A fost o luptă înlăuntrul meu și nu mi-am dat seama de ce simțeam așa o lipsă de pace și direcție.

„Îți amintești cele mai mari trei realizări din această viață, conform tradiției mele?" În timp ce stăteam împreună pe bancheta din spate, doctorul Naram mă chestiona din nou.

Am încercat să-mi amintesc. "Să vedem. Numărul unu, să știi ce vrei; numărul doi, să realizezi ce îți dorești; și numărul trei, să te bucuri de ceea ce ai realizat?"

"Corect. Siddha-Veda este o școală de gândire care ajută la acestea la nivel fizic, mental și emoțional." spuse zâmbind.

„Pot să-ți împărtășesc un secret neprețuit pe care mi l-a împărtășit maestrul meu?" întrebă Dr. Naram. „Este despre descoperirea și realizarea a ceea ce îți dorești în viață. Nu vei ghici niciodată cum mi s-a întâmplat mie. Într-o zi, maestrul meu m-a întrebat: 'Ce vrei?' Și i-am spus: 'Cum aș putea ști?' Apoi mi-a făcut un cadou minunat arătându-mi marmaa secretă. Acesta este același punct marmaa pe care l-am presat la mama mea pentru a descoperi ce își dorea."

Maestrul doctorului Naram i-a spus acestuia să închidă ochii, să apese de șase ori punctul marmaa de pe vârful degetului arătător drept, apoi să rămână tăcut. După ceva timp, el i-a adresat doctorului Naram o serie de întrebări de luat în considerare. Dr. Naram a subliniat importanța și valoarea acelor întrebări și cât de mult mi-ar putea schimba viața.

„Acestea sunt întrebările de un miliard de dolari pe care ți le poți pune pentru a-ți descoperi scopul în viață:

Dacă ai avea doar șase luni de trăit, ce ți-ai dori cel mai mult să faci sau să fii?

Dacă ai ști că nu poți da greș, ce ai dori cel mai mult să faci sau să fii?

Dacă ai avea zece milioane de dolari în bancă și nu ar mai fi nevoie să lucrezi din nou, ce ți-ai dori cel mai mult să faci sau să fii?

În timp ce Simone continua să "croșeteze" cu mașina pe străzile din Milano, am scris întrebările, simțind un disconfort familiar. Chiar dacă mi-aș permite să întreb, aș avea oare răspunsuri? În majoritatea zilelor, habar n-aveam ce vreau să fac sau să fiu în viața mea, un contrast puternic față de acest bărbat, care era intens concentrat și prezent în orice moment.

Dr. Naram a continuat: „Răspunsul meu la întrebarea maestrului meu a fost: 'Aș vrea să fiu un mare vindecător.' El mi-a spus: 'Cu cât sunt mai clare obiectivele, cu atât sunt mai sigure șansele.' Apoi m-a ajutat să câștig mai multă claritate prin crearea unei imagini specifice în mintea mea. Mi-a presat diferite puncte marmaa pe deget în timp ce îmi punea întrebări suplimentare."

"Ce înțelegi printr-un mare vindecător?" a întrebat Baba Ramdas.

Dr. Naram a răspuns: "Vreau să fiu cel mai bun cititor de puls de pe această planetă, un maestru al acestei arte stravechi."

Maestrul său l-a încurajat spunând: "Foarte bine, Pankaj. Scrie asta."

> "Cu cât sunt mai clare obiectivele, cu atât sunt mai sigure șansele."
> - Baba Ramdas (Masterul doctorului Naram)

Dr. Naram mi-a spus: „Chiar dacă o parte din această dorință provenea din ego și frică, pentru că voiam să-i dovedesc tatălui meu și tuturor celorlalți că sunt vrednic, maestrul meu nu m-a provocat și nu m-a descurajat să visez. Dimpotrivă, m-a încurajat! Apoi mi-a pus o altă întrebare dificilă: „Cum vei ști că ești cel mai bun?"

Acesta este momentul în care Dr. Naram și-a întrerupt propria poveste, s-a uitat la mine și mi-a spus: „Nu-ți împărtășesc asta datorită ego-ului meu, așa că te rog să înțelegi. În acest moment nu este vorba despre mine sau despre a te impresiona, ci de a te inspira să iei în considerare ceea ce este posibil. Deoarece pui întrebări sincere, încercând să descoperi mai multe despre viața ta, vreau să ai succes. În 1982, tatăl meu m-a dat afară din casă după o ceartă. Aveam mai puțin de un dolar în buzunar. Eram furios, singur, confuz, frustrat, bolnav și deprimat. Nu știam unde să mă duc și să dorm în noaptea aceea. Datorită maestrului meu am descoperit în cele din urmă cine sunt și ce era posibil să fac cu viața mea."

Dr. Naram a spus că maestrul său a continuat să-l întrebe, zicând:

„De unde vei ști că ești cel mai bun vindecător de puls?"

„Când voi vedea o sută de mii de oameni, voi ști."

"Ce altceva?"

„Voi ști când vor veni oameni din șase țări să mă vadă."

„Fantastic, scrie asta acum. Ce altceva?"

„Voi fi cel mai bun când Maica Teresa va veni la mine și îmi va spune: 'Dr. Naram, faci cea mai grozavă muncă de pe această planetă.'"

"Foarte bine. Ce altceva?"

„Voi ști și când va veni Prea Sfinția Sa, Dalai Lama și îmi va cere să-i citesc pulsul."

Dr. Naram a făcut o pauză și a spus: „Toate aceste dorințe au venit în inima mea înainte de a avea un singur pacient. Am avut doar un vis.

> ## Notele mele de jurnal
> **Secrete adiționale Marmaa Shakti pentru a căpăta claritate în ceea ce vrei* (Continuare din capitolul 9, pag.136)**
>
> 7) Pe partea inferioară a degetului arătător al mâinii drepte, apasă acest punct de 6 ori.
>
>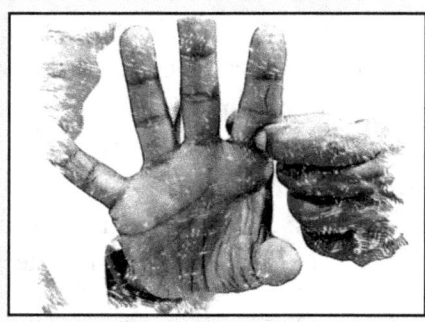
>
> 8) Întreabă-te, "Dacă aș avea sau aș fi ceea ce vreau, cum anume ar arăta acest lucru?"
>
> 9) Scrie răspunsul care-ți vine, și continuă să te întrebi aceste întrebări până ce se formează un tablou clar.
>
> *Material bonus: Dacă vrei ca Dr. Naram să te ghideze în acest proces, te rog să urmărești videoclipurile în site-ul cu membership gratuit MyAncientSecrets.com.

Maestrul meu era încurajator, dar când le-am spus prietenilor și familiei, au râs. Nu puteau vedea de ce atât de mulți oameni ar vrea să vină să mă vadă sau de ce Dalai Lama sau Maica Teresa ar fi interesați ca eu să le citesc pulsul."

„Când cineva are un vis, susține-l. Nu-l sabota," a spus Dr. Naram. „Aproape că am renunțat la visul meu chiar atunci. Dar, cu încurajarea maestrului meu, am început procesul de a deveni vindecător. A început încet, dar ritmul a crescut și a continuat să crească și să crească. Scopul meu era să vină oameni din șase țări, iar acum au venit oameni din peste o sută de țări și am putut să-i ajut. Preasfinția Sa Dalai Lama a venit să-mi arate pulsul de multe ori. Și Maica Teresa a venit la clinica mea și m-a îmbrățișat." „Și cum a fost?" l-am întrebat mirat.

„A fost ca o mie de mame care mă îmbrățișau. Numai că, atunci când și-a înfășurat brațele în jurul meu, a întrebat: „Dr. Naram, ești însărcinat?" Am fost șocat. Nu știam ce vrea să spună până nu mi-a spus că a fost surprinsă de cât de gras sunt. La acea vreme, eram foarte supraponderal, aveam 220 de livre (100 kg). Întrebarea ei m-a ajutat să văd ipocrizia de a încerca să aduc sănătatea celorlalți, fiind însă prea ocupat pentru a-mi aduce sanatatea și mie. M-a șocat atât de mult, încât am început să studiez manuscrisele pentru a descoperi secretele străvechi pentru pierderea în greutate. Am pierdut aproape 100 de livre (45 kg)."*

După prima experiență a întâlnirii dintre el și Maica Teresa, Dr. Naram a spus că aceasta a început să-l sune pentru a vedea dacă ar fi dispus să ajute oamenii aflați în grija ei. „Maica Teresa i-a iubit cu adevărat pe oameni, încât a vrut să-i vadă vindecându-se," mi-a spus Dr. Naram. Cu această dragoste, când a încercat să-i ajute cu cele mai bune metode moderne care nu au funcționat sau au avut efecte secundare negative, era afectată și punea mult la inimă. Apoi, când l-a sunat pe Dr. Naram pentru a ajuta, și a văzut oameni cu atâtea probleme care se ameliorează, s-a enervat pe el în glumă.

„De ce nu m-ai întâlnit cu treizeci de ani mai devreme!" a spus ea. „Am fi putut ajuta atât de mulți oameni."

Ea a recunoscut că Dr. Naram avea instrumente care ajutau bolile oamenilor să se dizolve într-un mod sigur, netoxic, pe termen lung. Dr. Naram a spus că a fost una dintre cele mai fericite zile din viața sa când Maica Teresa a spus: „Dr. Naram, munca ta este cea mai minunată și mai pură formă de vindecare de pe această planetă. Cu adevărat te iubesc. Fie ca să lucrăm împreună."

Dr. Naram a spus: „Poți iubi oamenii, dar dacă nu ai instrumentele sau metodele potrivite pentru a-i ajuta, atunci simți frustrare și durere. Mai ales dacă încerci să îi ajuți cu ceva și modul în care „ajuți" cauzează doar mai multe probleme. Sunt atât de recunoscător că maestrul meu

---

* Material bonus: Pentru a descoperi vechea metodă pe care Dr. Naram a folosit-o să slăbească într-un mod sănătos, care a ajutat mii de oameni din întreaga lume, te rugăm să consulți videoclipurile de pe site-ul cu membership gratuit MyAncientSecrets.com.

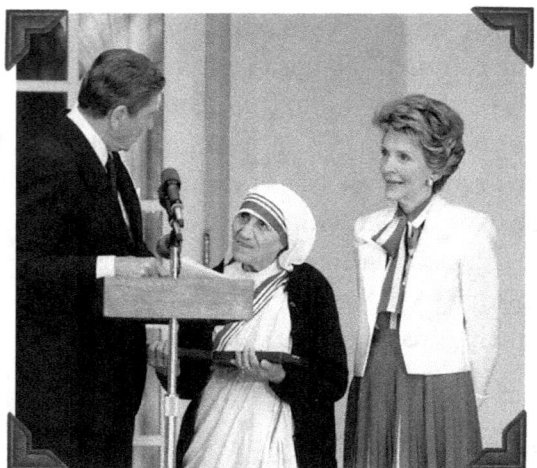 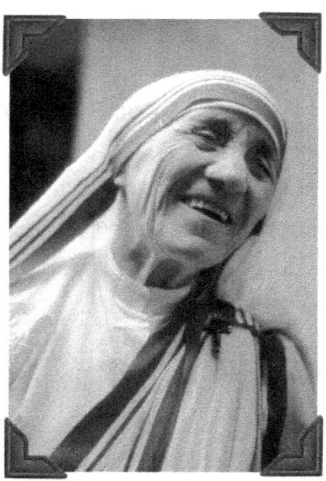

Sfânta Maică Teresa primind Medalia Libertății de la președintele Ronald Reagan în 1985. Imagini preluate de pe Wikimedia.

mi-a dat aceste șase instrumente antice, care aduc vindecare profundă. Și sunt recunoscător că Maica Teresa mi-a arătat cum acestea sunt o adevărată extensie a iubirii."

Dr. Naram a scos apoi ceva de sub cămașă pentru a-mi arăta. În jurul gâtului său, sub jacheta albă și agățat aproape de inimă, erau câteva obiecte semnificative. Erau șiraguri de *mala* și mărgele de *rudraksha* primite de la maestrul său; un șir de perle de rugăciune musulmane oferite de o femeie musulmană devotată a cărei viață a salvat-o Dr. Naram; un medalion sacru dăruit de un mare maestru sikh; și un colier cu o cruce creștină dăruit de Sfânta Maică Teresa, colier care fusese binecuvântat de Papa Ioan Paul al II-lea.

„Iată-l, am vrut să vezi darul ei prețios pentru mine. Mereu voi prețui timpul petrecut alături de Maica Teresa." A cuprins pandantivul cu degetele, strângându-l ca și când l-ar fi îmbrățișat cu mâna, și a spus: „Dar să revenim la subiect. Este vorba despre tine. Dacă crezi cu adevărat, dacă descoperi cu adevărat ceea ce vrei în viața ta, lucrurile se pot întâmpla. Odată ce descoperi acel vis sau dorință arzătoare, vreau să-ți ofer, de-a lungul timpului, ceea ce mi-a dat maestrul meu: instrumentele pentru a duce acel vis din supraconștientul tău în subconștientul tău și în conștientul tău, pentru a face din visul acela o realitate în această viață."

Am scris acest lucru în notițele mele pentru că voiam să-l amintesc, dar și pentru că nu-l puteam privi în ochi în timp ce el direcționa atât de multă intensitate și grijă spre mine. Eram nesigur și plin de incertitudine în acel moment al vieții mele. Am vrut să cred că pot obține claritate, dar nu voiam să fiu dezamăgit dacă aceasta nu va fi venit niciodată.

Dr. Naram a repetat cu insistență: „Principalul punct este să știi ce vrei, să realizezi ceea ce vrei, apoi să te bucuri de ceea ce ai realizat."

Am întrebat: „Cum fac asta?"

Nu vâna banii; Vânează excelența.

Dr. Naram a spus: „Aș vrea să participi într-o *yagna*."

O yagna este o ceremonie sau proces cu un obiectiv specific. El a spus că punctul central al acesteia este descoperirea sinelui, întrebând: „Cine sunt eu? Unde mă duc? Și cum merg mai departe, mai repede și mai sigur, astfel încât să am o viață împlinită?" Nu era un mister de ce îmi sugera să particip.

„Ca prim pas, îl voi ruga pe Dr. Giovanni să-ți arate ce alimente să mănânci pentru a-ți hrăni corpul și mintea și pentru a rămâne sănătos, atent, concentrat și plin de energie, astfel încât să-ți poți realiza visele."

În acest moment, Simone a găsit un loc de parcare. Înainte să ieșim din mașină pentru a intra în Domul din Milano, Dr. Naram s-a întors spre mine. „Clint, maestrul meu mi-a spus ceva ce vreau să-ți spun."

Cu o intensitate pe care nu o voi uita niciodată, el a spus: „Nu vâna niciodată banii. Vreau să vânezi idei, idei grozave și vreau să vânezi și să realizezi vise grozave. Nu vâna succesul; în schimb, vânează și atinge excelența."

Mi-a spus că dacă aș putea descoperi și urma dorința inimii mele, pasiunea va veni. Dr. Naram a continuat: „Odată ce vei fi plin de pasiune și vei căuta excelența,

> „Descoperă singur răspunsul la întrebările: Cine sunt? Încotro mă-ndrept? Și pot merge mai departe, mai rapid și mai sigur, așa încât să fiu împlinit în viață?"
> –Dr. Naram

> „Nu vâna niciodată banii. Vânează idei, idei grozave; vânează și realizează vise grozave."
> –Baba Ramdas (Maestrul doctorului Naram)

succesul va veni de la sine. Vor urma suficienți bani și vor apărea lucruri importante în viața ta." "Cum ar fi?" am întrebat.

„Vei fi fericit, mulțumit și vei descoperi în cele din urmă împlinirea."

Am scris rapid acest lucru în notițele mele înainte să ieșim din mașină. În timp ce mergeam sub frumoasa intrare a domului, Dr. Naram a spus: „Numai când vei face acest lucru, oamenii te vor auzi cu adevărat când vorbești. Ei te vor remarca și vei avea un impact mare. Crezi sau nu, în fiecare zi toată lumea influențează alte persoane, într-un mod pozitiv sau negativ. Când descoperi ceea ce vrei, înfăptuiești ceea ce vrei și te bucuri de ceea ce ai înfăptuit, devii un nucleu cu efect de undă - începi să influențezi lumea în moduri pozitive.

Și vei ajuta ca această lume să devină un loc de viețuire mai sănătos și mai fericit.

Dr. Naram s-a oprit din mers ca să mă privească direct și a spus: "Clint, știi de ce sunt interesat de tine?"

Am scuturat din cap negând și schimbându-mi poziția picioarelor.

Deși aflat din nou în disconfortul de a fi în centrul atenției sale, eram curios să știu de ce-și pierde atât de mult timp cu mine.

"Este pentru că vii pentru 'seva', acțiunile tale arată că ești cu adevărat pentru a servi; pentru tatăl tău și pentru toți ceilalți pe care-i întâlnești. Pare doar că ești puțin confuz neștiind cu ce ai putea fi cel mai de ajutor.

Cred că ai un rol în a ajuta globul ca să devină un loc mai bun. Altfel, de ce ești aici? Vreau ca tu să vezi rolul tău oricare ar fi acela. Și vreau ca tu să-l știi."

> "Când descoperi ceea ce vrei, înfăptuiești ceea ce vrei și te bucuri de ceea ce ai înfăptuit, devii un nucleu cu efect de undă - începi să influențezi lumea în moduri pozitive."
> - Dr. Naram

Inima îmi bătea mai repede cu fiecare propoziție pe care o rostea.

„Înainte să-mi găsesc scopul," a continuat Dr. Naram, „maestrul meu m-a îndrumat să petrec zece zile în tăcere. Acesta este unul dintre cele mai introspective și mai puternice lucruri pe care le poți face în viață."

El a spus că foarte puțini oameni petrec atât de mult timp în tăcere, dar el a făcut-o în mod regulat și considera asta una dintre cele mai importante și influente părți ale dezvoltării sale.

Când am început să mergem din nou, m-a întrebat: „De ce beau oamenii? De ce fumează? Sau devin dependenți de mâncare sau filme sau orice? Vor să fugă; nu vor să fie cu sinele lor interior. Nu au suficientă răbdare în disconfortul lor pentru a descoperi straturile mai adânci ale ființei lor."

> "Să intri într-o perioadă de tăcere este una dintre cele mai introspective și puternice lucruri care le poți face în viața ta."
> –Dr. Naram

Mi-a devenit clar că eram blocat în obiceiul de a fugi de mine. Nu cu droguri sau alcool, ci cu munca, călătoriile și divertismentul. Am văzut cum, chiar și activitățile mele de serviciu erau o distragere binevenită de la disconfortul de a fi cu mine însumi. Mi-am dat seama că nu știu cine sunt și nu știu cum să fiu singur cu mine suficient de mult timp pentru a afla cine sunt. Am avut o idee vagă, dar era tulbure și în principal bazată pe modul în care credeam că mă văd alții. Pentru a-mi diminua disconfortul, lucram mai mult și mă delectam mai mult - sau mă lăsam distras de o nouă relație sau de cea mai recentă jucărie electronică. Fiorul acelor momente dispărea repede, iar goliciunea se strecura din nou, spunându-mi că trebuie să fie mai mult de atât și trebuie să-mi lipsească ceva.

În timp ce stăteam afară, uitându-ne la dom, Dr. Naram a concluzionat: „Există multe secrete de genul acesta. Ori de câte ori vii înapoi în India, ar trebui să reiei o perioadă de tăcere. Îți pot da câteva întrebări pe care să ți le pui, dar mai întâi trebuie să intri în liniște pură."

Știam că acest lucru era important, dar mă simțeam frustrat de faptul că nu știam să fac mai mult decât să ascult. Teoria era un lucru, iar realitatea mea de zi cu zi era alta. Cum aș putea să duc ceea ce am auzit de la Dr. Naram dincolo de notițele de pe pagina mea și să le transform într-o experiență trăită real? Cum le-aș putea aplica în viața mea de zi cu zi?

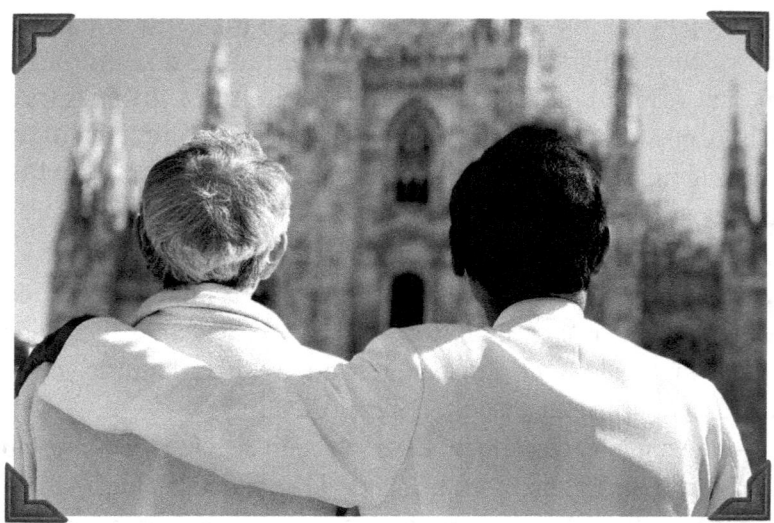

Dr. Naram cu Dr. Giovanni, privind Domul din Milano.

Notele tale de jurnal

Pentru a aprofunda și a mări beneficiile pe care le vei experimenta din citirea acestei cărți, rezervă-ți câteva minute acum și răspunde la următoarele întrebări:

Închide ochii, presează punctul marmaa în partea către vârful degetului arătător al mâinii drepte, și puneți aceste întrebări una câte una, în ordine. După fiecare întrebare scrie gândurile/ideile care-ți vin.

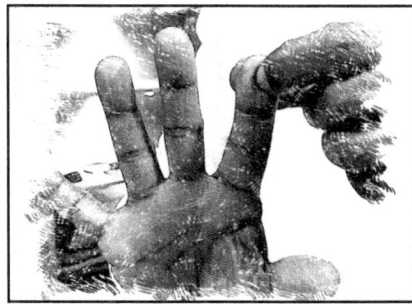

Dacă ai mai avea doar șase luni de trăit, ce ai vrea cel mai mult să faci sau să fii?

_____

_____

_____

_____

Dacă ai ști că nu poți da greș, ce ai vrea cel mai mult să faci sau să fii?

_____

_____

_____

_____

Dacă ai avea zece milioane de dolari în bancă și nu ar mai trebui să lucrezi niciodată, ce ai vrea cel mai mult să faci sau să fii?

_____

_____

_____

_____

Ce alte idei, întrebări sau realizări ți-au apărut în timp ce citeai acest capitol?

_____

_____

_____

_____

CAPITOLUL 15

Elefanți, pitoni și momente neprețuite

Nu contează ceea ce faci, ci câtă dragoste pui în ceea ce faci.
— Sfânta Maica Teresa de Calcutta

Mumbai, India

După timpul petrecut în Italia, am zburat în India pentru a fi cu tatăl meu. Ajuns la clinică, am fost încântat să-l văd în picioare și umblând. Mai mult decât atât, strălucea într-un mod în care nu îl mai văzusem de ceva vreme. Alți pacienți mi-au spus despre transformarea pe care o văzuseră de când a sosit. A zâmbit și a spus că, deși corpul său era încă dureros, a observat că mai multe dintre problemele sale se diminuaseră. Aștepta cu nerăbdare să plece acasă pentru a fi retestat.

În timpul scurt pe care l-am avut cu tatăl meu în India, Dr. Naram ne-a invitat la el acasă. Am fost întâmpinați de soția sa, Smita, care conducea toate clinicile din India, inclusiv unitatea panchakarma, unde tatăl meu era ajutat. Ne-a primit cu căldură în casa ei. La intrare, l-am văzut pe fiul doctorului Naram, Krushna, în vârstă de zece ani, ținând în mână un piton imens.

Chiar și în interacțiunile mele scurte cu Krushna, aș putea spune că era special. În loc să fie dependent de telefonul sau jocurile sale video, la fel ca mulți alți copii de vârsta lui, Krushna era cât se poate de prezent cu noi. Chiar dacă era fiul unei persoane celebre, era foarte realist, modest și iubitor. Am observat că toată lumea voia să fie cu el, pentru cât de bine te făcea să te simți în prezența lui.

„Ați vrea să-l țineți?" ne-a întrebat el. Deși descurajant la început, a fost fascinant să simt textura, greutatea și forța șarpelui în timp ce corpul său se mișca prin mâinile mele, croindu-și drum în sus spre gât în timp ce încercam să rămân calm. Când am spus că am terminat, Krushna m-a ajutat să-l descâlcesc de pe membre.

După ce am mâncat o delicioasă masă de supă cu moong și legume, cineva ne-a alertat că un elefant era în față. L-am hrănit cu tărtăcuțe din grădină și, în timp ce ne-a luat mâncarea din mâini cu trompa sa, am fost uimit de dimensiunea acestui animal uimitor. La un moment dat, Dr. Naram i-a dat elefantului o instrucțiune. Cu trunchiul său, elefantul a luat o ghirlandă de flori din mâna doctorului Naram și a agățat-o de gâtul tatălui meu. Zâmbetul de pe chipul tatălui meu a fost de neprețuit.

Când elefantul a plecat, l-am întrebat pe Dr. Naram despre procesul prin care trecea tatăl meu și despre lucrurile de care încă îmi făceam griji. Poate că am ajuns să fiu supraprotector, dar nu m-a împiedicat să întreb despre siguranța și eficacitatea a ceea ce tatăl meu trăia și lua. La

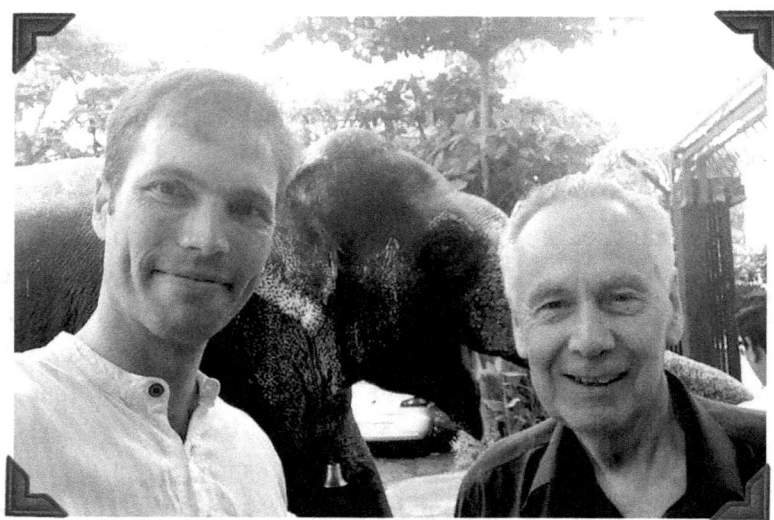

Tatăl meu și cu mine împreună în India, cu Laxmi elefantul.

nerăbdarea mea cu privire la unele dintre problemele pe care tatăl meu le avea încă, Dr. Naram a spus: „Acesta nu este un program de rezolvare rapidă, Clint. În unele situații, vindecarea poate fi instantanee. Dar pentru majoritatea cazurilor, vindecarea antică funcționează în timp pentru a vindeca oamenii din ce în ce mai adânc. Nu poți rămâne gravid și spune medicului tău că dorești să ai copilul în două luni, când durează nouă luni. Unele lucruri necesită tot timpul, efortul și energia de care e nevoie, indiferent dacă ne place sau nu. Maestrul meu m-a învățat un lucru foarte important: 'Este nevoie de timp să te vindeci pe tine și pe ceilalți.'"

> "Acesta nu este un program de rezolvare rapidă. Vindecarea antică lucrează în timp pentru a vindeca oamenii tot mai profund. Maestrul meu m-a învățat un lucru foarte important: 'Este nevoie de timp să te vindeci pe tine și pe ceilalți.'"
> – Dr. Naram

Deși înțelesesem, eram nerăbdător să văd rezultatele complete pentru tatăl meu. M-am îngrijorat că era pe o cale atât de necunoscută. L-am întrebat pe Dr. Naram despre siguranța suplimentelor pe bază de plante pe care tatăl meu urma să le ia după ce va fi părăsit India. Dr. Naram a spus: „În loc să-ți răspund la toate întrebările importante, ce zici să mergi la fabrica unde sunt manufacturate?"

Un fals om de știință?

După ce l-am trimis pe tatăl meu cu un avion spre casă, mi-am petrecut ultimele zile în India călătorind la fabricile și laboratoarele unde erau produse și testate ierburile Dr. Naram. Am încercat să apar pe neașteptate.

Am fost imediat impresionat de cât de curat și ordonat era totul. Cineva a fost de acord să mă ducă într-un tur. A trebuit să-mi pun huse pe pantofi, să-mi igienizez mâinile și să port o plasă de păr. Totul era modern; numai echipamentul pentru standardizare și testare trebuie să fi costat sute de mii de dolari. Întreaga instalație a costat cu siguranță milioane pentru a fi instalată și urma complet ceea ce industria numește CGMP (Current Good Manufacturing Practices). La jumătatea turului meu, unul dintre administratori mi-a făcut legătura telefonică cu Dr. Naram. Apreciind sincer ceea ce vedeam, i-am spus că se pare că ceea ce face e de talie mondială.

Dr. Naram a spus repede: „Oh, nu, nu e bine. Maestrul meu mi-a spus că trebuie să creăm cele mai bune ierburi din lume. 'Clasa mondială' nu este suficient de bună. Dacă vezi ceva pe care îl putem îmbunătăți, te rog să-mi spui."

El a continuat: „Îți poți imagina că atunci când am început, am făcut formulele în propria mea bucătărie? Am parcurs un drum lung. Și astăzi, mă asigur, la fel cum făceam pe atunci, că fiecare formulă pe care o producem este făcută cu aceeași dragoste ca o mamă care își hrănește propriul copil."

După acest tur m-am așezat la discuții cu doi dintre oamenii de știință care lucrau cu Dr. Naram de zeci de ani, Dr. Pujari și Guy Kavari. Dr. Pujari mi-a arătat cu mândrie instalația de testare de laborator. „Ne asigurăm că fiecare tabletă sau loțiune este sigură, fără lucruri precum bacterii sau metale grele."

El a descris cât de detaliat și sârguincios, trebuiau să observe că fiecare sticlă de ierburi era standardizată din punct de vedere calitativ și nu era contaminată. Maeștrii antici au subliniat menținerea lucrurilor aliniate cu natura, chiar folosind întreaga plantă în loc să extragă doar ingredientele active. El a spus că uneori oamenii sunt îngrijorați, deoarece două sticle din același supliment pe bază de plante pot avea culori diferite. El a explicat că, deoarece nu există substanțe chimice artificiale sau coloranți, variația naturală a culorilor în aceleași plante poate determina diferite loturi din aceeași formulă să aibă o nuanță ușor diferită. La fel două stocuri de broccoli pe o piață alimentară ar putea avea diferite nuanțe de verde, deși ambele sunt cu broccoli proaspete. „Această variație de culoare," mi-a spus el, „este un semn că totul este complet natural."

> "Maestrul meu mi-a spus că talia mondială nu-i suficient de bună. Noi trebuie să creăm cele mai bune ierburi din lume."
> – Dr. Naram

Dr. Pujari a spus că, fiind instruit în cercetarea farmaceutică, nu credea deloc în știința antică a vindecării. Apoi și-a făcut propriile teste, iar rezultatele au dovedit eficacitatea acestor plante și metode.

Guy Kavari a explicat că, la scurt timp după ce a început să colaboreze cu Dr. Naram, era evident că nu exista un codex sau o bază de date în India, în Ayurveda sau oriunde în Vest, pentru plantele și procedurile pe care Dr. Naram era interesat să le folosească. Au construit un nou laborator, testând minuțios sute de plante, documentând proprietățile și creând propria lor bibliotecă.

Când l-am întrebat pe Guy cum l-ar descrie pe Dr. Naram ca persoană, fără ezitare a spus: „Două cuvinte: omenos și geniu."

M-a surprins că a spus acest lucru atât de repede și încrezător. "De ce?" am întrebat.

El a spus că majoritatea oamenilor din această industrie doresc doar să reducă costurile, așa că au obținut cele mai ieftine produse brute și metode de procesare mai rapide. Dr. Naram, pe de altă parte, a dorit cea mai înaltă calitate, indiferent de preț sau timp.

„Oare de aceea ierburile sale sunt mai scumpe decât majoritatea celorlalte suplimente pe bază de ierburi?" am întrebat.

Guy a spus că știe costul producerii produselor pe bază de plante de acest fel și, de asemenea, prețul pentru care Dr. Naram le vindea. „Abia are profit pentru el. Pentru această pasiune, îl numesc omenos."

„Și de ce geniu?" am întrebat.

„Cu ani în urmă, înainte ca guvernele din India sau America să fie chiar îngrijorate de metalele grele, Dr. Naram a insistat asupra faptului că orice produs pe care l-a creat ar trebui să fie lipsit de metale grele. Așadar, de la bun început, au găsit cele mai bune materii prime și procese inovatoare pentru a se asigura că niciun produs nu conține metale grele, indiferent de costul sau efortul necesar."

Mai târziu, i-am povestit doctorului Naram experiența mea de la fabrică. Mi-a spus cât de recunoscător este oamenilor pe care i-am cunoscut. Aceștia asigurau ca procesele antice să fie urmate. De asemenea, garantau că fiecare formulă a trecut cele mai înalte standarde de testare nutraceutică modernă.

Dr. Naram mi-a spus despre problemele, dezacordurile și dificultățile pe care le-a avut adesea când lucra cu un nou om de știință. Procesele pe care le-a încurajat maestrul său și textele antice erau foarte diferite de cele învățate sau înțelese în universitățile actuale. Oamenii de știință nu au înțeles insistența doctorului Naram în a se asigura că anumite mantre au fost rostite înainte și în timpul producerii plantelor sau de ce lucrurile trebuiau combinate numai în anumite moduri și în anumite momente. Mai ales când a durat mai mult și a costat mai mult decât să o faci într-un mod mai simplu.

În cazul lui Guy Kavari, conflictul a apărut atunci când Dr. Naram a spus că o anumită plantă care ușurează sângerările abundente în timpul ciclului menstrual la femei, trebuie recoltată doar la miezul nopții, pe lună plină. Guy a crezut că este o prostie și i-a spus doctorului Naram. El a spus că, în calitate de om de știință, nu va crede în basme și a refuzat să recolteze acea plantă la miezul nopții.

„De fapt nu ești deloc un om de știință," a răspuns Dr. Naram. "Ești fals."

Guy a fost prins cu garda jos și s-a apărat. „Sunt om de știință; de aceea nu cred acest lucru fără sens."

„Ești un om de știință fals, considerând că este adevărat ceva ce nu știi," a spus Dr. Naram. „Dacă ai fi un om de știință adevărat, ai ști că ai

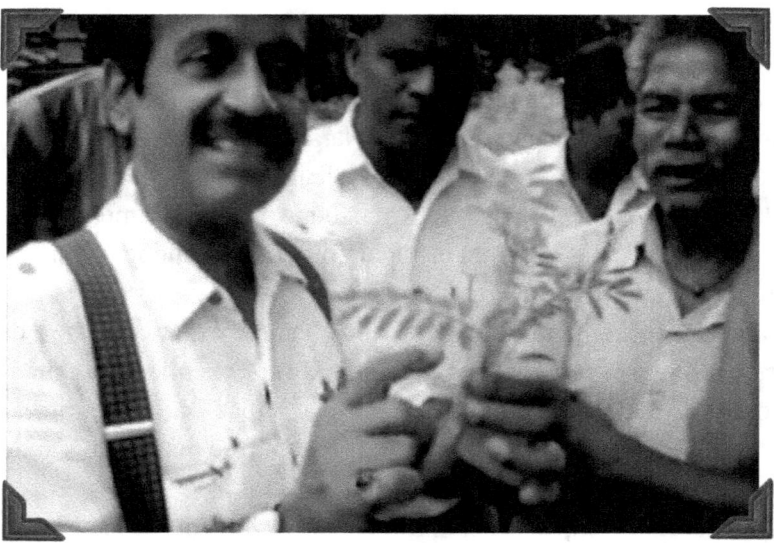

Dr. Naram în zona rurală în care se culeg ierburile, ținând o plantă care are un suc ce ajută la reducerea durerii și la creșterea imunității.

o ipoteză, dar nu o concluzie. Și ai testa-o, pentru a vedea ceea ce este adevărat."

Guy se simțea ca și cum ar fi fost împins într-o provocare pe care nu o putea refuza, așa că a proiectat un studiu amplu pentru a dovedi că Dr. Naram greșește. El a recoltat acea plantă specifică în diferite momente ale zilei, inclusiv la miezul nopții, pe o lună plină. Apoi a testat potența ingredientului activ cu echipamentul lor. El a prelevat diferitele probe, le-a amestecat în formulă și le-a dat femeilor care aveau probleme legate de sângerare.

Rezultatele au fost șocante pentru Guy. Potența ierburilor recoltate la miezul nopții pe o lună plină a fost de aproape douăzeci de ori mai mare decât pentru aceeași plantă, atunci când a fost recoltată în timpul zilei. Când a fost amestecat în supliment și dat femeilor care au avut nevoie de el, rezultatele au fost clar mai bune. Din acel moment, Guy a fost de acord să urmeze procedura de recoltare a ierburilor și amestecarea formulelor exact așa cum a fost evidențiat în manuscrisele de vindecare antice.

El a descoperit alte rezultate fascinante în laboratorul lor, care erau în opoziție cu cele învățate de el. Spre surprinderea sa, nivelurile de râncezire au scăzut și durata de valabilitate a crescut atunci când au fost respectate specificațiile din textele antice.

Întrebările mele despre siguranța ierburilor au fost rezolvate. În același timp, am fost inspirat să văd oameni care lucrează cu atâta pasiune și excelență.

Un e-mail tulburător de la tatăl meu

Din India, am zburat prin Thailanda în China, pentru a susține o prezentare la o conferință academică. Am fost înconjurat de profesori și studenți care vorbeau despre diferitele evoluții ale tehnologiei și despre modul în care acestea ar afecta educația. După ce am petrecut timp cu Dr. Naram, întoarcerea la viața mea „normală" a fost dezorientată, pe puțin spus.

Modul în care mă vedeam atât pe mine cât și lumea se schimba. Când am încercat să le împărtășesc celorlalți câteva lucruri la care asistasem, de multe ori mi-au arătat o privire neîncrezătoare care încheia conversația. Am decis că nu este rolul meu să conving pe nimeni de nimic. Tatăl meu se simțea mai bine și asta conta pentru mine.

Când am ajuns în China, le-am trimis e-mail mamei și tatălui meu să-i anunț că sunt în siguranță și i-am întrebat ce mai fac. Peste o zi, am primit vești tulburătoare de la tatăl meu.

10 septembrie 2010

Bună fiule,
Mă uimești în mod constant. Vorbești despre a rămâne noaptea la Bangkok și a merge în China înainte de a călători în țara următoare, ca și cum ai fi petrecut noaptea în Provo și ai fi în drum spre casa noastră din Salt Lake City.
Încerc încă să mă recuperez după călătoria mea în India. După ce am ajuns acasă, am experimentat o criză de energie. Nu sunt în stare să fac mai nimic. Îți mulțumim că ne-ai dat programul tău. Când vei intra în contact cu Dr. Naram? Dacă va fi curând, am câteva întrebări pentru care poate poți primi răspunsuri, deoarece nu înțeleg ce se întâmplă în corpul meu.
Te rog să știi că te afli în rugăciunile mele pentru ca voiajul tău să fie sigur și fructuos pentru tine și toți cei implicați.
Te iubesc mult,
Tata

I-am scris rapid înapoi informațiile de contact ale centrului de apel al Dr. Naram, care îl punea în conexiune cu acesta. Am simțit tristețea neliniștită și tăcută revenind pentru a mă învălui din nou. După tot acest timp, cheltuială și efort, oare vindecarea antică și Dr. Naram au eșuat în ceea ce-l privește pe tatăl meu?

Notele tale de jurnal

Pentru a aprofunda și a mări beneficiile pe care le vei experimenta din citirea acestei cărți, rezervă-ți câteva minute acum și răspunde la următoarele întrebări:

Numește două lucruri, pe care dacă le-ai fi făcut mai perfect, ar schimba totul:

_____

_____

_____

Ce lucruri bune din viață au venit ca urmare a răbdării și disciplinei?

_____

_____

_____

Ce alte idei, întrebări sau realizări ți-au apărut în timp ce citeai acest capitol?

_____

_____

_____

CAPITOLUL 16

O nouă problemă neașteptată

*Nu spune, 'Este dimineață', înlăturând-o ca și cum ar fi vorba
despre ieri. Privește-o pentru prima data asemeni unui nou
născut ce nu are nume.*
    –Rabindranath Tagore

După China, am revenit în Finlanda la munca mea la Universitatea din Joensuu (care ulterior a devenit Universitatea din Finlanda de Est). Locuiam într-un oraș mic, acoperit de zăpadă, nu departe de granița cu Rusia. Deși am o dragoste profundă pentru Finlanda, pentru oamenii și munca mea de acolo, după email-ul său tulburător, am simțit o nevoie stringentă de a-mi vedea tatăl. Acest sentiment s-a întețit când tatăl meu a sunat să mă întrebe când voi fi din nou acasă în persoană, pentru a discuta despre sănătatea sa. El a menționat „o nouă problemă." Eram neliniștit și confuz și am zburat acasă cât de repede am putut.

Stând în afara ușii casei părinților mei, m-am întrebat despre ce voia oare să discute tata. Trecuseră peste șase luni de când l-am prezentat pentru prima dată doctorului Naram, în Los Angeles. Se simțea oare mai bine? Voi observa oare o schimbare în el? Sau l-am trimis să călătorească o jumătate de glob degeaba? Mai suferea? Se agrava? Cu doar jumătate de an înainte, el mi-a spus că s-ar putea să nu trăiască pentru a vedea a doua zi dimineață. Amintirea era încă proaspătă și sensibilă.

Tata m-a întâmpinat la ușă cu o privire pe care nu o puteam citi. Am intrat în biroul lui și ne-am așezat în aceleași scaune pe care am șezut ultima dată când am fost acolo. Numai că de data asta, în loc să stea cu privirea în pământ, nu a rupt contactul vizual cu mine.

Inspiră adânc în timp ce se așeza. „Fiule, există o nouă problemă."

Mi s-a scufundat inima-n galoși. Pregătit să primesc un șoc, am întrebat: „Ce vrei să spui?"

Din spatele biroului scoase o cutie de pantofi și o deschise. Era plină de cutii cu pastile. „Problema mea este că nu știu ce să fac cu toate aceste pastile. Nu mai am nevoie de ele!" Un zâmbet uriaș i-a apărut pe față. Din cele douăsprezece medicamente pe care le lua înainte de călătoria în India, acum avea nevoie doar de unul. Am încetat să-mi mai rețin respirația și am dat drumul unui mare suspin de ușurare! Zâmbetul lui era contagios și am râs cu surprindere.

S-a dovedit că scăderea energiei pe care a experimentat-o după India a fost doar de moment, pentru că începuse să mănânce toate alimentele familiare pe care nu trebuia să le mănânce. Deci a suferit consecințele. Însă odată ce a luat remediile casnice și și-a ajustat din nou dieta, a început imediat să se simtă mai bine.

Nu puteam să cred. Doar cu jumătate de an mai devreme, avea dureri înfiorătoare și nu știa cât va mai trăi. Corpul lui era atât de slab, chiar și lucruri simple precum ridicarea de pe un scaun sau mersul pe hol erau provocări monumentale. Era consumat de o oboseală care mă îngrozea. Cu mintea alunecând către Alzheimer, se pierdea în mijlocul propoziției și uita ușor lucrurile. Era devastant să-l privești cum alunecă în depresie severă.

Acum, la doar câteva luni de la întâlnirea cu doctorul Naram și fiind disciplinat în urmarea sfaturilor acestuia, tata era un bărbat schimbat. Nu mai avea probleme cu colesterolul, tensiunea arterială era normală și nu se mai lupta cu problemele de glicemie crescută. În timpul procesului, el a avut întâlniri periodice cu medicii săi obișnuiți, care i-au monitorizat progresul și au fost surprinși să trebuiască să recomande renunțarea la anumite medicamente. Când ne-am întâlnit, aproape că nu mai avea nevoie de niciun medicament!

Poate cel mai semnificativ pentru tatăl meu a fost că toată durerea din picioare și piept au dispărut, așa că acum nu mai lua medicamente pentru durere. „De fapt," a spus el, „nu mai există durere în tot corpul meu!"

El a descris cum avea de douăzeci de ori mai multă energie, capacitate fizică și alertă mentală. Putea să lucreze din nou și să se simtă ca și cum ar fi făcut ceva deosebit pe planetă. Văzându-l pe tatăl meu simțindu-se util și productiv, contribuind la binele mai mare, așa cum fusese întotdeauna misiunea lui, m-a făcut să mă simt mai împlinit ca niciodată.

Mintea mea era agitată. Se putea întâmpla asta cu adevărat?

Ce moment sfânt! Ce cadou frumos!

Chiar în timp ce scriu acest lucru, reflectând asupra acelui moment, lacrimile îmi curg pe obraji în semn de recunoștință.

Cel mai însemnat moment a fost când tatăl meu m-a privit în ochi și mi-a spus: „Acum am o altă cerere importantă pentru tine, fiule."

Luându-și locul potrivit pe biroul tatălui meu, în loc să fie mutată în sertar, era stiva de dosare și hârtii cu toate materialele pe care le-a colectat de-a lungul vieții. Vă amintiți de acea carte pe care a vrut să o scrie, sintetizând opera vieții sale ajutând copiii să recunoască ideile bune și să

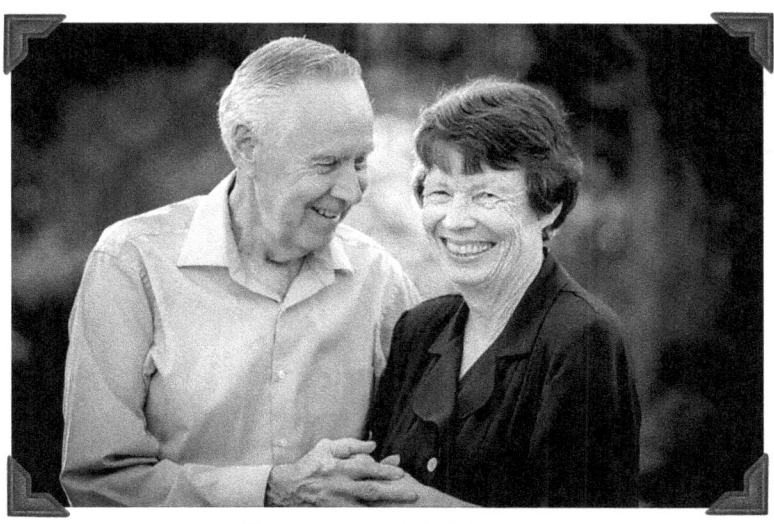

Tata și mama râzând din nou.

facă alegeri bune? Când era bolnav și depresia îl consuma, tata își pierduse viziunea și speranța în acest obiectiv.

Punând mâna pe teancul de hârtii, a spus: „Vreau să termin de scris *Piesa lipsa a educației*, și vreau ajutorul tău. Fiule, vei fi coautorul meu?"

Eram mai mult decât onorat și, chiar dacă nu puteam înceta să zâmbesc, lacrimile îmi curgeau pe față.

„Absolut," i-am spus.

Ce cerere diferită de cea făcută cu șase luni mai devreme! Am sperat că scrierea acestei cărți va fi vindecătoare pentru tatăl meu, ceva ce-i va oferi satisfacție și care va deveni parte a moștenirii sale. Știam prea puțin că mă va vindeca și pe mine. Dar aceasta este o poveste pentru altă dată.

După recuperarea remarcabilă a tatălui meu, am început să descriu ce făcea Dr. Naram pentru oameni, asemenea unui schimb de ulei, pentru corp. Când schimbi filtrele la mașină, poți vedea cât de multă murdărie s-a acumulat. Nu o vedem în corpurile noastre, dar există. Dacă nu o curățăm și nu avem grijă corespunzătoare, se manifestă ca o defecțiune. Când filtrele din corpul tatălui meu au fost curățate, problemele tale de sănătate se rezolvă.

Mă simt recunoscător față de Dr. Naram și pentru acest vechi sistem de vindecare și văzând cu proprii mei ochi transformarea uimitoare pe care a experimentat-o tatăl meu, l-am sunat pe Dr. Naram să-i mulțumesc, dar nu a răspuns. Ceea ce nu știam era că, pe măsură ce sănătatea tatălui meu s-a îmbunătățit constant, tatăl doctorului Naram a alunecat în comă și a fost declarat mort.

Notele tale de jurnal

Pentru a aprofunda și a mări beneficiile pe care le vei experimenta din citirea acestei cărți, rezervă-ți câteva minute acum și răspunde la următoarele întrebări:

Cine sunt acele persoane pe care le iubești? Știi cumva care este visul lor cel mai măreț?

_____

_____

_____

_____

Cum îi poți ajuta să își atingă visul? Cum poți să-i ajuți în a căpăta o mai mare claritate dacă nu sunt siguri de ceea ce vor?

_____

_____

_____

_____

Ce alte perspective, întrebări sau realizări ți-au apărut în timp ce citeai acest capitol?

_____

_____

_____

_____

CAPITOLUL 17

Spunând rămas bun

Care este cel mai remarcabil lucru din lume? Faptul că toți vor muri, dar nimeni nu gândește că i se va întâmpla lui.
–Parafrazat din Bhagavad Gita, un text vechi de 5000 de ani

Dr. Naram știa că tatăl său nu se simțea bine. Îl vizitase de nenumărate ori în ultimii ani și fusese întotdeauna capabil să-l ajute. De data aceasta, prognosticul tatălui său era îngrozitor. Înainte de a se îndrepta spre casa părinților săi, Dr. Naram i-a invitat pe Dr. Giovanni, Luciano și Vinay cu el, nesigur de ce va avea de înfruntat.

Când au sosit, au fost întâmpinați cu lacrimi la intrare de fratele doctorului Naram, Vidyutt, de mama sa, de restul familiei sale și de doctor, care tocmai completase certificatul de deces. Era prea târziu.

"Vreau să-l văd." i-a spus Dr. Naram fratelui său.

Dr. Naram a mers lângă patul unde se odihnea trupul tatălui său. Întinse mâna pentru a-l ține de încheietura și fu uimit să observe ceva. Degetele lui detectaseră un puls foarte slab. L-a rugat imediat pe doctorul Giovanni să ia tensiometrul și să-i verifice tensiunea arterială și pulsul. Dr. Giovanni a făcut-o, iar aparatul arăta că nu există puls. Dr. Naram i-a cerut să verifice din nou și același rezultat, fără puls, fără tensiune arterială.

Dr. Naram i-a cerut doctorului Giovanni să ia rapid din bucătărie praf de ghimbir și ajwain. Toți cei din casă l-au întrebat pe doctorul Giovanni de ce are nevoie de astea. Medicul care a participat și-a ridicat privirea cu o expresie nedumerită pe față, iar familia i-a explicat că doctorul Naram era un vindecător al pulsului. Medicul clătină din cap și se întoarse la hârtiile lui.

Dr. Naram i-a dat instrucțiuni doctorului Giovanni să frece amestecul uscat de pulbere de ajwain și ghimbir pe labele picioarelor tatălui său. În același timp, Dr. Naram a aplicat ghee și a presat puncte specifice de marmaa pe mâini, picioare, burtă și cap. După câteva minute, s-a aplecat aproape de urechea tatălui său și a spus: „Tată, dacă ești conștient, dacă mă poți auzi și vrei să trăiești, ridică mâna, picioarele sau chiar un deget. Dacă nu, vor duce corpul tău să-l ardă chiar acum." Tatăl său a ridicat toată mâna!

Dr. Naram nu-și putea ascunde emoția, spunându-i fratelui său că tatăl lor era încă în viață. Medicul care participa a fost sceptic și l-a acuzat pe Dr. Naram că a mișcat mâna tatălui său. Toți au intrat în cameră și au privit cum doctorul Naram repeta procedura. De această dată, tatăl său și-a ridicat întregul picior, iar medicul care era de față a sărit înapoi șocat.

În timp ce ascultam această parte, am râs, imaginându-mi întreaga scenă. Medicul a crezut că ar putea fi rigor mortis până când Dr. Naram a continuat procesul. Tatăl doctorului Naram îl iubea pe guru Sai Baba. Știind acest lucru, Dr. Naram i-a cerut lui Dr. Giovanni să-l ajute presând punctele marma și, în timp ce făcea acest lucru, spuse salutul comun al devotaților Sai Baba, „Sai Ram." O replică slabă, dar clară, veni din pat, "Sai Ram."

Toată lumea era uluită. Într-un zâmbet imens de uimire, doctorul Giovanni a spus din nou: „Sai Ram."

Un „Sai Ram!" mult mai tare veni de la tatăl doctorului Naram. După ce a auzit acest lucru, toată lumea din cameră a râs de bucurie, mulți dintre ei printre lacrimi.

Doar medicul nu zâmbea. Cu certificatul de deces semnat încă cu cerneală umedă, acest lucru a fost dincolo de înțelegerea sa. El l-a declarat mort pe acest om și acum acesta vorbea? În loc să-și ia rămas bun de la tatăl lor în acea noapte, familia și-a luat rămas bun de la medic. Acesta ieși pe ușă fără să spună un cuvânt.

Tatăl doctorului Naram, treaz și conștient, s-a recuperat suficient în săptămâna următoare încât să poată sta în picioare, să meargă și să vorbească cu familia sa. Medicul însoțitor care a semnat certificatul de deces l-a chemat pe fratele doctorului

"Este important să finalizăm anumite lucruri în viață astfel încât sufletele noastre să se poată odihni în pace."
–Dr. Naram

Naram la fiecare câteva zile pentru o actualizare a „acelui caz ciudat." De fiecare dată, a fost surprins să afle că pacientul era încă viu și înfloritor.

Tatăl doctorului Naram s-a simțit în curând suficient de bine pentru a finaliza o afacere neterminată, a semna documente importante și a avea conversații vitale cu soția, copiii și nepoții săi.

„Este important să finalizăm anumite lucruri în viață astfel încât sufletele noastre să se poată odihni în pace," a împărtășit Dr. Naram.

Când am exprimat cât de remarcabil a fost acest lucru, Dr. Naram a repetat cuvintele maestrului părintelui său, Pankaj Kimji Naram: „Nu renunța niciodată la speranță!"

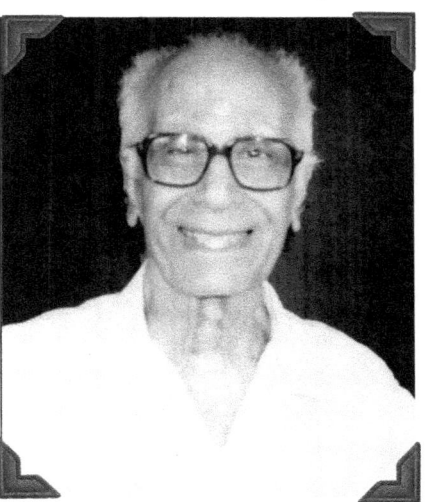

Dr. Khimjibhai U Naram, tatăl doctorului Naram.

Notele mele de jurnal
Secrete suplimentare de vindecare antică pentru a ajuta pe cineva în comă * (continuare de la capitolul 1)

4) Remediu de casă - Amestecă pudră uscată de ghimbir şi pulbere de ajwain şi freacă cu ea laba picioarelor persoanei în comă.

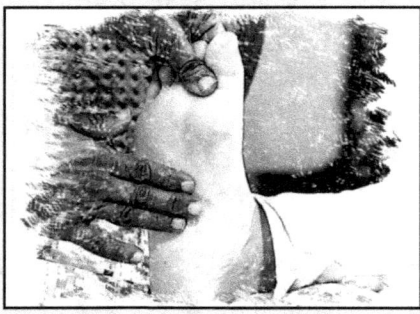

5) Marmaa Shakti - În timp ce presezi punctele subliniate în capitolul 1 (la pagina 15), spune numele persoanei într-un mod care-i este cel mai familiar.

* Material bonus: Pentru a-l auzi pe Dr. Giovanni şi pe Dr. Naram vorbind despre acest moment şi pentru a înţelege mai profund această metodă, te rog să consulţi site-ul cu membership gratuit MyAncientSecrets.com.

Notele tale de jurnal

Pentru a aprofunda și a mări beneficiile pe care le vei experimenta din citirea acestei cărți, rezervă-ți câteva minute acum și răspunde la următoarele întrebări:

Ce lucruri ai vrea să duci la îndeplinire înainte de a muri (e.g., să înfrunți o temere, să ierți pe cineva, să obții ceva, să ceri iertare cuiva, să depășești o provocare, etc.)?

_____
_____
_____
_____

Ce alte perspective, întrebări sau realizări ți-au apărut în timp ce citeai acest capitol?

_____
_____
_____
_____

CAPITOLUL 18

Înțelepciune antică, lume modernă

*Toate călătoriile au o destinație secretă despre care
călătorul nu este conștient.*
–Martin Buber

Curând după aceste evenimente aparent miraculoase, Dr. Naram m-a invitat la o ceremonie de premiere în New Jersey, unde a fost onorat că a ajutat pompierii din atentatele de la 11 septembrie și primii respondenți. În timp ce stăteam printre mii de oameni care vorbeau și așteptam să înceapă ceremonia, știam în sufletul meu, că trebuie să-i adresez doctorului Naram o întrebare care mă frământa de ceva vreme.

Am zâmbit când i-am văzut pe Marshall și pe José, doi dintre fondatorii *Serving Those Who Serve (Servind pe cei ce servesc)*, pe care îi cunoscusem mai devreme la New York. Acum ajutau oamenii care supraviețuiseră altor dezastre și sperau că Dr. Naram va continua să îi sprijine.

Dr. Naram a zâmbit când m-a văzut. „Mă bucur că ai putut veni, Clint."

Eram onorat să fiu acolo. "Ești bucuros?" am întrebat. "Am auzit că guvernatorul New Jersey este aici pentru a-ți acorda premiul." "Mai degrabă umilit," a răspuns el.

"De ce?"

„Știu că puterea este în această tradiție, în secretele consemnate în textele antice și învățăturile maestrului meu. Sunt pur și simplu un traducător al acestei înțelepciuni străvechi pentru lumea modernă. Și vorbind despre maestrul meu, știi povestea despre cum am aflat eu ce ar putea ajuta acești pompieri din 11 septembrie? "

"Cum?"

„Copiii străzii din Mumbai!" a spus el.

„Copiii străzii?"

„Da, după acele mii de zile de antrenament, maestrul meu mi-a dat o misiune sau o sarcină *seva*. El mi-a spus că primii oameni cărora îmi este însărcinat să acord ajutor erau în Dharavi, a doua mahala ca mărime din lume."

Dr. Naram a descris cum a întâlnit copiii străzii care locuiau acolo, cu fețe murdare și haine zdrențuite. Le-a simțit pulsul și le-a dat ierburi medicinale care credea că-i vor ajuta. Dar când s-a întors, a descoperit că niciuna nu a funcționat, iar copiii erau încă bolnavi de probleme pulmonare, probleme cu somnul, depresie, anxietate și tuse, iar pulsul lor arăta încă o acumulare de toxine în corpul lor. Confuz, Dr. Naram s-a consultat cu maestrul său care i-a spus că trebuie să caute mai profund și să afle mai multe despre acești copii.

Dr. Naram s-a întors și i-a întrebat pe copii unde locuiesc și lucrează. A aflat că aceștia lucrează într-o fabrică de produse chimice. Fabrica nu dorea să plătească pentru mașinile care amestecă în căzile cu produse chimice, așa că-i angajase pe copiii străzii să înoate în ele. A fost șocat, a raportat acest lucru autorităților și s-a întors la maestrul său pentru a afla ce altceva ar putea face pentru a-i ajuta pe acești copii.

Împreună, au studiat manuscrisele pentru a vedea dacă era ceva folosit în vechime pentru a ajuta la eliminarea toxinelor dificile, cum ar fi metalele grele. S-au entuziasmat când au descoperit o posibilă soluție. În războaiele antice, soldații înmuiau vârfurile săgeților și sulițelor lor în otrăvuri chimice. Vindecătorii din tradiția Siddha-Veda aveau nevoie să găsească modalități de a ajuta oamenii să elibereze otrava. Au identificat douăzeci și șapte de plante (inclusiv turmeric și neem) care ar putea ajuta la eliminarea acestor metale grele toxice. Pe baza a ceea ce au găsit, Dr. Naram și maestrul său au creat o nouă formulă, pentru a încerca să vindece copiii străzii.

„A funcționat, iar starea copiilor s-a îmbunătățit! Toxinele au fost

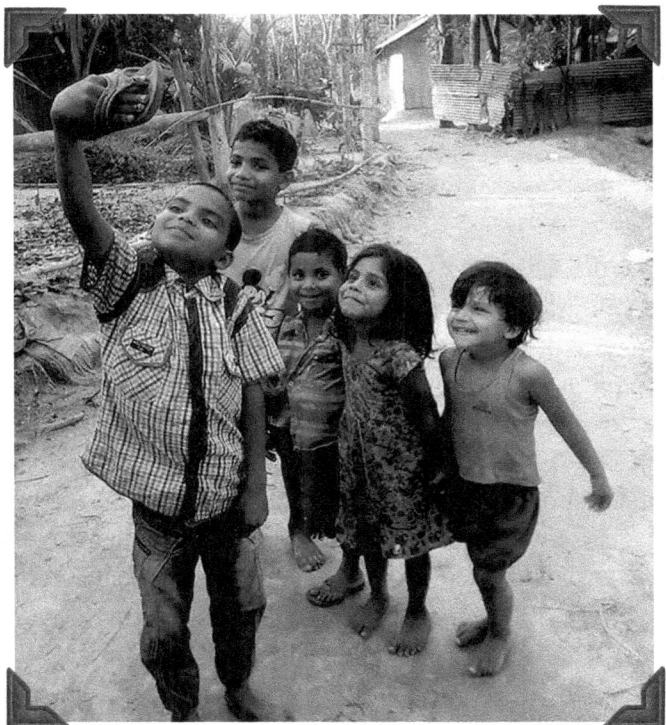

Fotografia renumită a copiilor străzii care își fac un selfie cu o sandală.
Preluat din Google Images.

eradicate din corpul lor. Văzând că a ajutat într-un caz atât de dramatic, credința mea în principiile învățate de la maestru și din aceste texte vechi a crescut. Atunci s-a întâmplat atentatul de la 11 septembrie și a fost ceva ce lumea și America nu mai văzuseră niciodată."

Când doctorul Naram a fost invitat să îi ajute pe pompierii care lucrau zi și noapte în groapa de la Ground Zero, el știa că și aceștia aveau toxine similare în corp datorate inhalării fumului și contactului cu atâtea reziduuri toxice. Știa, de asemenea, că medicina occidentală nu avea încă o modalitate de a elimina aceste toxine. „A fost plăcerea și onoarea mea să fiu de ajutor. Îi mulțumesc maestrului meu că m-a învățat cum să fiu atât de util oamenilor în nevoi. Fiecare, chiar și în viața de zi cu zi, este poluat într-o oarecare măsură. Toți inhalează fumurile de la mașini și camioane, mănâncă alimente procesate sau modificate, care sunt adesea udate de ploaia acidă, toți sunt expuși radiațiilor telefonului mobil, mănâncă carne sau plante care sunt poluate și experimentează o calitate diferită a luminii solare din cauza problemelor atmosferice legate de stratul de ozon. Așadar, chiar dacă nu am fost la New York pe 11 septembrie, cu toții avem nevoie de aceste secrete străvechi pentru a elimina toxinele de mediu din corpul nostru."

Deși era foarte fascinant, nu aș putea uita întrebarea arzătoare pe care simțeam nevoia să i-o pun. În timp ce eram pe cale să deschid gura, cineva ne-a întrerupt pentru a-l duce pe scenă pe doctorul Naram.

M-am așezat pe scaunul meu în audiență și am citit programul care conținea mai multe povești de la pompieri și primi respondenți care au beneficiat de ajutorul Dr. Naram. Unul dintre ei a fost Darren Taylor, pompier FDNY. El a scris:

„Am fost expediat la Ground Zero două zile după atacurile de la World Trade Center. Lucram la recuperarea și căutarea generală a corpurilor, la recunoașterea generală și înlăturarea incendiilor. Am început să observ efectele asupra sănătății mele la aproximativ o lună după ce am lucrat ture regulate în oraș. Îmi era frig mai des. Uneori mă trezeam noaptea cu un acces de tuse, o tuse uscată neproductivă. Eram un pic deprimat și sistemul imunitar a fost afectat negativ. În general mă simțeam mai bolnav - nu așa sănătos cum eram în mod normal. Când am auzit prima dată despre acest program și despre aceste plante medicinale, nu m-a interesat. Dar la câteva luni după ce fusesem la Ground Zero, simptomele mele s-au agravat. Eram îngrijorat și m-am

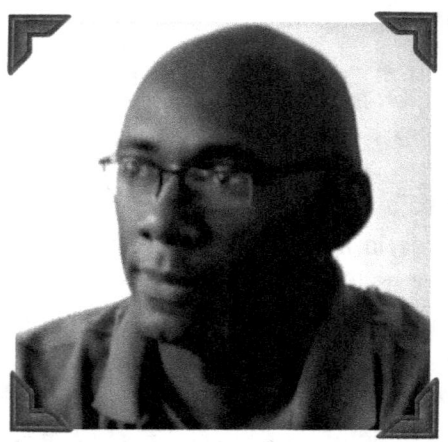

Pompierul Darren Taylor, FDNY, prezent la atentatele de la 11 septembrie 2001, a folosit ierburile doctorului Naram pentru a elimina toxinele din corpul său, pentru a stimula imunitatea, pentru a îmbunătăți somnul și pentru a trăi o viață mult mai sănătoasă și mai fericită!

gândit că voi încerca ceva natural. Mă bucur că am făcut-o.

După ce am luat ierburile pentru o vreme, am descoperit că răcelile nu mai apar și că accesele mele de tuse au dispărut.

Aveam mai multă rezistență. Mă simțeam mai bine. Eram mai puțin deprimat. Eram mai capabil să continui viața și să las îngrijorările medicale în urmă. Dorm mai mult și mai bine. Acum, mă simt foarte bine în general. Vă mulțumesc tuturor pentru serviciul oferit. Baftă în a duce acest tratament la cât mai multe persoane."

O altă prim respondentă a spus că a luat ierburile medicinale timp de aproximativ un an, când s-a întâmplat ceva uimitor: testele sale de funcție pulmonară au arătat valori normale și, pentru prima dată în ani, putea să se despartă de inhalator. Ea a scris:

"... Și există un avantaj secundar; am putut să mă las complet de fumat datorită ierburilor. Puteam să simt mirosul țigărilor care îmi ieșea din corp. Chiar dacă renunțasem la fumat de un an, mereu aveam poftă să fumez. Atunci orice depozitare de nicotină era în buzunarele corpului meu, cred că ierburile au scos-o afară. Uneori când urinam mirosea ca o scrumieră. Mă întrebam 'De unde a venit asta?' Cred că ierburile au eliberat nicotina din sistemul meu. Totul s-a îmbunătățit atât de mult în cursul ultimului an și am atribuit asta ierburilor doctorului Naram. Cred că acestea scot otrava din fiecare parte a corpului."

Am continuat să citesc poveste după poveste asemănătoare acesteia. M-am gândit cât de grozav era că José a fost ghidat să se întâlnească cu Dr. Naram și a înființat această organizație pentru a ajuta primii respondenți la atentatele de la 11 septembrie. Pariez că n-avea idee când l-a întâlnit pentru prima dată pe Dr. Naram că acesta va fi calea pe care o va urma în viață.

Apoi m-am gândit din nou la Reshma și Rabbat. Probabil că nu avusese niciun indiciu că va fi îndrumată să-l întâlnească pentru a salva viața fiicei sale, atunci când l-a văzut pentru prima dată pe Dr. Naram la televizor. Când Dr. Giovanni l-a cunoscut pentru prima dată pe Dr. Naram, nu a avut niciun indiciu că toată viața lui va fi dedicată învățării secretelor antice de vindecare și folosirii lor la pacienții săi. Mintea mea a fost îndreptată către călăuzirea neașteptată și miracolul a tot ce înseamnă asta.

Chiar atunci, mi-am amintit de o rugăciune pe care am spus-o când eram copil, pe când mă luptam cu acceptarea morții surorii mele Denise. M-am rugat ca Dumnezeu să mă îndrume spre oriunde aș putea aduce cel mai mare serviciu, în ajutorul celor care suferă.

Am închis ochii și mintea mi s-a deschis către misterul celor desfășurate de atunci. Moartea surorii mele m-a condus la Gary Malkin și la proiectul Wisdom of the World (Înțelepciunea lumii). Pentru a-l ajuta să reușească, am cunoscut-o pe Gail Kingsbury, iar ea m-a prezentat doctorului Naram. Fiind în stare de orice pentru Alicia am fost mânat spre India. Sănătatea în scădere a tatălui meu m-a determinat să investighez mai profund secretele vindecării și așa mai departe. În fiecare situație, am fost uimit să văd că cele mai bune lucruri din viața mea s-au întâmplat atunci când încercam să servesc altora. Era clar că în acele momente, mai ales când inima mea era concentrată să-i ajut pe ceilalți, o putere divină superioară m-a condus spre locul unde vindecarea ne-a fost oferită tuturor. Puțin copleșit de potopul realizărilor, m-am întrebat unde mă va duce viața acum. Când am auzit crainicul vorbind în microfon, am deschis ochii și mi-am concentrat atenția asupra scenei. După introducerea și formalitățile generale, acum fostul guvernator al New Jersey, Christine Todd Whitman, a venit la microfon.

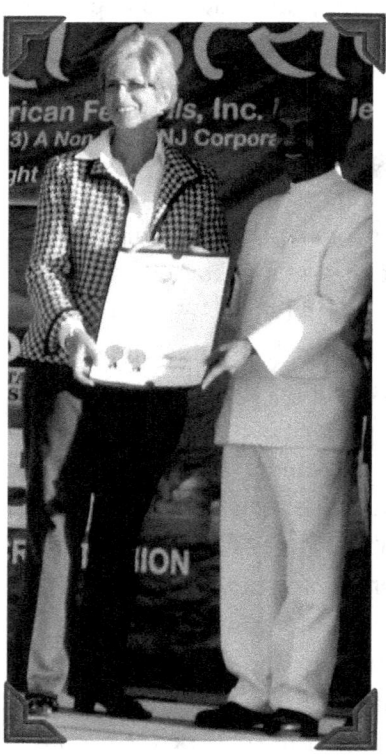

Dr. Naram primind un premiu de la statul New Jersey, acordat de onorabila fostă guvernatoare Christine Todd Whitman, pentru ajutorarea a mii de pompieri și primii respondenți la atacul de la 11 septembrie.

Ea a mulțumit doctorului Naram că a ajutat mii de pompieri, polițiști și alți primi respondenți prezenți la 11 septembrie. Ținând premiul acordat de legiuitorul de stat din New Jersey doctorului Naram, a citit o secțiune unde spunea: „Senatul și adunarea generală a statului New Jersey sunt încântați să-l salute și să-l onoreze cu mândrie pe Dr. Pankaj Naram, un specialist foarte apreciat în vindecarea și diagnosticul pulsului, renumit pentru eforturile sale filantropice, pentru exemplificarea spiritului de grijă și compasiune în slujba primilor respondenți la atacul terorist din 11 septembrie, pentru distinsul serviciu pe care l-a făcut comunității noastre în domeniul sănătății și pentru promovarea științei sale antice de vindecare în întreaga lume."

Guvernatoarea Whitman a terminat de citit scrisoarea, apoi l-a rugat pe Dr. Naram să vină pe scenă. Ea i-a strâns cu mândrie mâna și i-a prezentat premiul. L-a îndrumat spre microfon, costumul său alb contrasta cu culorile întunecate din spatele lui. Dr. Naram a început să vorbească în felul său special.

„Namaste. Mi se acordă acest premiu pentru a fi onorat alături de fondatorii fundației *Serving Those Who Serve* - Marshall, José, Nechemiah și Rosemary. Dar adevărații eroi ai zilei sunt pompierii, poliția și alții care au mers în inima pericolului și și-au riscat viața. Lucrul cel mai mărunt pe care-l putem face pentru ei este să-i ajutăm să-și recupereze sănătatea și viața.

„În tradiția mea de vindecători, nu ne considerăm eroi. Îi vedem pe cei care vin la noi ca făcându-ne o favoare, permițându-ne să folosim metodele noastre vechi pentru a-i ajuta. Maestrul meu a spus că aceasta este o modalitate de iluminare. Ce fac oamenii pentru a atinge fericirea sau ceea ce numim *moksha*, ceea ce înseamnă iluminare sau împlinire? Unii iau calea meditației, alții calea rugăciunii, unii succesul în afaceri sau în luptă. În India, numim aceste căi *karmayog*, *bhaktiyog* sau *gyanyog*. În conformitate cu maestrul meu, pe calea unui vindecător primești iluminare sau împlinire numai dacă pacienții tăi sunt fericiți. A ajuta oamenii să se vindece este sursa noastră de iluminare și fericire. Tratăm fiecare persoană precum un templu. Puteți spune că un pacient este un templu sau o biserică, sau o moschee sau o *gurudwara*. Toate acestea sunt nume de lăcașuri de cult. Maestrul meu m-a învățat că Dumnezeu locuiește în fiecare dintre noi, deci sunteți precum un templu. Dacă acest lucru este adevărat, atunci când devine Dumnezeu fericit? Când curățați templul! Fiecare persoană are multe compartimente precum mintea, emoțiile și sufletul. Când acestea sunt curățate, experimentăm o transformare fizică, mentală și emoțională. Drept urmare, putem continua să realizăm tot ce vrem în viață. Sunt atât de recunoscător maestrului meu că m-a învățat principiile științei antice care aduce aceste posibilități de transformare mai profunde, tuturor celor care o folosesc."

În timp ce vorbea, m-am gândit la zâmbetul de pe fața tatălui meu când mi-a arătat cutia cu medicamente de care nu mai avea nevoie. Eram atât de recunoscător. Dr. Naram a ajutat la eliminarea toxinelor din corpul său, reechilibrându-i doshele. Am zâmbit că măcar știam acum ce înseamnă acest cuvânt *dosha*! M-am întrebat ce alte principii antice aș putea învăța, care m-ar ajuta pe mine și pe ceilalți. M-am gândit la Rabbat, fata de unsprezece ani, care ieșea din comă, spunând „mami" când s-a trezit și lacrimile din ochii mamei sale. Am reflectat la bucuria asistentei când aceeași metodă a ajutat-o și pe sora ei. M-am gândit la Rabinul Stephen Robbins din California, plecând de pe patul său de moarte și având nevoie de un scaun cu rotile pentru ca acum să meargă din nou la sala de gimnastică, arătând și simțindu-se cu zece ani mai tânăr. Mi-am amintit de bărbatul cu umărul înghețat, obținând mobilitate deplină, Dr. Giovanni și apicultorii salvând stupii, femeia care a avut un copil după menopauză și mulți dintre cei care mi-au spus „Dr. Naram mi-a salvat viața." Am reflectat asupra oamenilor de la fabrica doctorului Naram care făceau ierburile după metodele străvechi, cu atâta precizie și dragoste și asupra tuturor pompierilor care au beneficiat de ele.

„Aceastea sunt cunoscute sub numele de *seva* sau serviciul pe care îl exercită un vindecător. Maestrul meu m-a învățat că acest *seva* nu este pentru pacient, ci pentru vindecător," a continuat Dr. Naram. „Maestrul meu m-a învățat, de asemenea, că vindecătorul trebuie să aibă grijă de două obstacole, pentru a ajuta oamenii. Care sunt cele două obstacole? Ego-ul și frica.

„În mijlocul unui pericol indiscutabil, acești mari pompieri, polițiști și alții care au ajutat la 11 septembrie au lăsat în urmă ego-ul și frica. Ei sunt exemple excelente de tipul adevăratului seva sau al serviciului care aduce împlinire. Maestrul meu m-a învățat că Dumnezeu este aici în fiecare dintre voi. Și este onoarea mea să-l slujesc pe eroul divin în fiecare dintre voi, în orice mod posibil. "

Publicul a izbucnit în ovații ridicându-se în picioare. Când doctorul Naram cobora de pe scenă, o mulțime de oameni îl înconjurau. Urmărindu-l, am simțit că inima mi se umple cu deplină apreciere pentru cine este, pentru ce își dedică viața și pentru cum a binecuvântat atâția oameni.

Întorcându-mi privirea de la doctorul Naram, din nou spre interior, am văzut că scepticul care eram inițial fusese topit aproape în totalitate. Dincolo de asta, am simțit un sentiment de scop și o pace mai profundă decât tot ce simțisem până atunci în viața mea. Nu a fost o călătorie pe care mi-am propus să o fac, dar totuși viața m-a adus pe această cale și am simțit că trebuie să fie pentru un motiv. Sigur, mai erau multe zone gri - atâtea lucruri pe care încă nu le puteam înțelege. Dar, în loc ca în mod automat să nu țin cont de acele lucruri, mintea mea s-a deschis către o curiozitate neobosită despre acestea, dorind să le testez pentru mine și să descopăr cum funcționau.

Abia mai târziu în acea seară, Dr. Naram și cu mine am avut din nou un moment împreună, când am putut să-i pun în sfârșit întrebarea mea arzătoare.

Întrebarea arzătoare

După ce adunarea a luat sfârșit, a existat un moment de liniște când doar doctorul Naram și cu mine așteptam mașina care avea să vină în curând. El a vorbit despre maestrul său și mi-a spus cât de mândru își imaginează că ar fi iubitul Baba Ramdas să vadă secretele străvechi ajutând oamenilor din întreaga lume în cele mai profunde moduri. „Oare știi care este unul dintre cele mai mari secrete pentru fericire și succes, Clint? Recunoștința.

Dă întotdeauna recunoștință celor care te-au învățat."

Vorbind într-un mod mai sensibil,

> „Unul dintre cele mai mari secrete pentru fericire și succes este recunoștința. Dă întotdeauna recunoștință celor care te-au învățat."
> -Dr. Naram

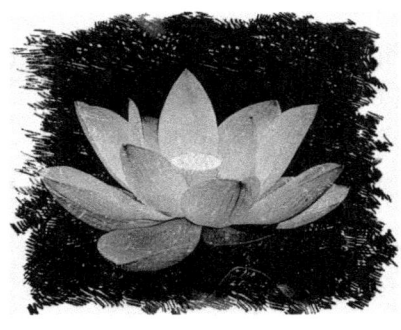

Maestrul doctorului Naram i-a spus acestuia că trebuie să fie ca o floare de lotus.

Dr. Naram a împărtășit: „Înainte ca maestrul meu să părăsească trupul, m-a ajutat să descopăr munca și misiunea vieții mele. El m-a învățat că această misiune este dincolo de națiune, dincolo de religie, dincolo de politică, dincolo de castă, crez și rasă. Este pentru întreaga umanitate. El a spus că vindecarea antică este ca o floare de lotus. Tu cunoști floarea de lotus?"

Sora doctorului Naram, Varsha, mi-a spus odată că prenumele doctorului Naram, Pankaj, tradus în engleză înseamnă „lotus."

„Maestrul meu a spus că la fel cum albul strălucitor al florii de lotus se ridică din noroiul întunecat pentru a-și împărtăși strălucirea și parfumul cu noi toți, la fel și aceste secrete antice de vindecare trebuie să se deschidă pentru a dezvălui frumusețea și puterea lor de vindecare întregii umanități. Nu este o religie, un cult sau ceva de genul acesta. Este pur și simplu o școală de gândire căreia i se poate alătura oricine și poate beneficia, învățând cum să se ajute pe ei înșiși și pe ceilalți pentru a se vindeca din ce în ce mai profund. Maestrul meu m-a ajutat, de asemenea, să-mi descopăr misiunea, de a proteja, păstra și aduce beneficiile acestor secrete în fiecare inimă și în fiecare casă de pe pământ."

> „Această misiune a vindecării antice este dincolo de națiune, dincolo de religie, dincolo de politică, dincolo de castă, crez și rasă. Este pentru întreaga umanitate. Este o școală de gândire de care oricine poate beneficia - învățându-i cum să se ajute pe ei înșiși și pe alții pentru a se vindeca tot mai profund."
> -Dr. Naram

Am ascultat, impresionat de starea de recunoștință în care era Dr. Naram în timp ce vorbea. Neputând să mai aștept, am spus: „Dr. Naram, pot să-ți pun o întrebare importantă?" El a dat din cap.

„Sunt convins că mai mulți oameni trebuie să știe că aceste tehnici antice de vindecare sunt o opțiune. Ceea ce știi și faci poate ajuta atât de mulți oameni de pe această planetă.

Ei nu pot alege să facă asta dar cel puțin ar trebui să știe că există o opțiune. " În cele din urmă, întrebarea mea arzătoare mi-a sărit din gură: „Cum te pot ajuta?"

Momentul de o gravitate palpabilă se schimbă în timp ce Dr. Naram schiță un zâmbet și râse liniștit, dar audibil, ca răspuns la întrebarea mea. Eram atât de derutat, trebuie să se fi văzut pe fața mea. El a spus: „Mulțumesc, Clint. Vreau ajutor și am nevoie de ajutor. Doar că nu de la tine."

Am fost șocat. Fruntea mi se încruntă în timp ce încercam să-mi dau seama dacă l-am auzit corect.

El a spus: „Te cunosc acum, iar mintea ta este prea aglomerată." râse din nou.

„Eu. . . Nu înțeleg. "

Dr. Naram m-a privit cu drag și mi-a spus: „Știi acum cele șase chei ale vindecării mai profunde din Siddha-Veda. Sper că le vei cunoaște mai mult pe fiecare folosindu-le pentru a aduce beneficiu în viața ta și a altora. Dar chiar acum, Clint, dacă aș împărtăși cu tine câteva dintre celelalte secrete de bază pe care mi le-a predat maestrul meu, nu le-ai înțelege cum trebuie. Ai încerca să le identifici cu intelectul tău, în loc să le înțelegi cu inima ta sau să le integrezi în ființa ta. Așa cum am spus, mintea ta este prea aglomerată.

În pierdere, am întrebat: „Ce pot face, atunci?"

„Sunt dispus să-ți împărtășesc atât de multe lucruri, chiar și secrete mai profunde, odată ce ești pregătit." S-a oprit și apoi a continuat: „Dar înainte să mă poți ajuta cu adevărat, trebuie să faci mai întâi ceva pentru tine."

"Vreau să învăț. Voi face orice! Ce vrei sa fac?"

Dr. Naram a zâmbit și a spus: „Vino mâine."

Notele tale de jurnal

Pentru a aprofunda și a mări beneficiile pe care le vei experimenta din citirea acestei cărți, rezervă-ți câteva minute acum și răspunde la următoarele întrebări:

Care este lucrul pentru care ești cel mai recunoscător din viața ta?

_____

_____

_____

_____

Pe cine ai fost ghidat să-l întâlnești în viața ta, pe care ai putea să-l contactezi azi pentru a-ți exprima gratitudinea?

_____

_____

_____

_____

Ce alte perspective, întrebări sau realizări ți-au apărut în timp ce citeai acest capitol?

_____

_____

_____

_____

Dedicație

Dedic această carte în memoria specială a surorii mele Denise.
Te iubesc pururi.

Poate nu am avut mijloacele și cunoștințele pentru a te ajuta cât timp erai în viață . . . dar dedic această carte în numele tău, sperând să conducă pe mulți în găsirea speranței și căii spre o vindecare mai profundă.

Și dedicație specială pentru legendarul maestru vindecător,
Dr. Naram.

Mulțumesc că ți-ai dedicat forța vieții pentru stăpânirea și împărtășirea acestor secrete străvechi ale vindecării, fiecărei case și fiecărei inimi de pe Pământ.

Dragă cititorule,

Mulțumesc pentru lecturarea acestei prime cărți și pentru că mi te-ai alăturat pe durata primului an a revelatoarei călătorii împreună cu Dr. Naram!

În paginile rămase, am adăugat o postfață (cu o actualizare în legătură cu ce s-a mai întâmplat de atunci și cum te-ar putea ajuta și pe tine), o notă a autorului (cu informații despre un cadou neprețuit pe care îl am pentru tine) și un apendice (cu glosar de cuvinte noi, ceva bonus cu remedii antice secrete și, de asemenea, alte informații folositoare).

Mai întâi, oricum, voiam să împărtășesc un scurt epilog care cred că o să-ți placă.

EPILOG

Călăuzire divină, secrete de auto-vindecare și principiile pentru manifestarea visurilor tale în realitate

*Nu-ți scrie numele pe nisip, valurile îl vor spăla.
Nu-ți scrie numele pe cer, vântul îl va împrăștia.
Scrie-ți numele în inimile oamenilor cu care intri în contact.
Acela este locul unde va dăinui.*
—Autor necunoscut

Dhaka, Bangladesh (Trei ani mai târziu)

Avionul a aterizat. Dr. Giovanni și cu mine am intrat în aeroport, nefiind siguri la ce să ne așteptăm. Cu toate că am călătorit împreună adesea în cei patru ani de când ne-am văzut pentru prima dată, nici unul dintre noi nu fusese în Bangladesh.

Grija noastră s-a disipat repede. Birourile de imigrare și gărzile de frontieră erau prietenoase, de ajutor și amuzante. Am aflat că Bangladesh se separase de India ca parte a Pakistanului în 1947, înainte de a deveni o națiune independentă în 1971. De atunci, țara a avut două femei prim-miniștri. A trebuit să-mi confrunt prejudecățile despre cum poate fi o țară musulmană. În timp ce mass-media americană accentua faptul că în anumite state islamice femeile nu sunt lăsate să conducă o mașină, am fost surprins că această țară islamică deja avea a doua femeie prim-ministru. În Statele Unite încă nu am avut o femeie președinte.

După ce ne-am recuperat genţile, l-am întâlnit pe Kalim Hussain în hol.

„*As-salaam Walaykum*," ne-a spus el, salutul tradițional din Bangladesh, însemnând „Pacea să fie cu tine."

Înainte de a ajunge, am aflat răspunsul corect: „Walaykum - as salaam," adică „Și cu tine."

"Fiica mea așteaptă cu nerăbdare să vă vadă," a spus el.

Am ieșit în afara aeroportului și am văzut mai multe persoane, inclusiv o tânără frumoasă. Pe măsură ce ne apropiam, i-am recunoscut ochii și zâmbetul. Am privit uimit.

"As-salaam Walaykum, Dr. Clint, Dr. Giovanni," a spus ea. Rabbat avea acum paisprezece ani. M-am întrebat: Cine era această persoană, atât de frumoasă, atât de inteligentă, atât de vie? Nu era alta decât fetița care și-a revenit din comă în spitalul din Mumbai. Deși aspectul ei se transformase complet în cei trei ani de când am văzut-o, vocea ei era exact aceeași. Intonația sa blândă și ritmică mi-a fost liniștitoare pentru urechi și suflet.

"*Walaykum—as salaam,*" am spus aproape incapabil să grăiesc.

Nu puteam să-mi dezlipesc ochii de la ea. Engleza ei era chiar mai bună decât atunci când ne-am întâlnit și exprima o incredibilă bunătate și siguranță de sine. Nu am așteptat mult până să o întreb dacă pot să-i fac o poză. Cum stătea lângă Dr. Giovanni, am observat că aveau aproape aceeași înălțime acum.

Cu un an mai devreme, am primit o cerere de prietenie pe Facebook dar nu am recunoscut din prima cine era. M-am bucurat când am realizat că era Rabbat! A readus toate emoțiile recuperării ei uimitoare. *Cât de interesantă este lumea asta*, m-am gândit. *În ce interconexiune alambicată ne aflăm cu toții.*

Odată ce am ajuns în mașină, am întrebat-o ceva care-mi stârnise curiozitatea: "De ce numele tău de Facebook e *Swan Bella*?"

"Știi cartea *Twilight*?" a întrebat.

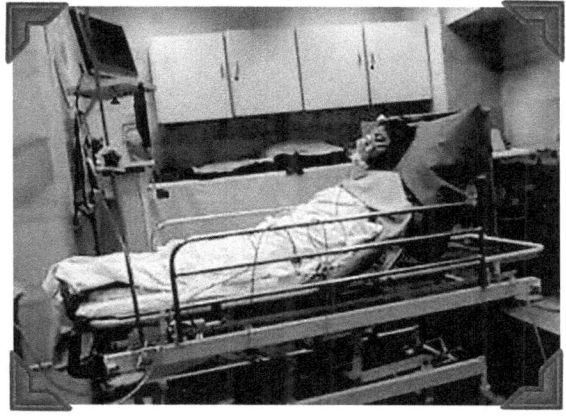

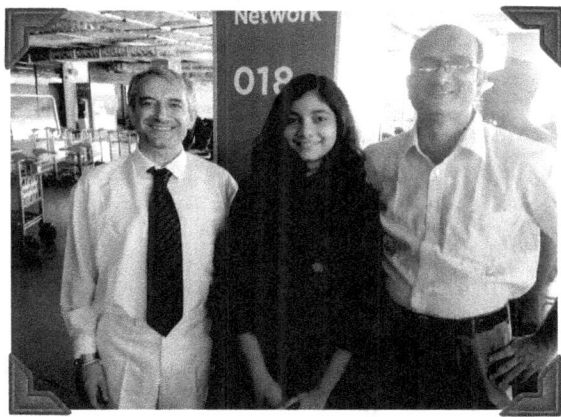

Sus*: Rabbat când ne-am întâlnit prima dată în Mumbai.*
Jos: *Cu Dr. Giovanni și tatăl lui Rabbat la aeroport în Dhaka.*

"Da."
"E numele personajului principal."
"Ai citit cartea?" am întrebat.
"Nu, doar mi-a plăcut numele."
Am râs amandoi.
"Cum te simți acum?" am întrebat-o.
"Puternică precum un cal."

Odată ajunși la ea acasă, mama lui Rabbat, Reshma, fratele ei și multe alte rude de-ale lor, ne-au salutat. Reshma era mai mult decât bucuroasă să ne primească.

"În Bangladesh avem o tradiție să dăm ceva dulce oaspeților," a spus ea, aducând un platou plin cu o varietate de dulciuri de care nu mai văzusem.

"Și noi avem un cadou pentru tine," spuse Dr. Giovanni.

"Nu, cadoul ești tu, pentru că ai venit. Suntem atât de bucuroși," zise Reshma.

Dr. Giovanni a adus multe brățări și medalioane pentru Rabbat și familia ei, de la Dr. Naram.

Ne-au servit o masă fantastică cu orez și vegetale urmată de încă mai multe dulciuri. Am vorbit, câteodată străduindu-ne din greu să ne înțelegem, dar râzând și zâmbind mult.

După masă, Rabbat și Daanish (pronunțat *Daniș*), unul dintre cei doi frați mai tineri ai ei, au mers cu noi să le vedem școala.

Daanish avea același păr negru, ochi strălucitori și curiozitate legată de lumea cunoscută de Rabbat. Plăcut, prietenos și în mod cert foarte inteligent, acesta avea un entuziasm contagios pentru viață.

În timp ce noi patru mergeam pe strada îngustă până la școală, am trecut pe lângă vânzători de produse alimentare și magazine unde oamenii se rezemau în cadrul ușii. Vacile și găinile cutreierau străzile și ne-am oprit ca să le hrănim. Rabbat și Daanish au cumpărat nuci de cocos dintr-o căruță, una pentru fiecare, iar vânzătorul și-a folosit cuțitul ascuțit pentru a le deschide. Am băut apa dulce direct din coajă, iar Daanish mi-a arătat cum să mănânc pulpa albă din interior.

Câteva fetițe ne urmăreau și m-am gândit că ar putea să le fie foame, așa că le-am oferit o parte din nuca mea de cocos. S-au întors și au fugit cât de repede au putut, dispărând după un colț. O clipă mai târziu, le-am văzut cum se învârteau în jurul bucății oferite, privindu-ne, vorbind și chicotind una la alta. Curând am observat că toată lumea pe lângă care treceam pe străzi ne privea.

„Sunt curioși," a spus Daanish, râzând. „Nu văd adesea străini ca tine."

„Cum pot să-și dea seama că suntem străini?" am întrebat.

„Ești așa de înalt și pielea ta este foarte palidă. Știi cum numim oamenii ca tine? "

"Cum?"

„Oameni morți," a spus el. „Deoarece pielea ta este atât de palidă, parcă ești deja mort. Arăți ca un vampir."

Am râs cu toții de cât de amuzant a sunat.

Când am ajuns la școală, era un grup mare de copii care ne urmăreau. Dorind să intru în contact cu ei, am întrebat, prin Daanish, dacă ar vrea să cânte o melodie. Au început să cânte imnul național al Bangladeshului, vocile lor tinere unindu-se armonios.

Mai mulți copii și câțiva adulți s-au adunat pentru a vedea ce se întâmplă. Imediat ce și-au încheiat cântecul, doctorul Giovanni s-a ridicat în fața tuturor și a cântat imnul național al Italiei. Tuturor le-a plăcut.

Abia așteptam să sun acasă și să-i povestesc mamei și tatălui meu despre experiența uimitoare și profundă de a o vedea pe Rabbat și de a fi în Bangladesh. Știam că tatălui meu îi plăcea foarte mult să audă fiecare detaliu distractiv și fascinant al călătoriilor mele.

În timp ce Rabbat ne-a arătat școala, ea a explicat că este o școală în limba engleză și că una dintre cele mai apreciate materii ale ei era matematica. Ea ne-a dat un exemplu: „Când eram în comă, medicul șef de spital a recomandat să mă deconecteze de pe aparate și să mă lase să mor. Un alt doctor mi-a oferit o șansă de supraviețuire de 10%. Dar Dr. Naram a luat acele 10 procente și le-a pus la pătrat."

"Ce vrei să spui?" întrebă doctorul Giovanni.

- Le-a pus la pătrat. Ea a explicat: „Zece la pătrat este egal cu de zece ori zece. Dr. Naram mi-a oferit 100% șanse de supraviețuire."

Cu toții ne-am amuzat.

"Cum te simți acum?" am întrebat.

„Acum mă simt 110 la sută."

Apoi, Rabbat a devenit serioasă. „Mama mi-a spus că renunțase la tot," a spus ea. „Când m-a dus în India pentru tratamentele mele la spital, toți banii noștri au fost cheltuiți. A fost separată de tatăl meu, de ceilalți copii, de familia noastră, de casă, de tot. Am pierdut mult și totuși ea a spus că a găsit și a câștigat lucrul care conta cel mai mult - viața mea."

Rabbat și Daanish ne-au dus să întâlnim alți membri ai familiei care locuiau în apropiere. Toată lumea ne-a oferit dulciuri, iar Dr. Giovanni și cu mine, deja plini, le-am luat din politețe pe cele mai mici. Ne-am întâlnit cu părinții unuia dintre verii lor mai tineri care, am aflat că era

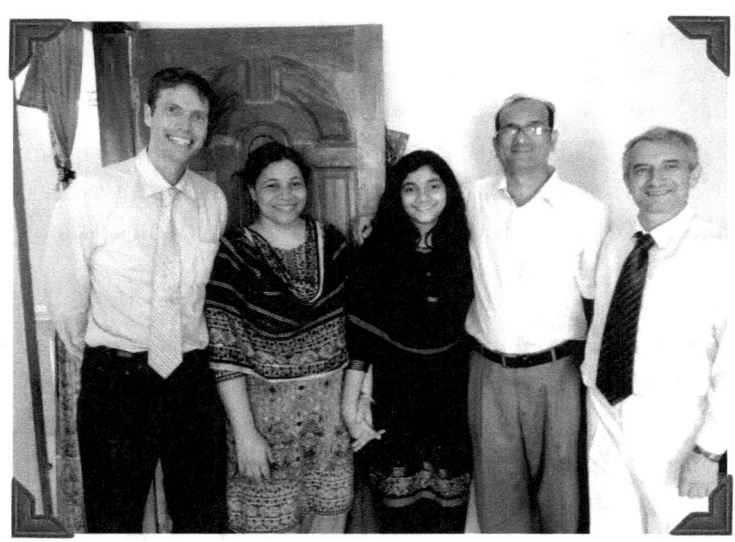

Eu, Reshma, Rabbat, tatăl ei și Dr. Giovanni, la casa lor din Bangladesh.

bolnav și vomita.

Dr. Giovanni le-a dat câteva ierburi medicinale și leacuri de preparat la domiciliu.

Când ne-am întors la casa lui Rabbat am citit primele capitole din această carte pentru Reshma, Rabbat și familia ei.

Au ascultat atent, retrăind fiecare detaliu și împărtășind mai mult din context.

„Veți împărtăși povestea noastră?" întrebă Reshma.

„Da, cred că va aduce foarte multă speranță," am spus. „Îmi imaginez că se vor simți inspirați să știe că, dacă îți urmezi inima și asculți vocea interioară care vine de la Dumnezeu, sau ceea ce poți numi Spirit sau Allah, o vindecare mai profundă precum aceasta este posibilă. Povestea voastră mi-a schimbat viața și sper că îi va ajuta și pe alții."

"Am fost pe punctul disperării," a spus Reshma. „Dar a existat o soluție, a existat speranță. Vă rugăm să spuneți povestea noastră așa încât să o cunoască mai mulți. Este o minune; Rabbat este cu noi."

Sună telefonul doctorului Giovanni. Doctorul Naram a cerut să vorbească mai întâi cu Rabbat și apoi cu Reshma, care lăcrima în timp ce vorbea cu el. Mi-am amintit prima dată când am văzut-o și cât de diferite erau aceste lacrimi față de cele pe care le-am văzut pe obrajii ei atunci. În cele din urmă, mi-a dat telefonul.

"Acum știi," a spus încet Dr. Naram, "cum de pot dormi așa de bine noaptea. Ai văzut câteva cazuri, dar gândește-te câte altele au fost în ultimii 36 de ani din munca mea și în miile de ani ai tradiției din care fac parte. Nu mi se datorează mie, știu, dar sunt recunoscător că fac parte din asta. Și mulțumesc maestrului meu în fiecare zi că m-a învățat aceste secrete, astfel încât să fiu de folos altora."

"Îi ajuți pe oameni profund," am spus, reflectând la ce am văzut și experimentat de când l-am întâlnit pe Dr. Naram, și cât de mult am învățat despre inima omului, despre speranță, vindecare și anduranță. "As dori ca mai mulți oameni să te întâlnească, Dr. Naram."

"Ține minte, nu am fost eu cel ce a ajutat-o pe Rabbat, a fost Dr. Giovanni. Nici măcar nu a fost nevoie să fiu acolo, atâta timp cât principiile și metodele de vindecare antice au fost prezente. Și a fost credința mamei ei, Reshma, cea care a creat transformarea. Oricine are acest fel de dorință arzătoare și credință poate învăța să folosească aceste secrete antice spre beneficiul și transformarea vieții sale. Într-un fel, presupun că le poți numi secrete ale vindecării de sine."

Înainte de a-și lua rămas bun, Dr. Naram a spus, "A aduce înapoi viața și sănătatea e un lucru. Acum adevărata întrebare pentru Rabbat, pentru tine Clint, pentru mine și pentru toți, este: 'Ce facem cu viața noastră atâta timp cât avem viață în noi?' Ce doresc cel mai mult pentru voi este să descoperiți ceea ce vreți și cum să manifestați visele voastre în realitate." Înainte de a termina apelul, Dr. Naram a spus cu certitudine, "Când vei înțelege cu adevărat principiile acestei vechi științe, Clint, totul se va schimba."

Abia acum, după zece ani de când l-am întâlnit prima dată pe Dr. Naram, pot realiza cât de adevărate s-au dovedit aceste afirmații.

Notele tale de jurnal

Care sunt cele mai valoroase idei, întrebări sau realizări care ți-au apărut în timpul lecturii acestei cărți?

_____
_____
_____
_____
_____
_____
_____

Care este lucrul, dacă este vreunul, pe care te-ai angaja să-l faci în mod diferit în viața ta de acum înainte?

_____
_____
_____
_____
_____
_____
_____

POSTFAȚĂ

Minuni mistice ale iubirii

*„Când elevul este pregătit, apare profesorul.
Când elevul este cu adevărat pregătit, profesorul dispare."*
–Lao Tzu

Ai citit această carte care istorisește povestea primului meu an cu Dr. Naram. Călătoria mea alături de el a continuat pentru mai mult de zece ani, iar acum faci parte din această călătorie.

Am început această carte spunând: „Nu citești aceste cuvinte din întâmplare ... Cred că ai fost condus spre această carte în acest moment dintr-un motiv anume."

Ți-ai aflat motivul până acum? Ce a înfăptuit pentru tine citirea acestei cărți? Mi-ar plăcea să te sprijin în călătoria ta, oriunde te-ar duce drumul acum. În nota autorului ce urmează, îți împărtășesc un cadou care include resurse neprețuite pe care le-am compilat pentru tine.

Înainte de asta, însă, vreau să împărtășesc din inima mea către inima ta o experiență care s-a întâmplat chiar înainte de publicarea acestei cărți. Aceasta arată cât de prețioasă este fiecare zi din viața noastră.

Pe 19 februarie 2020, am primit vestea sfâșietoare care mă anunța că trebuie să mă grăbesc înapoi la Mumbai imediat, deoarece Dr. Naram a murit pe neașteptate. La început, nu mi-a venit să cred. Chiar dacă medicii îl declaraseră mort, credeam că va găsi o cale să scape. Dr. Naram a călătorit singur atât în Nepal, cât și în Dubai. De obicei, mergeam cu el la fiecare turneu, dar de data asta mi-a cerut să rămân în India și să particip la o conferință la Delhi. Am primit mesaje și apeluri de la el în fiecare zi în timp ce călătorea, împărtășind o parte din noile sale clarificări și descoperiri. De exemplu, mi-a spus cu entuziasm că a văzut douăzeci și șapte de tendințe majore și provocări către care se îndreaptă lumea, inclusiv virusul pandemic, și modul în care secretele de vindecare antice ar putea ajuta la fiecare dintre ele. În timp ce discutam provocările viitoare, m-am simțit atât de recunoscător că, indiferent cu ce ne-am confrunta, îl aveam pe Dr. Naram și aceste secrete antice care să ne ajute.

Unul dintre ultimii pacienți care l-au văzut pe Dr. Naram în Dubai, mi-a spus: „Era plin de energie vibrantă, atingându-ne inimile, aducându-ne speranță și făcându-ne pe toți să râdem. Nu ne-am gândit niciodată că ar putea fi ultima dată cu el."

Când doctorul Naram se afla îmbarcat pentru zborul său înapoi către India, a sunat acasă și a vorbit cu fiul său, Krushna, cu soția sa, Smita, și cu câțiva vizitatori din casa lui, Inga și Jack Canfield (Jack este

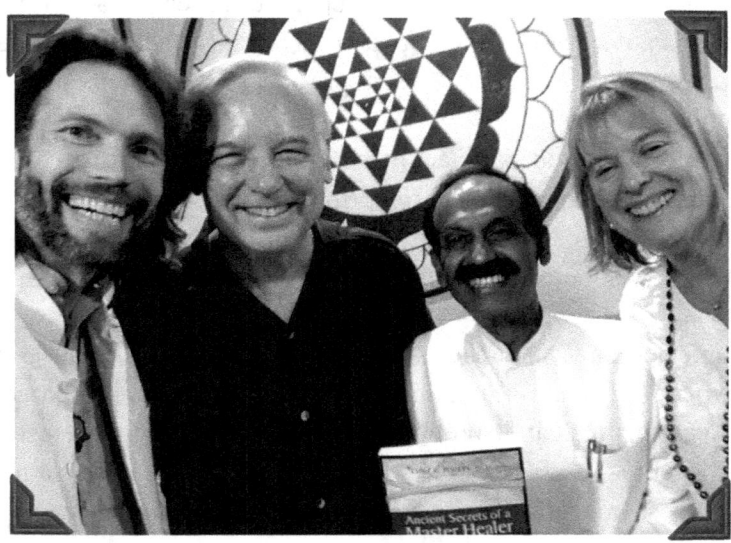

Dr. Clint G. Rogers cu Jack și Inga Canfield alături de Dr. Naram.
Fotografie făcută cu o zi înainte ca Dr. Naram să plece din India spre Nepal.

coautorul seriei de cărți *Chicken Soup for the Soul*). Veniseră în India, la fel ca și tatăl meu, să experimenteze panchakarma timp de o lună într-un retreat pentru refacerea sănătății. Conversația pe care Dr. Naram a purtat-o cu fiecare dintre ei a fost relaxantă, jovială și plină de dragoste.

Odată ce avionul său a aterizat în Mumbai, Dr. Naram l-a sunat pe Vinay pentru a-i spune că a sosit în siguranță și a întrebat dacă mașina este acolo pentru a-l lua. Undeva între coborârea din avion și trecerea prin vamă, oficialii aeroportului au raportat că Dr. Naram s-a prăbușit brusc. El a fost dus imediat cu ambulanța la spital, unde, l-au declarat mort la sosire. Fără a face o autopsie, ei au susținut cauza decesului ca fiind insuficiență cardiacă, iar corpul său a fost incinerat la mai puțin de 12 ore după aceea. În India este ceva obișnuit ca după moarte corpul să fie incinerat foarte repede, deoarece există credința că atunci spiritul poate fi mai liber să-și continue drumul.

Mintea mea nu putea să proceseze nimic din ceea ce se întâmpla. Am fost cu doctorul Naram la Berlin doar cu câteva luni mai devreme, când un medic german i-a făcut mai multe analize pe inimă și a constatat că inima lui funcționează în limitele normale pentru un bărbat de vârsta lui. Acesta este cu atât mai mult motivul pentru care vestea mi s-a părut greu de crezut.

Din moment ce eram încă în Delhi, m-am repezit imediat înapoi la Mumbai. Cu corpul amorțit și șocat, am luat un taxi direct de la aeroport la crematoriu. În timp ce treceam printr-un trafic aglomerat, gânduri dureroase continuau să-mi treacă prin cap. „Acest lucru nu poate fi adevărat. Părea atât de invincibil! Cum i s-ar fi putut întâmpla asta mentorului meu, profesorului meu, prietenului meu?! Avem nevoie de el!" Taxiul s-a oprit imediat după ce familia doctorului Naram a sosit cu trupul său pentru incinerare.

În timp ce mergeam prin mulțimea de oameni către corpul său, m-am conectat vizual cu fiecare persoană și a venit un potop de amintiri. Știam poveștile lor și știam cât de profund îi iubise Dr. Naram și îi ajutase pe fiecare. Nu puteam reține lacrimile. Pe măsură ce realitatea plecării sale a devenit mai evidentă, am simțit povara devastatoare a pierderii - pentru cei care l-au cunoscut și pentru toți cei care acum nu ar mai putea să-l întâlnească.

În ultimii ani din viața doctorului Naram, am fost ca și umbra lui. Acum fratele său, studenții și prietenii cei mai apropiați mă îmbrățișau, mulți spunând cât de recunoscători erau pentru ceea ce am făcut, culegând poveștile și secretele vieții doctorului Naram.

Fusese destul de dificil să îmi stăpânesc emoțiile, așa că imaginați-vă cum a fost când mergeam alături de fiul doctorului Naram. Când ne-am întâlnit prima dată, Krushna avea zece ani. Acum avea douăzeci de ani și era unul dintre cei mai buni prieteni ai mei de ani de zile. Cu doar o lună înainte, îl văzusem pe Krushna vorbind în fața unui public de 300.000 de oameni și atingând inima tuturor. Am călătorit împreună în SUA, Nepal și Europa, experimentând atât de mult și totuși nu am anticipat niciodată acest moment. În timp ce-mi puneam brațul în jurul umărului său pentru a-l susține, un șuvoi proaspăt de lacrimi își făcea drum pe obrajii mei.

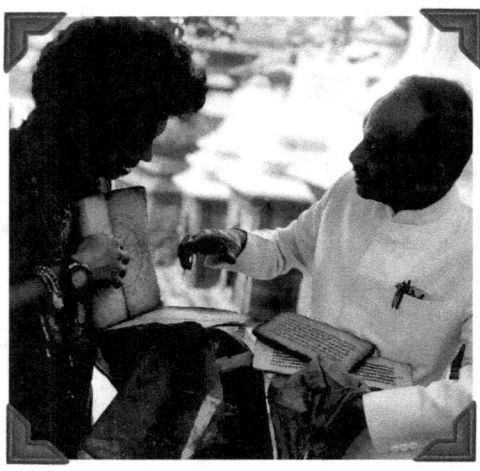

Dr. Naram învățându-l pe fiul său, Krushna, principiile secrete din spatele funcționării vechilor remedii Siddha-Veda.

Apoi Krushna a fost cel care m-a mângâiat. El a vorbit cu mine și cu ceilalți din apropiere cu o voce calmă și clară. „Știi că nu este în trupul lui. Corpul său este la fel ca o cămașă, iar acum a plecat să-și ia o cămașă nouă. Moartea lui nu trebuie plânsă, dar viața lui trebuie sărbătorită."

Eram cuprins de admirație. Cum a fost Krushna atât de netulburat, înțelept și iubitor, chiar și în această situație dificilă? Mergea de la o persoană la alta ținându-le de mâini, uneori punându-și mâna pe inima lor sau în jurul umerilor lor, consolând fiecare persoană pe care o atingea.

În timp ce asistam la asta, am simțit că aud în cap vocea doctorului Naram, cu cuvinte dulci-amare care îmi vin în memorie. Zeci de ori în anii pe care i-am petrecut împreună, ori de câte ori se entuziasma că tocmai am aflat unul dintre secretele cheie ale tradiției sale, Dr. Naram îmi spunea cu bucurie: „Mă bucur că ai aflat în sfârșit acest lucru! Acum îl poți împărtăși cu Krushna și cu alții în viitor." Cu toate acestea, urmărindu-l pe Krushna, am simțit că vreau să învăț multe lucruri de la el.

De-a lungul ultimilor zece ani, făcusem multe poze și videoclipuri ale doctorului Naram în întreaga lume, documentând munca și misiunea sa de vindecare. Din obișnuință, mi-am scos telefonul pentru a surprinde și câteva momente la crematoriu, până când a fost prea mult. Se simțea atât de ireal să mă aflu făcând poze corpului său, odihnnindu-se liniștit pe o scândură de lemn și acoperit de ghirlande de flori. Mi-am strecurat telefonul înapoi în buzunar și am decis doar să fiu prezent. Privindu-l așezat acolo, mi-aș fi dorit foarte mult să se ridice, să ne spună o poveste care să ne inspire și să ne facă să râdem și să ne ajute să simțim că totul va fi în regulă. Dar el stătea doar odihnindu-se, cu ochii închiși și nemișcat.

După câteva ritualuri, bărbații din familia doctorului Naram au înconjurat corpul său și l-au ridicat. Fratele mai mare al doctorului Naram, Vidyutt, mi-a făcut semn să mă alătur, ca unul dintre membrii familiei, la purtarea corpului neînsuflețit. Am purtat corpul în jurul stivei de lemne de mai multe ori, în cele din urmă plasându-l deasupra.

Curând după aceea, Krushna a ținut o bucată de lemn aprinsă în fața lui, aprinzând ultimul pat de odihnă al doctorului Naram. În timp ce priveam flăcările începând să se ridice și să trosnească în jurul corpului său, m-am gândit la toți anii în care l-am văzut atât de plin de viață și energie vindecătoare. Stăteam la clinică uneori până la trei sau patru dimineața, iar el avea chiar mai multă energie decât la începutul zilei.

În timp ce Krushna stătea lângă corpul în flăcări, mi-am amintit de un moment neprețuit ce avusese loc cu doar câteva săptămâni înainte, pe când eram împreună cu amândoi. Ultima zi lungă de clinică din India s-a încheiat după miezul nopții și ne gândeam cu toții că vom merge acasă. Dr. Naram, cu toate acestea, și-a surprins studenții și pe Krushna, ducându-ne pe toți pe drumurile din Mumbai. Portbagajul mașinii sale era plin de pături și am petrecut următoarele câteva ore găsind bărbați, femei și copii fără adăpost pe străzi și acoperindu-i în timp ce dormeau.

Deși nu a fost prima dată când facem acest lucru, m-am întrebat de ce la sfârșitul unei zile de lucru foarte lungi, Dr. Naram ar vrea să ne ducă pe toți să facem acest lucru. Mi-a spus: „Clint, chiar dacă ziua noastră la clinică s-a încheiat, acești oameni încă suferă în frig. Trebuie să-i ajutăm. Când eram tânăr și am fost dat afară din casă, a trebuit să dorm prima noapte pe străzi și îmi amintesc frigul și cât de singur eram. În timpul nopții, un străin a pus o pătură pe mine. Am observat doar când m-am trezit. Nu voi ști niciodată cine a fost acesta, dar l-am binecuvântat și m-am angajat în viitor să îi ajut pe alții care ar putea fi la strâmtoare

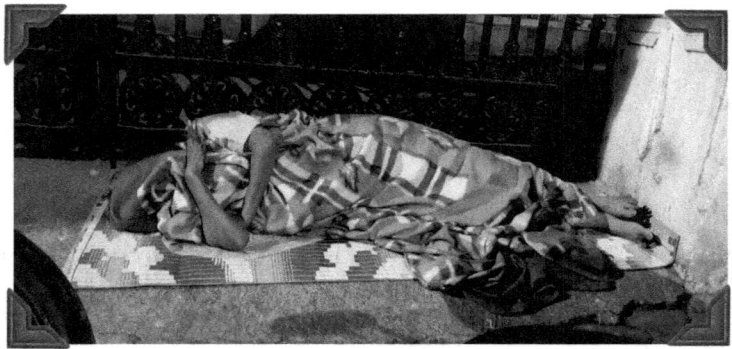

O persoană fără adăpost care îmbrățișa pătura pe care Krushna tocmai o pusese pe el.

precum fusesem eu." Mi-am imaginat cât de recunoscător trebuie să fi fost, dat afară din casă și dormind pe stradă, să fie atins de dragoste într-un moment critic în care avea cel mai mult nevoie de aceasta. „Când faci un astfel de lucru, în mod anonim, fără a avea nevoie de nimic în schimb, în cele din urmă, Dumnezeu te binecuvântează cu un simțământ pe care nicio sumă de bani nu-l poate cumpăra," a spus el.

În timp ce o pătură de foc încălzea acum corpul doctorului Naram, mi-am amintit, în anii în care am fost cu el, toate sutele de pături pe care le-am așezat pe oamenii care dormeau la colțurile străzii și sub poduri și expresia de pe fețele unora dintre oameni care s-au trezit în timpul binefacerii unor străini. Oriunde m-am dus cu doctorul Naram, el avea întotdeauna mâncare sau bani în mașină sau în buzunar pentru a le da oricui venea la el cu nevoi - oameni, animale, oricine. El a spus:

„Maestrul meu m-a învățat că *Aditi Devo Bhawa* (oaspeții sunt echivalenți ai lui Dumnezeu) nu este doar un concept, ci un mod de viață." Am văzut că este adevărat pentru el. Dr. Naram avea întotdeauna ceva de oferit copiilor fără adăpost care veneau să bată la geamul mașinii sale sau biscuiți pentru a da câinilor flămânzi de pe stradă care i-au traversat calea. Nu conta pentru el cât de târziu sau cât de mult făcuse deja.

În noaptea aceea, în timp ce mergeam cu mașina așezând pătură după pătură pe oameni, l-am văzut pe Dr. Naram devenind din ce în ce mai fericit. În timp ce doctorul Naram și cu mine l-am urmărit pe Krushna traversând strada pentru a așeza pături pe o femeie fără adăpost care dormea și pe copiii ei, el a oftat și mi-a spus: „Vreau ca Krushna să știe că, cu cât un bărbat este mai mare, cu atât ar trebui să devină mai modest. Oamenii nu vin la mine din întreaga lume pentru că sunt un „mare doctor." Vin pentru că îi iubesc, pentru că îi înțeleg și pentru că găsesc soluții la problemele lor arzătoare. Când îl văd pe Krushna făcând asta cu atâta dragoste, mă simt foarte mândru. Îmi dau seama că nu mai trebuie să-mi fac griji pentru el, întrucât el știe că nu există o binecuvântare mai bună decât atunci când poți iubi și servi cu adevărat oamenii care au nevoie."

Moartea unui maestru, nașterea unei mișcări

În primul meu interviu radio, după moartea doctorului Naram, gazda mi-a pus o întrebare pe care cred că și-au pus-o multe persoane din întreaga lume. „ Maestrul doctorului Naram trăise atât de mult, totuși doctorul Naram era atât de tânăr, avea doar 65 de ani când a murit. Cum se poate așa ceva?"

Am început prin a-i răspunde gazdei de la radio: „ Legat de anumite lucruri s-ar putea să nu știm niciodată motivul ..." Presupun că probabil toți luasem ca implicit și presupuneam că Dr. Naram va trăi mai mult. Dar până la urmă, chiar și cu străvechile secrete, suntem cu toții muritori. Nu știm când va fi ultima noastră suflare. M-am gândit la experiența mea cu Rabbat la terapie intensivă, observând aerul care intră și iese din plămâni, realizând că fiecare respirație este un dar.

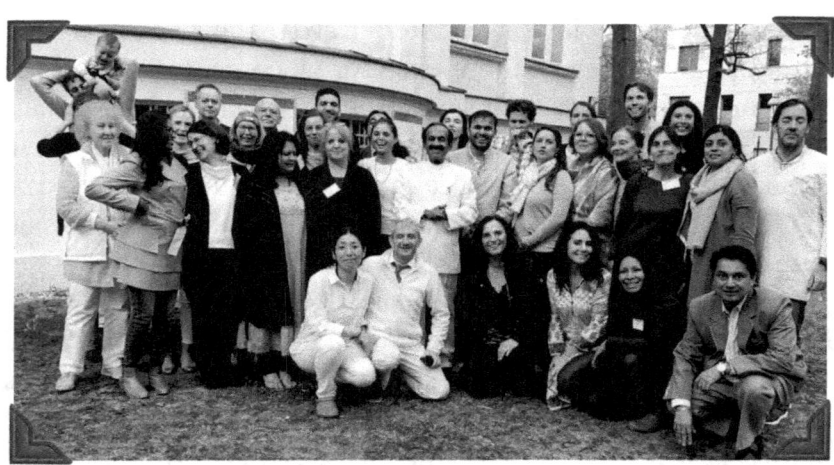

Dr. Naram împreună cu studenții săi la cursul de certificare 'Tradiții antice de vindecare' la o universitate din Berlin.

În timp ce mă opream pentru a respira, mi-am amintit de cuvintele frumoase pe care mi le-a spus sora mea; „Adevărul despre moarte este că nimeni nu o poate împiedica pentru totdeauna. Și mai important decât modul în care a murit este, în schimb, modul în care a trăit și a iubit."

Într-o clipită, mintea mea a reflectat asupra tuturor celor pe care Dr. Naram îi iubise: pacienții săi, prietenii și familia lui. M-am gândit la mulți dintre studenții săi pe care i-a iubit, nemenționați încă în această carte, ca Sandhya din Japonia; Dr. Mehta, Sahaj, Pranita și alții din India; Alvaro și Videh din Italia; Sarita, Sascha și Rebecca din Anglia; Jutta din Austria; Radu din România; Dr. Siddiqui din Bangladesh; Richard din Norvegia; Dipika din Australia; Suyogi, Elinor, Dubravka, Jonas, Mira, Anne, Pooja, Moksha și Shital din Germania; și atât de mulți alții. Am fost recunoscător tuturor celorlalți medici și practicieni cărora le-a predat în Italia și multor altora din întreaga lume care au participat la cursul de certificare al Dr. Naram în cadrul universității din Berlin. De mai bine de treizeci și șase de ani, predase atâtor de mulți studenți și am fost onorat să fiu unul dintre ei.

M-am gândit atunci la soția doctorului Naram, Dr. Smita, care fusese alături de el de atâția ani, conducând întreaga clinică Panchakarma din Mumbai, precum și pregătind alți medici. M-am gândit la fiul său, Krushna, și la modul în care Dr. Naram era atât de

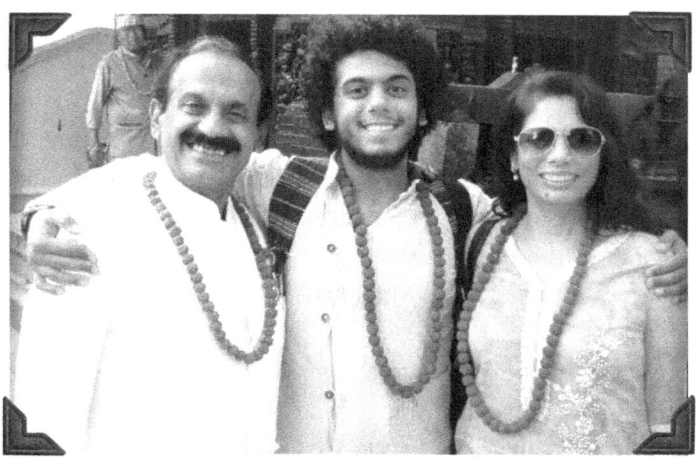

Dr. Naram, Krushna și Smita în Nepal.

mândru de bărbatul care acesta devenise. Krushna fusese instruit în vindecarea pulsului de când era suficient de mare pentru a sta pe poala tatălui său și deja abilitatea sa de a ajuta oamenii inspira.

De asemenea, m-am gândit la această carte pe care o citești acum și la toți ceilalți oameni care ar învăța despre știința vindecării antice prin ea. În toate, am văzut cum moartea acestui maestru nu era sfârșitul, întrucât el pusese deja în practică nașterea unei mișcări.

Sentimentul pașnic din inima mea a inspirat restul răspunsului meu. Interlocutorului de la radio i-am răspuns cu un citat din Lao Tzu pe care tocmai mi l-a trimis prietena mea Amrutha. Părea să rezoneze ca fiind adevărat în acest moment: „Când elevul este pregătit apare profesorul. Când elevul este CU ADEVĂRAT pregătit, profesorul dispare."

Manifestări ale miracolelor mistice ale iubirii

Abia după ceva timp, mi-am dat seama că problema cu cuvântul „dispare" este că dă impresia că dacă o persoană și-a părăsit corpul, acesta este sfârșitul. Dar dacă adevărul este altul? Ce ar fi dacă Dr. Naram nu a dispărut niciodată, ci este mai mult cu noi acum ca niciodată?

În vremea petrecută de la moartea doctorului Naram, mulți oameni au povestit că s-au întâmplat lucruri mistice. Mai mulți lideri spirituali mi-au spus folosind aproape aceleași cuvinte: „Universul / Dumnezeu trebuie să fi avut o nevoie foarte mare de a-l lua pe Dr. Naram atât de repede. Pentru ca un suflet care este un maestru ca el să părăsească corpul în felul acesta, trebuie să existe un motiv important. Acum, că doctorul Naram nu este limitat de un corp, el se poate bucura desfășurându-și activitatea de vindecare într-un mod mai amplu decât oricând în trecut."

Am observat că, deși nu suntem pe deplin conștienți de prezența doctorului Naram în spirit, există lucruri mistice și magice care se petrec tot timpul începând de la plecarea sa. Multe dintre acestea, după felul în care sunt făcute, par în mod clar a fi făcute de mâna lui. Îți poți imagina zâmbetul din cealaltă parte, în timp ce continuă să ajute la orchestrarea miracolelor?

Ca un exemplu în acest sens, deja zeci de oameni, inclusiv Krushna, Smita, prietena mea Mina (care în acel moment vizita India), mi-au povestit despre aparițiile remarcabile pe care le-a făcut Dr. Naram după moartea sa. De obicei, era în vis, dar uneori era în timp ce persoana era trează. Fiecare apariție a transmis un mesaj vindecător important sau experiență persoanei în cauză.

De asemenea, tu ai fost atras de citirea acestei cărți și a poveștii sale, dintr-un motiv. În lumina acestui fapt, îmi imaginez că Dr. Naram se simte conectat cu tine și poate că vei simți și tu prezența lui. Deși personal nu l-am văzut de când a plecat dintre noi, am avut o experiență destul de inexplicabilă pe care vreau să o împărtășesc cu voi.

În dimineața de după slujba de rugăciune pentru Dr. Naram, la aproximativ 5:30 a.m., m-am trezit simțindu-mă deosebit de pierdut și singur. Norul întunecat al unei depresii care se apropia începuse să treacă peste minte. Afară era încă întuneric, dar nu puteam să dorm. Așadar, m-am ridicat din pat, m-am încălțat și am ieșit la plimbare. După douăzeci de minute de umblat aiurea, am devenit brusc conștient că cineva mă urmărea. La început m-a înfiorat, dar apoi am văzut că este un câine. Avea picioarele, capul și coada brune, cu blană neagră pe spate, aproape ca o haină. Burtica și o porție bună de nas erau albe.

Când m-am oprit să-l privesc, el s-a oprit să mă privească. Când am continuat să merg, el mă urma îndeaproape. Eram nedumerit. De ce mă urmărea acest câine?

Nu aveam mâncare la mine și mâinile mele erau goale. A fost o plimbare lungă și indiferent în ce direcție m-am întors sau ce drum am luat, acest câine a rămas cu mine. Era în egală măsură amuzant și confuz.

Trecând dincolo de tristețea mea mi-a venit acest gând; mi-am amintit că Dr. Naram avea întotdeauna ceva pentru câini sau pentru oricine venea la el. I-am auzit vocea în minte, "Atithi Devo Bhava." (Tratați-l pe oaspetele neașteptat ca și cum însuși zeul/ zeița ar fi venit să vă viziteze). Pe măsură ce soarele a răsărit și s-au deschis magazinele, am cumpărat niște biscuiți pentru acest vizitator neașteptat, în timp ce el stătea așezat liniștit pe pământ și mă aștepta. Cu toate acestea, când am așezat biscuiții pe pământ în fața lui, câinele i-a adulmecat și apoi s-a uitat la mine fără să mănânce sau chiar să-i lingă.

Acum eram și mai perplex. Dacă nu îi era foame, atunci ce voia de la mine?

Am continuat să merg și desigur, s-a ridicat și m-a urmat, lăsând biscuiții în urmă pentru un alt câine sau animal norocos. Până în acel

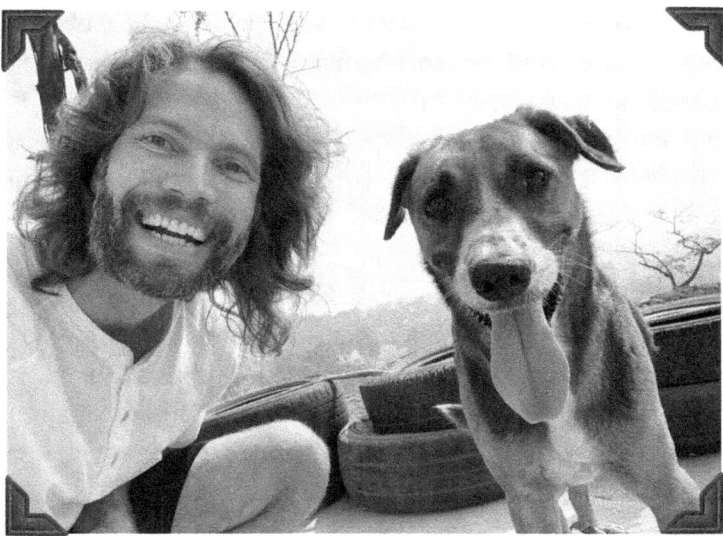

Câinele minune, Milo și cu mine, după una dintre primele noastre plimbări împreună.

moment, orice tristețe pe care o simțisem dispăruse și, în locul ei, apăruse o mirare jucăușă legat de ceea ce se întâmpla. În timp ce mergeam împreună, am început să-mi aduc aminte de multe lucruri pe care doctorul Naram mă învățase și care, în lumina plecării sale, m-au impactat în moduri noi. Simțind valoarea tuturor acestor lucruri și magia apariției acestui câine, mi-am scos telefonul și am înregistrat un videoclip live pe Facebook pentru a-l împărtăși cu alții care ar putea suferi, date fiind știrile plecării dintre noi a Dr. Naram.

Reacția la videoclip a fost fenomenală. Oamenii din întreaga lume au lăsat comentarii remarcând modul în care i-a ajutat în procesul lor de vindecare. Imediat după aceea, m-am întâlnit cu Krushna, care văzând câinele, de asemenea i-au revenit și amintiri. Ne-am entuziasmat de ideile pe care aceste memorii le-au adus.

În acea seară, însă, m-am confruntat cu o provocare. Nu știam ce să fac cu acest câine care fie o să latre, fie o să plângă dacă l-aș lăsa în fața ușii. În cele din urmă, am decis să tratez acest oaspete neașteptat ca și cum cu adevărat ar fi venit Dumnezeu însuși. Doar nu l-aș lăsa pe Dumnezeu afară să doarmă pe stradă, nu? Așadar, am lăsat cu grijă câinele să intre. Am fost plăcut surprins că nu a zgâriat niciun mobilier și nu a făcut pipi pe podea, slavă Domnului. Doar se întindea pe podea în orice cameră mergeam și își îndrepta privirea spre mine. Când era timpul de somn, el se oprea din scheunat numai dacă se putea întinde pe podea chiar lângă patul meu și dacă-i țineam mâna pe cap.

Sunt atât de multe pe care le-aș putea spune despre acest câine divin. Acum îl numesc Bhairava (care este o manifestare divină a lui Dumnezeu sub forma unui câine) sau miracolul Milo (pentru că l-am găsit când eram la ananghie, dar înfățișarea lui m-a facut să-i spun *"my love"*). Aspectul său magic a stârnit o vindecare profundă. Prezența lui mi-a arătat cu adevărat că nu suntem niciodată singuri. Există semne ale iubirii divine în jurul nostru și tot ce trebuie să facem este să le căutăm.

Când am auzit prima dată despre moartea doctorului Naram, m-am gândit: „Acesta este oare sfârșitul? Ce urmează?" Vindecarea pe care mi-a adus-o Milo este un mare semn, că moartea sa NU înseamnă sfârșitul. Înseamnă doar că povestea a luat o altă întorsătură decât ne-am așteptat sau ne-am dorit. Am multe alte povești din trecut cu Dr. Naram

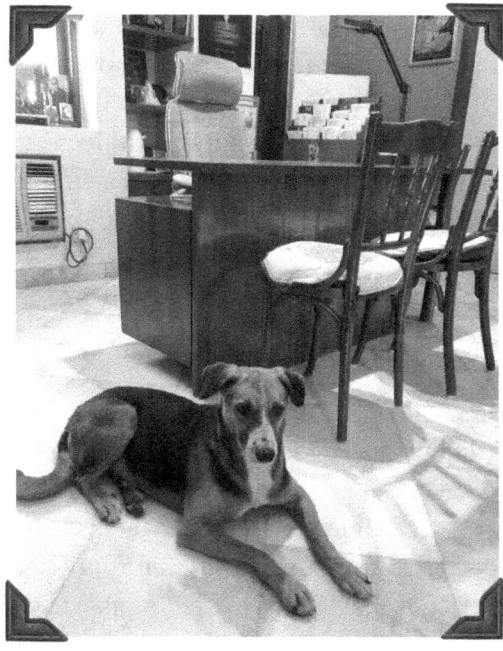

Milo, așezat pe podea în fața biroului doctorului Naram.

de împărtășit cu voi. Iar Milo m-a învățat, de asemenea, că vor veni multe alte povești în viitor. Lucrul pentru care sunt foarte încântat este că tu, acum, faci parte din această poveste continuă. Sunt foarte curios ce rol vei juca în restul poveștii și ce parte a acestei povești o vom experimenta împreună. Timpul meu cu Milo mi-a amintit că suntem cu toții împreună și că niciunul dintre noi nu este vreodată singur.

În această direcție, iată o experiență finală pe care ți-o voi împărtăși. A doua zi, prietena mea Mina și cu mine trebuia să mergem la clinică. Nu știam ce să fac cu Milo. Când am sunat la un Uber, Milo m-a urmat până la mașină. De îndată ce Mina și cu mine ne-am urcat în mașină, Milo a sărit direct după noi și s-a cuibărit în poala mea. Șoferul Uber nu părea bucuros, dar, din fericire, a decis să ne ducă oricum. Milo mi-a stat în poală pentru tot parcursul de 35 de minute. Mina a remarcat cât de ciudat și interesant era faptul că un câine de stradă ar face asta. Când am ajuns la clinică, Milo a sărit din mașină și a început imediat să dea din coadă. Eram neliniștit să-l las să meargă cu mine pe holurile clădirii, dar nu era altă variantă. Justificam în mintea mea, gândindu-mă că, din moment ce mulți oameni își aduceau animalele la doctorul Naram, am presupus că personalul era obișnuit cu asta. Odată ajuns la clinică, s-a întâmplat un alt lucru uimitor și eu, de asemenea, l-am surprins într-un videoclip live de pe Facebook.

La etajul al doilea al clădirii, câinele m-a părăsit și s-a dus direct în birou unde doctorul Naram își vedea pacienții. Un membru al personalului a deschis ușa și am fost cu toții surprinși când Milo a intrat direct, a ridicat ochii spre poza doctorului Naram și Smita alături de Dalai Lama, apoi s-a uitat la scaunul unde obișnuia să stea doctorul Naram. Apoi Milo s-a așezat chiar în fața biroului de parcă ar fi aparținut acolo. Lacrimile au început să se scurgă pe obrajii personalului care a intrat pentru a asista la această descoperire mistică.

Chiar și eu a trebuit să mă întorc să mă uit la videoclipul live de pe Facebook pentru a vedea dacă s-a întâmplat într-adevăr așa sau dacă mi-am imaginat.

Pe măsură ce mulți dintre angajați au venit să vadă și să facă poze cu Milo, întreaga experiență a reînnoit un sentiment de evlavie și de mirare în noi toți. Curând după aceea, am închis ușile biroului și Mina, Milo și cu mine am stat acolo o vreme. Mina și cu mine am închis ochii pentru a medita și, în liniște, a apărut amintirea uneia dintre primele mele vizite în acea cameră - de acum zece ani, când am vizitat India împreună cu Alicia pentru prima dată.

Chiar lângă locul în care stătea acum Milo, doctorul Naram mă scosese deoparte din mulțimea de oameni care așteptau. Mi se păruse ciudat că m-a luat deoparte să-mi vorbească, așa că am ascultat curios în timp ce spunea: „Nu știu de ce, Clint, dar cred în tine." A făcut o pauză. „Poate că există un motiv pentru care ești aici. Am un sentiment puternic că vei face ceva grozav în viața ta, că vei reuși să faci lucrurile pe care vrei să le faci." Cu mâna sa pe brațul meu, m-a privit în ochi și mi-a spus: „Întrebarea principală este, ce vrei?"

Când mi-a venit această amintire, un zâmbet mare s-a răspândit pe fața mea, rupând șuvoiul de lacrimi care-mi curgea pe obraji.

Și aceasta este întrebarea, dragă cititorule, pe care o voi lăsa și eu cu voi acum.

Ce vrei?

NOTA AUTORULUI

Ce urmează?

*Trăiește ca și cum ai muri mâine.
Învață ca și cum ai trăi veșnic.*
    –Mahatma Gandhi

Deci, ce vei face pe mai departe? Oamenii mă întreabă: „Clint, acum că Dr. Naram a plecat, unde mă duc să experimentez secretele străvechi?"

Dr. Naram m-a învățat că în optzeci la sută din situații există lucruri simple pe care le poți face pentru a te vindeca. Trebuie doar să aplici anumite principii și să ai puțin sprijin. Cum descoperi mai multe?

Înregistrează-te pe site-ul cu membership gratuit:
www.MyAncientSecrets.com/Belong

1. Vei primi link-uri către video-uri instructive ale Dr. Naram, ale mele și ale altora, video-uri care corespund fiecărui capitol, cu remedii casnice, remedii pe bază de ierburi, marmaa și secrete ale dietei care te pot ajuta.
2. Dacă dorești să vorbești cu cineva în persoană despre situația ta, vei vedea cum.
3. Vei primi link-uri pentru orice eveniment sau instruire (live și online) și vei putea descoperi cum să mă inviți pe mine sau pe altcineva să

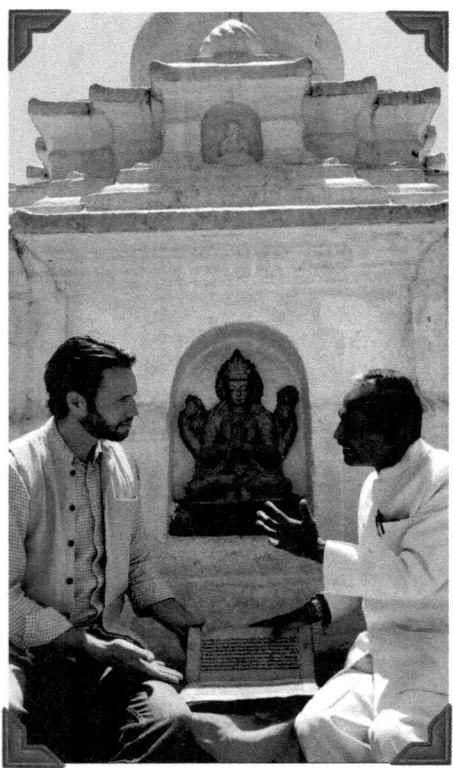

Dr. Naram și cu mine în același loc în care l-a învățat maestrul său.

vorbim la evenimentul tău.

4. Vei afla mai multe despre un registru de lucru care merge împreună cu această carte, numit *Descoperă-te pe tine: aplicând secretele antice care îți pot schimba viața* (care include conținut avansat care nu se găsește în această carte). Asta te ajută să personalizezi și să aplici această înțelepciune testată în timp, pentru bunăstare fizică, mentală, emoțională și spirituală.

5. Ca bonus distractiv, am creat un joc pentru tine numit *Descătușarea potențialului străvechi în 30 de zile*. Te poate ajuta, ca în timp ce-l joci, să experimentezi o sănătate mai vibrantă, energie nelimitată și liniște sufletească.

6. Vei fi conectat instantaneu cu o comunitate de oameni care vor să facă o schimbare pe această planetă și vei deveni parte a familiei noastre.

Sunt nerăbdător să văd ce se întâmplă în viața ta când ni te alături.

Notă: Din câte știu, aceasta este prima carte publicată în limba engleză despre secrete antice vindecătoare ale doctorului Naram. Nu mi s-a cerut și nu mi s-a plătit pentru a scrie această carte, de către cineva. M-am simțit inspirat să o scriu. Această carte nu este lucrarea finală despre Dr. Naram sau Siddha-Veda, ci pur și simplu perspectiva mea. Am speranța că surprinde și onorează natura vibrantă și dinamică a acestui om special și maestru vindecător, precum și emoțiile celor care mi-au împărtășit poveștile. Unele persoane pe care le-am intervievat au cerut să rămână anonime, așa că le-am schimbat numele. Restul mi-au dat permisiunea de a-și împărtăși poveștile în mod public și, în unele cazuri, au spus că aș putea împărtăși informațiile lor de contact cu oricine le dorește. În câteva dintre cazuri am creat personaje compozite pentru a ajuta oamenii să rămână anonimi și pentru a menține fluiditatea poveștii. Toți oamenii care și-au împărtășit experiențele și-au exprimat speranța că ar putea ajuta să-i inspire pe ceilalți atunci când au cel mai mult nevoie. Am făcut un interviu sau videoclip la un timp de la începerea tratamentelor multor persoane menționate în această carte, cum ar fi Rabbat, astfel încât să puteți afla ce se întâmplă în viața lor acum. Le puteți găsi și pe site-ul de membership MyAncientSecrets.com.

Mulțumiri speciale și înștiințări: Lista persoanelor cărora le mulțumesc este atât de lungă, încât a trebuit să o pun pe site-ul MyAncientSecrets.com. Pentru toți cei care au ajutat în vreun fel să împărtășească povești, să revizuiască, să editeze și să ofere feedback cu privire la această carte, îmi ofer profunda mea recunoștință. Binecuvântarea iubirii voastre este resimțită în fiecare pagină a acestei cărți.

Cartea următoare: Deoarece această carte detaliază doar un mănunchi din nenumărate povești și remedii casnice pe care le-am capturat, lucrez deja la următoarea carte din această serie, care include mai multe alte povești și secrete care pot schimba viața. Când te înscrii pe site-ul de membru, vei vedea cum poți fi pus la curent cu publicarea următoarei cărți. MyAncientSecrets.com/Belong

Călătoria ta: Mahatma Gandhi a declarat că toți suntem interconectați. Ori de câte ori o persoană suferă, noi toți suferim în aceeași măsură. În schimb, atunci când o persoană este ajutată, întreaga omenire este ridicată în același grad. Dacă această carte te-a ajutat în vreun fel, te invit să lași o recenzie de cinci stele pe Amazon.com, precum și să împărtășești ceea ce ai învățat, cu cei pe care îi iubești. Pentru fiecare viață pe care o atingi și o îmbunătățești, întreaga omenire beneficiază în aceeași măsură.

Această carte nu este de fapt despre Dr. Naram și nu a fost niciodată.

Și nici despre mine nu este vorba. S-ar putea să nu ne cunoști niciodată pe niciunul dintre noi, nici să urmezi această metodă de vindecare.

Această carte este despre *tine* și a fost dintotdeauna. Este vorba despre faptul că vezi divinul din interiorul tău, care te poate ghida către experiențele exacte, profesorii și vindecarea care-ți sunt perfect adecvate. Speranța mea este că, după aderarea la călătoria lecturii acestei cărți, vei simți mai multă dragoste, o dorință sporită de a te îngriji mai bine și mai multă admirație față de miracolul întregii vieți.

Ești cu adevărat o parte frumoasă, unică și strălucitoare a tapiseriei divine a existenței. Toată viața nu ți se întâmplă *ție*, ci *pentru* tine.

Și *ești* ghidat. Ca dovadă a acestei realități - citești aceste cuvinte chiar acum.

Poate că ai fost chiar inspirat în timp ce ai citit această carte spre unele acțiuni pe care ar trebui să le întreprinzi și te-aș încuraja să faci aceste lucruri. Sau poate ți-a venit un gând despre cineva cu care ai dori să împărtășești această carte. Nu știi niciodată cine are nevoie de acel dar al iubirii chiar acum.

Am o ultimă mică solicitare pentru tine.

Te invit să faci o pauză câteva minute acum și fie să închizi ochii, fie să scrii în stil free-flow în spațiul de mai jos.

Rezervă-ți ceva timp acum și notează aici fiecare moment, persoană și experiență pe care ți-o amintești, care au contribuit la viața ta și pentru care te simți recunoscător:

_____

_____

_____

_____

Acum priveşte din nou lista ta şi, în timp ce le citeşti pe fiecare, în inima ta spune „mulţumesc" vieţii. Apoi, la final, spune „mulţumesc" pentru darul de a fi tu însuţi, exact cine eşti tu, exact unde eşti, exact în acest moment în timp. Mulţumesc.

Aşa cum am fost ghidat să-l ajut pe tatăl meu şi mulţi oameni şi experienţe au fost aşezate perfect în calea mea pentru a mă conduce acolo unde sunt acum, adevărul este că şi tu ai fost ghidat. Prin iubire. Ai încredere că vei continua să fii ghidat, de dragoste, către exact ceea ce este potrivit pentru tine.

Şi sper să-ţi aminteşti întotdeauna că, indiferent de problemele cu care te poţi confrunta, fiecare are o soluţie. Chiar mai bine, aşa cum a spus Dr. Naram, „Fiecare problemă sau provocare are în sine seminţele unei oportunităţi egale sau mai mari."

Namaste,
Dr. Clint G. Rogers

P.S. Mi-ar place să rămân în contact cu tine, să-ţi aud povestea despre cum ai fost condus la această carte şi despre experienţele tale avute la citirea acesteia. Vă puteţi conecta cu mine pe Facebook, Instagram sau trimiteţi-mi un e-mail la DrClint@MyAncientSecrets.com.

ANEXĂ

Glosar de cuvinte noi

Aam (sau ama) = toxine

Agni = termen străvechi folosit pentru a descrie focul sau puterea digestiei.

alopatie, sau **medicina alopatică** = un sistem de practică medicală care are ca scop combaterea bolii prin utilizarea de remedii (ca medicamente sau intervenții chirurgicale) care produc efecte diferite sau incompatibile cu cele produse de boala tratată (definiție din *Dicționarul medical Merriam-Webster*).

Amrapali = considerată drept una dintre cele mai frumoase femei născute vreodată; folosind secrete antice ale tinereții și frumuseții Siddha-Veda pe care le-a învățat de la Jivaka, și-a păstrat tinerețea și frumusețea atât de mult încât tânărul rege, care avea deja o soție tânără și frumoasă, s-a îndrăgostit de Amrapali, chiar dacă avea o vârstă cu peste 20 de ani peste vârsta acestuia.

Ancient healing = nu este despre „combaterea bolilor", ci despre crearea echilibrului în organism, adesea prin purificarea de toxine, prin care organismul se vindecă.

MyAncientSecrets.com Website gratuit de membru = un cadou pentru tine pentru citirea acestei cărți și o resursă pentru a învăța cum să aplici imediat aceste secrete vindecătoare străvechi în propria ta viață. Începe aici: www.MyAncientSecrets.com/Belong.

Tradițiile antice de vindecare = în engleză "Ancient Traditions of Healing" (ATH) curs pe durata de doi ani cu certificare în metodele antice de vindecare ale Dr. Naram și Siddha-Veda, original oferite în cadrul unei universități din Berlin, iar acum în mai multe universități de pe întreg mapamondul.

'Atithi Devo Bhava' = O expresie indiană însemnând să tratezi orice invitat, oricine ar fi și oricât de incomodă ar fi vizita lor, ca și cum Dumnezeu însuși a venit la tine acasă. În descendența vindecătorilor din Siddha-Veda, ei iau foarte în serios aceasta, considerând fiecare persoană cu care vin în contact ca o manifestare a lui Dumnezeu.

Atmiyata = profund principiu de viață predat de Hariprasad Swamijii și practicat de membrii Yogi Divine Society: indiferent de modul în care te tratează cineva, poți răspunde cu dragoste și respect.

Ayurveda = știința vieții; știința medicală veche de peste 5.000 de ani din India, care se concentrează atât asupra depășirii bolii, cât și asupra stilului de viață care ajută la prevenirea bolilor.

Blocaje (fizic, mental, emoțional, de interrelaționare, spiritual, financiar, etc.) = unde viața se blochează acolo lucrurile devin dificile. Vindecarea mai profundă vine atunci când putem recunoaște și elimina blocajele fără riscuri, pe termen lung.

Buddha = maestru spiritual numit inițial Sidhartha Gautama, care s-a născut în India acum aproximativ 2500 de ani; cunoscut pentru că a renunțat la o viață privilegiată într-un palat, și mai târziu, a urmat, apoi predat, o cale spre iluminare.

Conștient, subconștient, supraconștient = trei nivele de conștiință care sunt activate prin Marmaa Shakti.
Dard Mukti = *Dard* înseamnă "durere," și *Mukti* înseamnă "eliberare de"; secrete de vindecare antice care ajută la ameliorarea diferitelor tipuri de disconfort articular sau muscular.

Lipsa stării de bine = modul în care Dr. Naram vorbește despre dezechilibre - faptul că există un dezechilibru ce crează o greutate sau o lipsă a stării de bine și, atunci când elimini blocajul și echilibrezi sistemul, starea de bine revine în viața ta.

Însănătoșire mai profundă = a merge dincolo de simptomele de suprafață pentru a rezolva cauza principală a unei probleme la nivel fizic, mental, emoțional și spiritual.

Dosha-uri = reprezentarea în corp a elementelor care există în natură (i.e. *kapha*=pământ/apă, *vata*=vânt/eter, *pitta*=foc); când dosha-urile noastre sunt în echilibru, suntem sănătoși, când sunt dezechilibrate, dezechilibrul creează lipsa ușurinței.

Ghee = unt clarificat făcut prin fierberea până la separarea părții solide din lapte, utilizat apoi la gătit și în scopuri medicale.

Gurudwara = locul de închinare al oamenilor din credința Sikh.

Jivaka = maestru vindecător care a trăit în jurul anului 500 î.e.n. Cunoscut ca primul maestru al tradiției Siddha-Veda, el a fost, de asemenea, medicul personal al Lordului Buddha; a lui Amrapali, considerată una dintre cele mai frumoase femei din lume; și a regelui indian Bimbisāra. El a învățat, a înregistrat în manuscrisele antice și le-a transmis elevilor săi cunoștințele secrete pe care le-a descoperit despre realizarea unei sănătăți vibrante, a energiei nelimitate și a liniștii minții la orice vârstă.

Kapha = *dosha, sau elementul vital,* în relație cu pământul/apa.
Karmayog, bhaktiyog și gyanyog = diferite căi spre moksha, o stare de iluminare sau împlinire (i.e. calea meditației, calea rugăciunii, calea succesului în afaceri sau în luptă).

Marmaa Shakti = o tehnologie antică de transformare mai profundă, care lucrează la toate nivelurile - corp, minte, emoții și spirit. În mod conștient sau nu, toată lumea este programată de societate. Marmaa este o tehnologie veche pentru reprogramarea ta pentru a-ți alinia viața cu adevăratul tău scop. Te poate ajuta să elimini blocajele și să-ți reechilibrezi sistemul. Nu numai că durerea fizică poate fi redusă sau anulată, această tehnologie străveche te poate ajuta, de asemenea, să realizezi tot ceea ce-ți dorești în viață.

Moksha = stare de iluminare sau împlinire.

Namaste sau **Namaskar** = salut în India realizat prin împreunarea palmelor în fața inimii, adică „zeul / zeița divină din mine se închină zeului / zeiței divine din tine și onorez acel loc în care tu și cu mine suntem una."

Pakoda = un fel de mâncare indiană asemănător inelelor de ceapă, pe care Dr. Naram le-a folosit pentru a mă scăpa de durerea mea de cap intensă și pentru a demonstra principiul că totul poate fi un medicament sau o otravă în funcție de modul cum / când / unde îl folosești.

Panchakarma or asthakarma (pronunțate *panciacarma* și *aștacarma*) = o curățare și reconstrucție multiproces a sistemelor de bază ale corpului, una dintre cele șase chei ale vindecării mai profunde ale Siddha-Veda. Karma înseamnă „acțiune," iar pancha înseamnă „cinci." Deci, panchakarma constă în cinci acțiuni de îndepărtare a toxinelor sau curățarea corpului. În asthakarma, există opt acțiuni sau trei pași suplimentari pentru a curăța, purifica și reechilibra corpul din interior spre exterior.

Pankaj Naram = maestrul vindecător (Dr. Naram) la care se face referință în cartea de față, născut în 4 Mai 1955, și-a părăsit trupul în 19 Februarie 2020.

Pitta = *dosha*, sau elementul vital, în relație cu focul.

Vindecarea pulsului = o metodă veche de diagnostic prin care vindecătorul atinge pulsul pacientului și, pe baza modului în care pulsul bate, este capabil să determine ce dezechilibre și blocaje sunt în corp și felul în care au un impact asupra fizicului, mentalului, emoționalului și sănătății spirituale.

Seva = în traducere înseamnă "slujire".

Shakti = definit ca „putere"; sau puterea divină de a face lucruri sau de a crea lucruri. Potrivit Dr. Naram, această putere este deja în tine, iar *marmaa shakti* este un instrument antic care ajută la scoaterea ei la suprafață - lucrând alături de celelalte chei ale Siddha-Veda pentru a ajuta oamenii să experimenteze o sănătate vibrantă.

Siddha-Veda (sau **Siddha-Raharshayam**) = tradiție de vindecare sau școala de gândire cu secrete pentru o vindecare mai profundă, ce depășește cu un pas dincolo de Ayurveda, fiind predate de la maestru la student, cu secrete sau „tehnologie" pentru a te ajuta să descoperi, să înfăptuiești și să te bucuri de ceea ce dorești.
95 de procente din oamenii de pe această planetă nu știu ce vor;
3 procente știu ce vor dar nu pot înfăptui ceea ce vor;
1 procent știu ce vor, înfăptuiesc ce vor, dar nu se bucură de ce au înfăptuit.
Doar un procent dintre oameni știu ce vor, înfăptuiesc ce vor și se bucură de ce au înfăptuit.

Cele 6 chei ale vindecării mai profunde din Siddha-Veda= dieta, remediile casnice, remedii pe bază de ierburi, marmaa shakti, stil de viață și panchakarma/asthakarma. Acestea ajută oamenii să arate și să se simtă tineri la orice vârstă.

Vaidya = un cuvânt sanscrit care înseamnă „medic," folosit în India pentru a se referi la o persoană care practică sistemele autohtone de medicină indiene.

Vata = *dosha,* sau elementul vital, în relație cu vântul/eterul.

Yagna = un tip de ritual cu un obiectiv specific.

Comparație între medicina alopată (medicina vestică modernă), Ayurveda și Siddha-Veda

	Alopatie	Ayurveda	Siddha-Veda
Cât de veche?	200+ ani vechime, denumită prima dată în 1810	5,000+ ani vechime	2,500+ ani vechime
Cine a fost promotor?	Samuel Hahnemann (1755–1843) a inventat termenul „Alopatie" pentru a-l distinge de "Homeopatie"	Unul dintre primii învățați, Sushruta, a spus că i-a fost predată această metodă de medicină de la Dhanvantari, întrupat ca rege al Varanasiei la acea vreme	Jivaka (doctorul lui Buddha și a altor faimoși contemporani)
Cum s-a transmis?	Școli medicale și rezidențiat	Cărți, universități și practică	Ucenicie, de la maestru la student, într-o line neîntreruptă a tradiției
Pe ce se pune mai mult accentul?	Tratamentul simptomelor bolii cu medicamente și intervenții chirurgicale; descompune corpul în părți, specialiștii concentrându-se pe părți individuale	Definită ca „știință a vieții," axată pe o viață adecvată, care ajută, de asemenea, la prevenirea sau depășirea bolilor (aplicată pe o bază individualizată în funcție de constituția dosha a persoanei) - vede interconectarea tuturor părților corpului, minții și emoțiilor și creează remedii care este conform cu aceasta	Ajută oamenii să obțină o sănătate vibrantă, energie nelimitată și liniște sufletească (aplicată pe o bază individualizată în funcție de constituția dosha a persoanei) - vede interconectarea tuturor părților corpului, minții și emoțiilor și creează remedii care înțeleg acest lucru; de asemenea, îi ajută pe oameni să descopere ceea ce vor, să realizeze ceea ce vor și să se bucure de ceea ce au realizat

*Pe site-ul MyAncientSecrets.com, puteți găsi mai multe discuții cu privire la distincțiile dintre cele trei metodologii de mai sus, precum și alte forme de vindecare tradițională și „alternativă."

Care sunt metodele de diagnostic?	Folosind aparatură pentru a captura date (ex.temperatură, tensiune, glicemie, etc.)	Folosind percepția directă a doctorului (ex. prin puls, limba, observarea urinii, etc.)	Folosind percepția doctorului (ex., prin puls și alte metode în funcție de situație)
Care sunt principalele instrumente/ metode de vindecare?	Medicație și chirurgie	Formule pe bază de ierburi, remedii casnice, dietă, stil de viață, panchakarma	6 instrumente, sau "chei," ale vindecării: remedii casnice, dieta, marmaa shakti, formule pe bază de ierburi, panchakarma/ asthakarma, stil de viață
Metode de verificare?	Studiu dublu orb (care izolează variabile și le testează în mediu controlat pe o perioadă de luni sau ani)	Impactul remediului asupra sănătății imediate, și observat pe o perioadă de timp extinsă, cu o multitudine de oameni, de-a lungul a mii de ani	Impactul remediului asupra sănătății imediate, și observat pe o perioadă de timp extinsă, cu o multitudine de oameni, de-a lungul a mii de ani
Care sunt punctele forte?	Adesea poate da ameliorări rapide	Se concentrează asupra beneficiilor pe termen lung	Se concentrează asupra unei vindecări mai profunde și a beneficiilor pe termen lung; întotdeauna ierburi de înaltă calitate fără metale grele
Care sunt punctele slabe?	Deseori sunt efecte secundare negative ale tratamentelor; de asemenea trebuie deseori să vezi un specialist și să ai asigurare sau să-ți ușurezi buzunarul	Deseori cere timp și efort, schimbarea stilului de viață, și răbdare pentru a vedea rezultate; calitate variabilă a doctorilor și ierburilor; câteodată metale grele găsite în ierburi.	Se așteaptă îndelung pentru a vedea un doctor pentru că sunt foarte căutați; deseori cere timp, efort, schimbarea stilului de viață și răbdare pentru a vedea rezultate; ierburile au prețuri premium datorită calității lor.

Notele mele de jurnal (bonusul tău secret)
SECRETUL LUI AMRAPALI

Trei secrete antice în sprijinul femeilor de orice vârstă (de la 15 la vârsta de 60 de ani) pentru nivel optim de hormoni*

1) **Remediu casnic**— Remediul casnic secret a lui Amrapali dat de Dr. Naram

- 250g Fenicul pudră
- 250g Chimion pudră
- 50g Ajwain pudră
- 50g Sare neagră
- 50g Semințe de mărar
- 25g Coriandru pudră
- 10g Asafoetida/Hing pudră

Se mixează ingredientele și se divizează în 60 de pachete. (Multe ingrediente non-tradiționale pot fi găsite on-line.)

Pentru a administra un pachet, mai întâi se înmoaie amestecul în apă caldă timp de 30-60 de minute și se bea întregul conținut. În fiecare zi se iau 4 pachete de acest fel, răspândite pe tot parcursul zilei. Se continuă procesul timp de cel puțin 6 luni.

2) Marmaa Shakti pentru secretul lui Amrapali—la încheietura stângă sub degetul mare, numărați trei puncte în jos și apăsați acel punct de 6 ori, de multe ori pe zi.

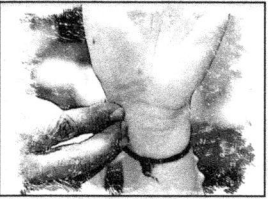 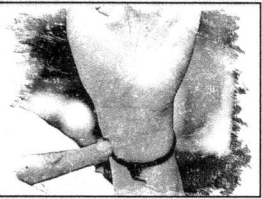

3) Remedii pe bază de ierburi —lichid și tabletă din ierburi pentru a susține echilibrul hormonal sănătos la femei, ce includ ingrediente ca fenicul, shatavari (Asparagus racemosus), țelină și mielărea (Vitex Agnus-Castus) semințe.

*Material bonus: Poți descoperi mai multe dintre secretele Amrapali online pe site-ul de membru: MyAncientSecrets.com/Belong.

*Amintește-ți că declinarea responsabilității medicale se aplică pentru orice din această carte sau online.

Notele mele de jurnal (bonusul tău secret)
SECRETE ANTICE PENTRU IMUNITATE

În capitolul 12, Dr. Giovanni a ajutat un stup de albine să depășească un virus, în parte oferindu-le ierburi și un remediu pentru a le spori imunitatea. El a primit aceste secrete antice de la Dr. Naram, care le-a folosit pentru a ajuta mulți oameni, oferindu-le o sănătate mai vibrantă, energie nelimitată și liniște sufletească.

1) Dieta - Fierbe felii de rădăcină de ghimbir în apă cu 1/2 linguriță pudră de turmeric și soarbe pe tot parcursul zilei. Evită grâul și produsele lactate, precum și alimentele acre și fermentate. În schimb, mâncați supă moong și legume verzi, cu frunze.

2) Marmaa Shakti— La degetul mijlociu de la mâna dreaptă, presează de 6 ori porțiunea cea mai din varf, de multe ori pe zi.

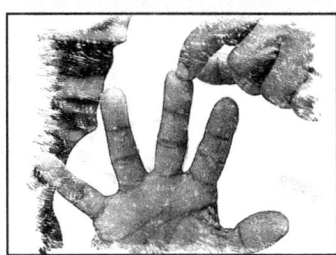

3) Remediu la domiciliu - Remediu antic puternic al Dr. Naram pentru susținerea imunității:

    1 linguriță miere
    ½ linguriță suc de ghimbir
    1/2 linguriță turmeric pudră
    1/4 linguriță scorțișoară pudră
    11-12 Tulsi (Busuioc) frunze
    1/8 linguriță cuișoare pudră
    1 cățel de usturoi (dar dacă din motive religioase eviți usturoiul, atunci nu e nevoie să-l incluzi)
    –amestecați totul în jumătate de pahar de apă caldă și luați de 2-4 ori pe zi.

4) Remedii pe bază de ierburi - Dr. Giovanni a dat o formulă de ierburi pentru susținerea imunității, care includea ingrediente precum coajă de rodie, tinospora indiană, rădăcină de lemn-dulce, coajă de holarrhena, rădăcinile de andrographis, ghimbir și frunzele de busuioc.

    *Material bonus: Poți vedea această marmaa demonstrată și cum să faci acest remediu, online pe site-ul de membru MyAncientSecrets.com.
    *Amintește-ți că declinarea responsabilității medicale se aplică pentru orice din această carte sau online.

Formule de ierburi menționate în această carte*

Dr. Naram a creat peste 300 de formule pe bază de plante pentru a ajuta oamenii în vindecarea mai profundă, formule pentru care avea nume diferite în diferite țări. El a creat aceste formulări folosind principiile pe care le-a învățat de la maestrul său, din manuscrisele antice și din experiența sa extinsă, ajutând peste un milion de oameni pe parcursul a peste 36 de ani. Am văzut cum a folosit procese secrete antice pentru a scoate la iveală beneficiile alchimice ale combinației de ingrediente specifice și, în același timp, a folosit facilități științifice moderne pentru a asigura curățenia, standardizarea și siguranța. Dorința mea este ca toți cei care creează produse pe bază de plante să o facă cu același nivel de excelență. Pentru orice supliment pe bază de ierburi pe care îl utilizezi, este înțelept să verifici dacă include ingrediente proaspete și să te asiguri că nimic nu conține metale grele.

Doar în scopuri educaționale, iată o diagramă care prezintă câteva dintre ingredientele din unele formule pe bază de ierburi menționate în această carte. Nu este menită să fie o listă exhaustivă sau cuprinzătoare. Pentru mai multe informații despre acest subiect, vă rugăm să căutați online sau să găsiți un profesor bun.

*Susține funcția sănătoasă în relație cu:	*Câteva din formulele de ierburi pot conține ingrediente ca acestea:
Tensiunea	scoarță de arjuna, centella asiatica, boerhavia, tephrosia purpurea, usturoi
Creierul	evolvulus glomeratus, gotu kola, isop de apă, asparagus racemosus, dovleac alb, ulei din semințe de celastrus
Starea de calm	ashwaganda, isop de apă (bacopa monnieri), gotu kola, evolvulus glomeratus, turmeric, lemn dulce
Părul	ulei de susan, coacăz indian (Phyllanthus emblica), centella asiatica, eclipta, neem (Azadirachta indica), fruct de sapindus, frunze de henna (Lawsonia inermis)
Imunit	coajă de rodie, tinospora indiană, rădăcină de lemn-dulce, scoarță de holarrhena, ghimbir și frunze de busuioc
Articulațiile	scoarță de cissus quadrangularis, tămâie indiană, frunze de mielarea (vitex agnus-castus), ghimbir și gumă rășinoasă de guggul (Commiphora wightii)

Ficatul	phyllanthus, Indian tinospora, boerhavia, chebulic myrobalan (Terminalia chebula sau Haritaki), andrographis, capere (capparis spinosa)
Plămânii	fruct de rodie, rădăcini de moșmon japonez (*Eriobotrya japonica*), frunze de malabar (Adhatoda zeylenica), rădăcină de lemn-dulce, busuioc, rădăcină de bael (Aegle marmelos), rădăcină de fragrant padri (Stereospermum chelonoides)
Hormonii masculini	semințe de susan, tribulus, tinosporan indiana, rădăcini de ashwaganda, rizomi de kudzu indian și boabe de fasole purpurie (mucuna prurensis)
Ameliorarea durerii "dard" musculo/articulare	mentă, ulei de salcie himalaiană (Gaultheria procumbens), oroxylum, pluchea, ulei de scorțișoară, ghimbir, rădăcină de cyperus, turmeric, frunze de mielărea (vitex agnus-castus)
Pielea	neem, turmeric, ulei de cocos, busuioc, indrajao dulce, scorțișoară, cardamom, Indian laburnum (Cassia fistula), coacăz indian (emblica officinalis), shorea robusta și piper negru
Hormonii feminini	fenicul, shatavari, țelină, semințe de mielărea (vitex agnus-castus), asparagus racemosus, rădăcină de bumbacul-diavolului (Abroma augusta), scoarță de asoka și chimion

Notă despre remediile pe bază de ierburi și despre remediile casnice

Dacă unele ingrediente ale formulelor pe bază de plante nu sunt disponibile în țara ta, nu-ți face griji. Ai încă multe alte lucruri pe care le poți face.

Îți amintești cele șase chei din Siddha-Veda? Poți să-ți schimbi dieta, să presezi punctele marmaa shakti sau să faci remedii casnice cu lucruri din propria bucătărie. Dr. Naram ar ajusta adesea ingredientele din remedii pentru oameni în funcție de starea, constituția, vârsta, sexul și uneori și locația lor. El ar fi, de asemenea, atent la ceea ce s-a întâmplat în corpul lor pe măsură ce sunt administrate și ar face schimbări după cum este necesar. Deci, orice ai face, ascultă-ți corpul și, dacă poți, găsește un foarte bun practician care să te ajute. Dr. Naram ar spune: „Călătoria de o mie de mile începe cu un singur pas. Începe cu orice la care ai acces și fă tot ce poți." Atunci ai încredere că vei fi ghidat dacă ai nevoie de altceva.

---

*În privința fiecărui remediu din această carte sau online, te rog să citești nota de declinare a responsabilității medicale.

Poze vesele și binecuvântări

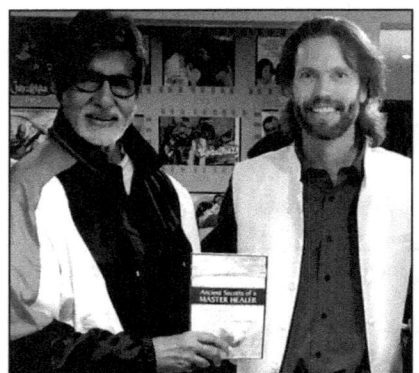

Dr. Clint G. Rogers cu superstarul de la Bollywood Amitabh Bachchan.

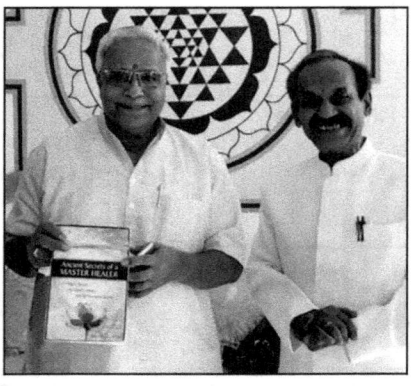

Liderul RSS Bhayya Joshi:"Aceste secrete sunt comori neprețuite de care oamenii din India și din întreaga lume pot fi mândri."

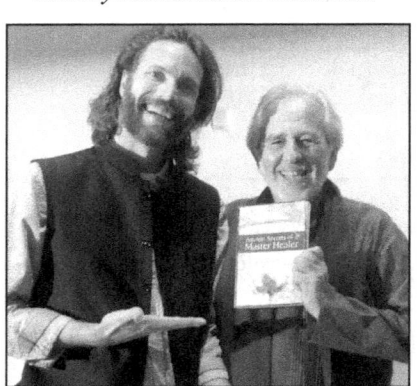

Dr. Clint G. Rogers cu Dr. Bruce Lipton, biolog și autor de Best-seller.

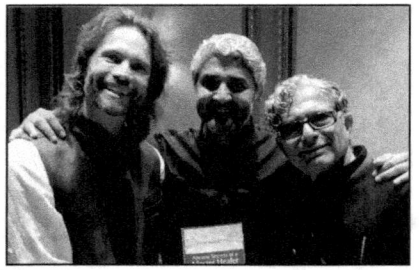

Dr. Clint G. Rogers cu Poonacha Machaiah și Dr. Deepak Chopra.

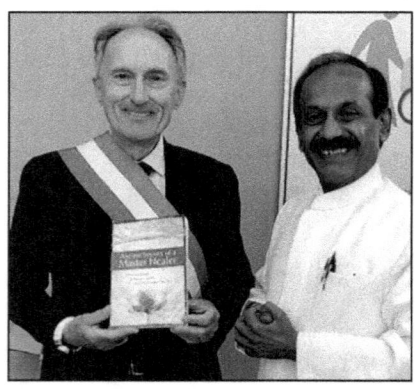

Pietro Tanzini, primarul Bucinei (AR), din Toscana, Italia, se referă la Dr. Naram cu numele de "GURU VINDECĂTOR."

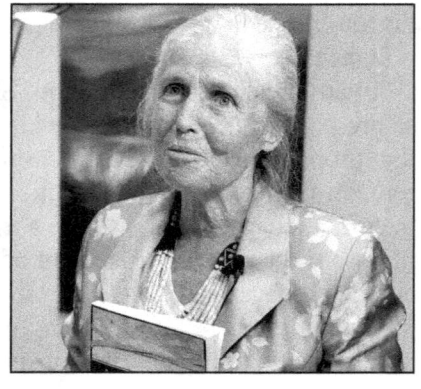

Dr. Dagmar Uecker, o respectată doctoriță germană, l-a adus pe Dr. Naram la clinica ei din Germania pentru a soluționa cazuri în care nimeni altcineva nu a știut cum să ajute.

O veste bună! Binecuvântări speciale, pentru cei care dețin și împart altora această carte, au fost date de mulți mari sfinți și maeștri, incluzând:

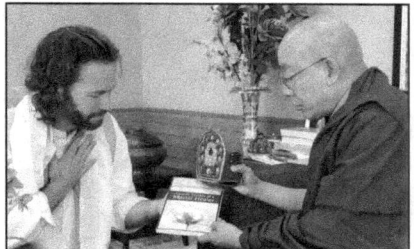

Oracolul Înălțimii Sale al 14-lea Dalai Lama

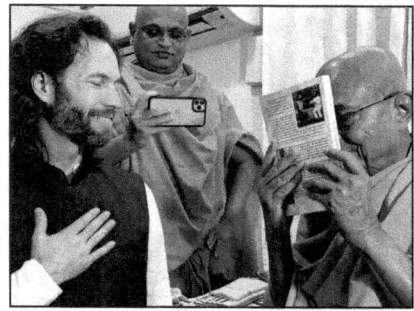

Înălțimea Sa Hariprasad Swami

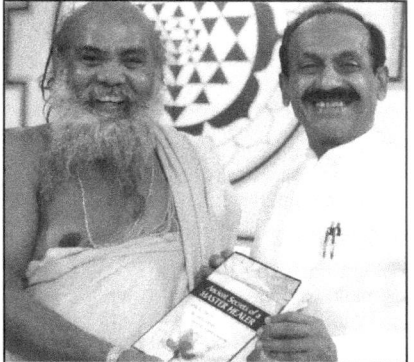

Swami Omkar Das Ji Maharaj

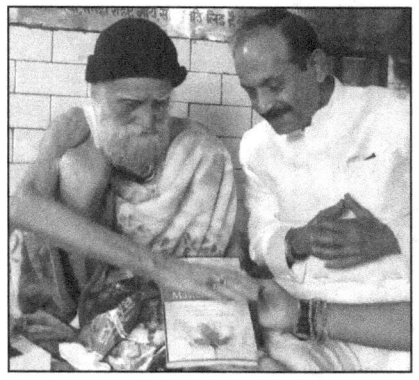

Dr. Tyaginath Aghori Baba

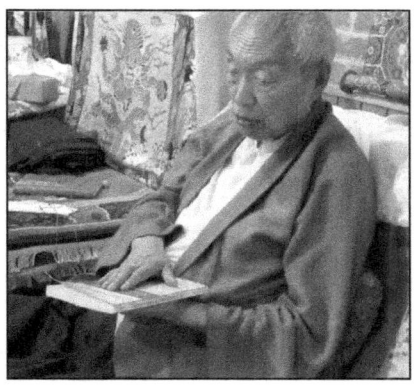

Eminența Sa Namkha Drimed Ranjam Rinpoche

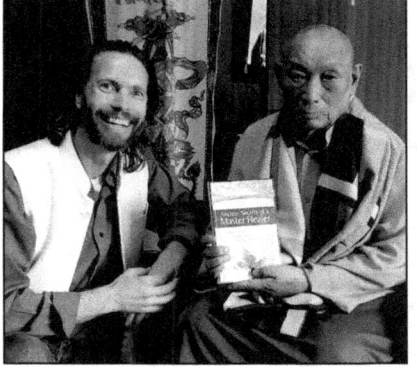

Dr. Yeshi Dhonden vindecător prin medicina tibetană

*Mai multe despre binecuvântarea lor și alte lucruri dăruite de lideri spirituali ai diferitelor tradiții, pot fi găsite la MyAncientSecrets.com

Scrisori de la sfinți, savanți și suporteri:

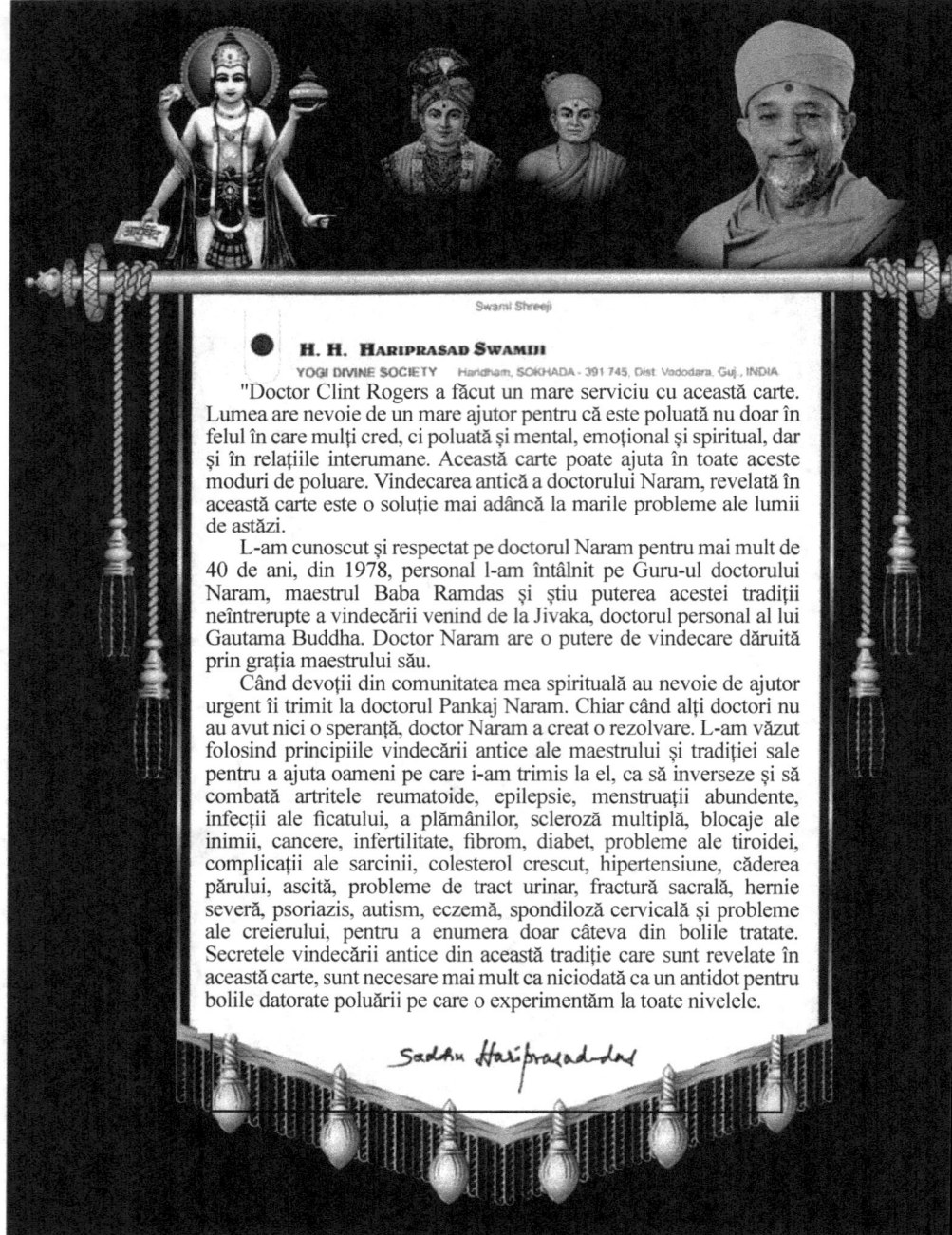

Swami Shreeji

● **H. H. HARIPRASAD SWAMIJI**
YOGI DIVINE SOCIETY Haridham, SOKHADA - 391 745, Dist. Vadodara, Guj., INDIA

"Doctor Clint Rogers a făcut un mare serviciu cu această carte. Lumea are nevoie de un mare ajutor pentru că este poluată nu doar în felul în care mulți cred, ci poluată și mental, emoțional și spiritual, dar și în relațiile interumane. Această carte poate ajuta în toate aceste moduri de poluare. Vindecarea antică a doctorului Naram, revelată în această carte este o soluție mai adâncă la marile probleme ale lumii de astăzi.

L-am cunoscut și respectat pe doctorul Naram pentru mai mult de 40 de ani, din 1978, personal l-am întâlnit pe Guru-ul doctorului Naram, maestrul Baba Ramdas și știu puterea acestei tradiții neîntrerupte a vindecării venind de la Jivaka, doctorul personal al lui Gautama Buddha. Doctor Naram are o putere de vindecare dăruită prin grația maestrului său.

Când devoții din comunitatea mea spirituală au nevoie de ajutor urgent îi trimit la doctorul Pankaj Naram. Chiar când alți doctori nu au avut nici o speranță, doctor Naram a creat o rezolvare. L-am văzut folosind principiile vindecării antice ale maestrului și tradiției sale pentru a ajuta oameni pe care i-am trimis la el, ca să inverseze și să combată artritele reumatoide, epilepsie, menstruații abundente, infecții ale ficatului, a plămânilor, scleroză multiplă, blocaje ale inimii, cancere, infertilitate, fibrom, diabet, probleme ale tiroidei, complicații ale sarcinii, colesterol crescut, hipertensiune, căderea părului, ascită, probleme de tract urinar, fractură sacrală, hernie severă, psoriazis, autism, eczemă, spondiloză cervicală și probleme ale creierului, pentru a enumera doar câteva din bolile tratate. Secretele vindecării antice din această tradiție care sunt revelate în această carte, sunt necesare mai mult ca niciodată ca un antidot pentru bolile datorate poluării pe care o experimentăm la toate nivelele.

Sadhu Hariprasaddas

Oracolul Sfinției Sale al 14-lea Dalai Lama Venerabilul Thupten Ngodup
(Mediumul Oracolului Șefului de Stat al Tibetului) Mănăstirea NECHUNG DORJE DRAYANGLING

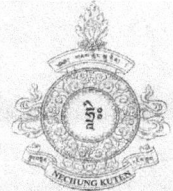

Ven. Thupten Ngodup
(The Medium of Tibet's Chief State Oracle)
Nechung Dorje Drayangling Monastery

"Sunt foarte interesat de cartea pe cale să apară a doctorului Clint Rogers, 'Secretele antice ale unui maestru vindecător', pentru că este în mod direct legată de învățăturile Lordului Buddha.

-'O... călugări și oameni înțelepți, așa cum cineva testează aurul prin frecare, tăiere și topire, la fel să examinați atent cuvintele mele și să le acceptați. Dar nu din cauză că mă respectați.'

Clint Rogers a cercetat în detaliu despre linia tradiției doctorului Naram a tehnicilor antice pentru vindecarea multor boli, în special în acest secol când sunt atât de multe boli diferite. Este foarte necesar a se combina atât tehnicile antice cât și cele moderne de vindecare. Binecuvântarea și rugăciunea mea este asupra acestei cărți și a milioanelor care o vor citi, astfel ca viața lor va fi binecuvântată cu vindecare profundă, fericire și pace a minții."

Ven. Thupten Ngodup (Medium of Tibet's Chief State Oracle)

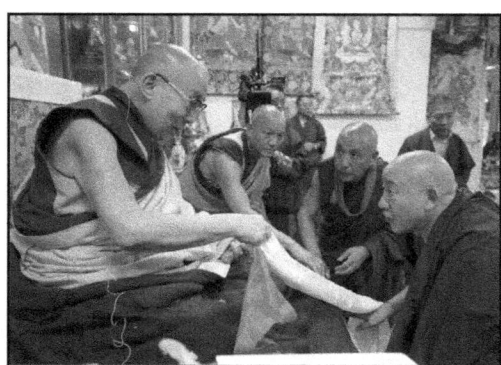
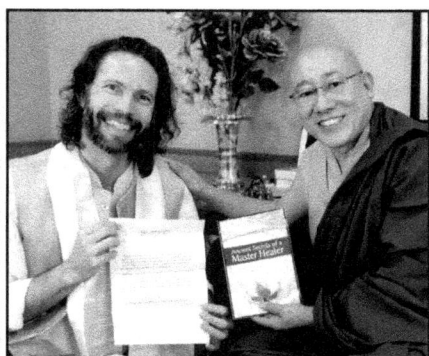

Supermodelul Mrs. World și doctor format la Harward
Dr. Aditi Govi Trikar

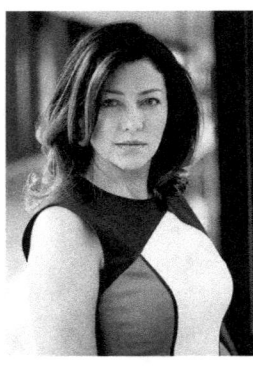
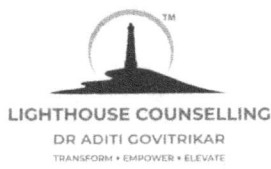

Această carte "Secretele antice ale unui maestru vindecător" de Dr. Clint G. Rogers este un dar și doresc nu numai oamenii pe care îi iubesc, ci fiecare persoană de pe această planetă să o citească. Este scrisă din inimă, cu înțelepciune atemporară integrată în fiecare poveste captivantă - și acționează ca o Biblie a remediilor casnice testată în timp ce le poți aplica oricând ai nevoie. Primul capitol m-a captivat și nu am mai putut să pun cartea jos, atâta a fost de intrigantă. Simplă și ușor de citit, cartea m-a ținut cu sufletul la gură, întotdeauna întrebându-mă ce urmează?

Mi-a plăcut felul în care istorisirile au fost întrețesute cu înțelepciune profundă și atemporară (sau "gyan" cum îi spunem noi în India). E practică și inspiră făcându-mă să pun întrebări importante care îmi fac viața mai bună din punct de vedere fizic, emoțional și spiritual.

Această carte este ca și Gita (sau Biblie, Coran etc.), la orice vârstă sau stagiu al vieții în care te afli, vei beneficia citind-o. Oricine poate găsi înțelepciune în ea, care se aplică experiențelor proprii în momentul vieții în care se află, și de fiecare dată când o citești vei găsi ceva nou. Ca mamă, vreau ca fiecare copil să citească cartea. Ca femeie și model, sunt entuziasmată în aplicarea secretelor antice din carte, pentru a arăta și a mă simți mai tânără. Ca și medic, apreciez cum această știință antică a vindecării resetează corpul din rădăcini. Ajung să realizez că numai ego-ul îl oprește pe un doctor sau vindecător să accepte eficiența altor forme de tratament diferite de cele pe care le practică ei personal.

Cu plecarea neașteptată a doctorului Naram este nevoie de această carte acum mai mult ca niciodată. Când am abordat ultimul capitol, încă speram ca povestirea să nu se termine. Aștept deja ca Dr. Clint să publice următoarea carte.

Dr. Aditi Govi Trikar (medic psiholog format la Harvard, Miss World, supermodel și actriță)

V Care Polyclinic, La Magasin, Above Roopkala Showroom, SV Road, Santacruz-54
022-26050846, 91-9820108600 | info@lighthousecounsellingcentre.com

Președintele firmei Larsen & Toubro, una dintre cele mai respectate imperii de afaceri din India

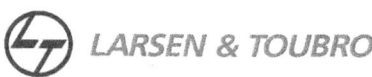

A. M. Naik
Group Chairman

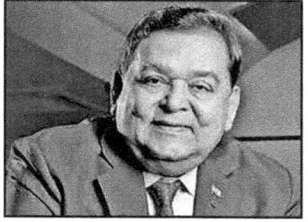

September 05, 2018

Ancient Secrets of a Master Healer

L-am cunoscut pe doctorul Naram pentru mai mult de 30 de ani, și-am văzut misiunea lui de a împărți vindecarea în întreaga lume în mod constant de-a lungul timpului.

Sunt încântat că mi s-a propus să scriu recomandare pentru această carte, întrucât împărțim aceleași valori comune de integritate, muncă susținută și cel mai important, o neclintită pasiune pentru tot ceea ce am putea face, incluzând propagarea relevanței învățăturilor antice de vindecare, în societatea modernă.

Doctor Naram a adus lumii practici antice ale vindecării care au fost pierdute de-a lungul generațiilor. Mai mult el a ajutat la demistificarea acestor practici și împărțirea lor într-o manieră care poate fi adoptată de oricine.

Chiar după atingerea vieții a peste un milion de oameni pe întregul glob, devoțiunea pentru cauza sa l-a susținut să meargă din putere în putere. La vârsta la care cei mai mulți s-ar pensiona, el este mai pasionat ca niciodată de protejarea, prezervarea și scoaterea în evidență a secretelor antice de vindecare (extrase din manuscrise ale maeștrilor himalaeni), pentru a ajuta la vindecarea acestei lumi, mai eficient.

Sunt sigur că vei găsi povestea vieții doctorului Naram împărtășită de cercetătorul universitar Dr. Clint Rogers, cu adevărat fascinantă și inspiratoare, pe măsură ce descoperi în această carte giuvaere ale înțelepciunii antice pe care le poți aplica în viața de zi cu zi.

Îi doresc tot binele în misiunea sa nobilă, cele mai bune urări.

A. M. Naik
A. M. Naik
Group Chairman - Larsen & Toubro

Sfinția Sa Divină Premben

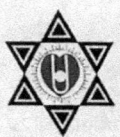

Swami Shreeji

YOGI MAHILA KENDRA

(Bombay Pumblic Trust Act Reg. No. BRD / E / 2593, Dt. 19-8-1978)
(Income Tax Act Reg. No. 110-Y-1)

President : H.D.H. Hariprasad Swamiji
Secretary : Vitthaldas S. Patel

HARIDHAM, Po. : SOKHADA - 391 745, Di. Vadodara, Gujarat
Ph:(0265) 86011/22/33/44/55,86242, Fax:(0265) 86503,86526,86142

"Doctor Pankaj Naram este o autoritate mondială în secretele antice ale vindecării.

Maestrul meu Înălțimea Sa Hariprasad Swami Maharaj (fondator, președinte al Yogi Divine Society) l-a cunoscut pe doctor Naram pentru mai mult de 40 de ani.

Cartea sa îl inspiră pe om să aducă vechile secrete ale vindecării ale doctorului Naram, în viața de zi cu zi. El ajută oamenii cu dietă, stil de viață, ierburi, remedii casnice, pentru energie imensă și o viață sănătoasă și fericită.

Întotdeauna am fost impresionată de misiunea doctorului Pankaj Naram, de a duce beneficii în fiecare inimă, fiecare casă de pe pământ, prin vindecarea antică.

Eu iau medicamentele sale pentru diabet și colesterol, și au avut rezultate extraordinare. Mulți Sadhvi în Ashram-ul Bhakti (Yogi Mahila Kendra) iau medicamentele sale și au avut efecte incredibile, și unii s-au vindecat complet. Fie că este diabet, tiroidă, artrită, durere articulară, durere de spate, astm și altele. Marma-urile sale fac minuni pe oameni în situații critice. Doctorul Naram, de asemenea, îi punea pe mulți dintre noi la o dietă vegană și fără gluten, cu suplimente de ierburi, exerciții și Panchakharma. Toate având rezultate uimitoare.

Mulțumesc lui Clint G. Rogers pentru cartea lui magnifică pe care fiecare om ar trebui să o citească."

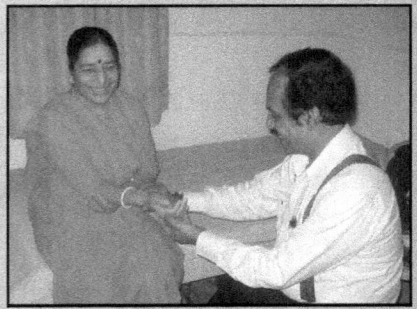

Sadhvi Suhrad

shadhvi suhrad.

Președintele Nutritional Research Foundation și de 6 ori nominalizat de NY Times ca cel mai vândut autor

The Offices Of
Joel Fuhrman, M.D.

18 Iunie 2019

Apreciez camaraderia și prietenia doctorului Clint, el a fost foarte interesat în cercetările extinse pe care le-am făcut în ceea ce privește modul în care o dietă alimentară poate să amelioreze completamente provocări legate de sănătate, ca și diabetul, hipertensiunea, bolile de inimă, obezitatea, bolile autoimune și multe altele.

Cercetarea mea de-o viață așa cum a fost împărtășită prin cărțile mele, și în emisiunile de la PBS Tv, demonstrează cum problemele de sănătate pe care le întâmpinăm sunt direct relaționate cu mâncarea pe care o mâncăm, și modificarea opțiunilor alimentare au impact mare asupra sănătății fizice, mentale și emoționale, într-un mod semnificativ.

Povestiri remarcabile ale oamenilor ce și-au ameliorat tot felul de slăbiciuni și boli nu sunt "miracole medicale." Aceste rezultate sunt predictibile când urmărești anumite principii. Sănătatea este dreptul tău și accesibil fiecăruia. Problema este alimentația toxică, stilul de viață și medicația, pe care le consumă majoritatea, ce pun stres asupra țesuturilor an după an, până ce în final cedează. Vestea cea bună este că te poți vindeca de virtualmente orice boală și poți evita boala dacă-ți dorești. Corpul uman este în mod inerent mașina care se autorepară și autovindecă, atunci când pur și simplu o hrănești în mod optim cu dietă și obiceiuri corespunzătoare.

Ceea ce iubesc la Clint este că el este un căutător al adevărului, cu o curiozitate care l-a condus pe un drum și o misiune unice. El are o cunoaștere impresionantă de tehnici de vindecare străvechi folositoare, dar în general necunoscute. La un moment dat când eram în Mexic împreună cu soția, aceasta a devenit bolnavă cu probleme digestive severe, câteodată numite "răzbunarea lui Montezuma." Clint rapid a ajutat-o cu remedii pe care le-a cunoscut de la doctorul Naram, care ne-au surprins și delectat, când ea și-a revenit până a doua zi. Ceea ce respect cel mai mult este inima lui Clint și puternica lui dorință de a dori bine tuturor. Îi doresc tot ce e mai bun cu această carte și în toată misiunea lui de a ajuta umanitatea.

Joel Fuhrman, M.D.

President Nutritional Research Foundation

6 times NY Times Bestselling Author

4 Walter E Foran Boulevard, Suite 409, Flemington New Jersey 08822   .DrFuhrman.com

Alte scrisori grozave pot fi găsite on-line.

Încă o poveste hazlie pentru tine

În Kathmandu, Nepal, există un templu numit Swayambunath (în mod afectuos numit „templul maimuțelor"). Acesta este locul în care Dr. Naram a început să învețe vindecarea pulsului de la maestrul său. În pregătirea publicării acestei cărți, Dr. Naram și cu mine (Dr. Clint) am mers la templu pentru a spune "mulțumesc."

La un moment dat, am pus cartea jos pentru a-i face câteva poze cu fundalul frumos... și acest eveniment complet neașteptat s-a întâmplat!

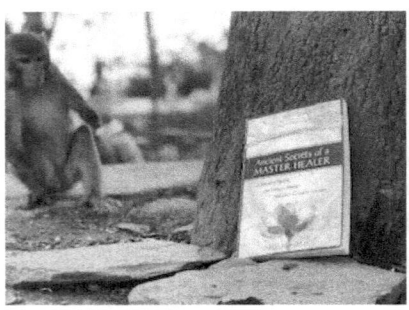 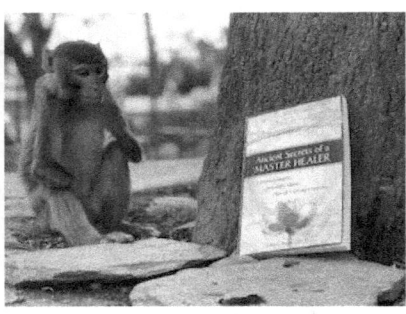

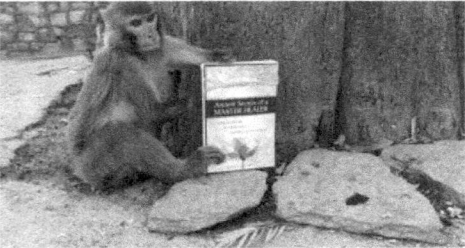

"Maimuța tantrică" fără mâini s-a apropiat, a apucat cartea și a ținut-o cu grijă.

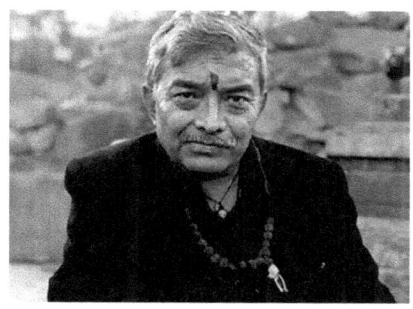
Aghori Kabiraj

Aghori Kabiraj, un îngrijitor neoficial al celor peste patru sute de maimuțe care cutreieră liber terenul, a fost șocat când a văzut fotografiile. A spus că nu a mai văzut niciodată așa ceva. Potrivit acestuia, aceasta nu era o maimuță. Ușor de recunoscut pentru că nu avea mâini, aceasta aceasta este considerată cea mai puternică „maimuță tantrică" din templu și un reprezentant direct al Lordului Hanuman, zeul maimuță.

„Nu-mi cred ochilor," a spus el. „Ai obținut un miracol!" Aghori Kabiraj a subliniat puterea unică a acestei binecuvântări. „Orice este în această carte este binecuvântat de Hanuman și oricine are una dintre aceste cărți în casa și în viața sa va fi binecuvântat cu acea protecție divină, vindecare și îndepărtarea oricăror obstacole."

Ca „sceptic occidental," sincer nu știam ce să fac în această situație. Totuși, pe măsură ce am simțit binecuvântarea puterii divine în crearea acestei cărți, am apreciat profund ca acest maestru aghori să aducă la cunoștință faptul că având această carte în mâinile tale este un semn puternic al binecuvântărilor divine prezente, de asemenea, și în viața ta.

Namaste.

Despre autor

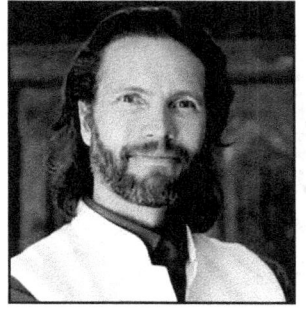

Dr. Clint G. Rogers, este un cercetător universitar care nu a avut timp pentru „medicina alternativă." Ca sceptic al oricărui lucru din afara tărâmului științei occidentale, el a întâlnit vechea lume vindecătoare a doctorului Naram cu o dispoziție gata să reducă și să minimizeze orice lucru la care a fost martor.

Asta până când medicina modernă a eșuat asupra propriului tată și doctorul Clint a rămas căutând disperat orice soluție pentru a-și ține tatăl în viață.

Prin discursul său la TEDx, care a atins milioane, și această nouă carte revelatoare, "Secretele antice ale unui maestru vindecător," Dr. Clint dezvăluie cum dragostea față de tatăl său l-a împins dincolo de barierele a ceea ce el credea că este logic sau posibil, într-o lume în care „miracolele vindecătoare" sunt o experiență de zi cu zi.

Pentru publicarea acestei cărți, Dr. Clint a petrecut peste 10 ani călătorind cu Dr. Naram, documentând secretele antice și ajutând mai mulți oameni să afle că acestea există.

Pe lângă această carte și discursul său TEDx, Dr. Clint a conceput și a predat împreună cu Dr. Naram un curs de certificare universitară la Berlin, Germania, pentru medici geniali din întreaga lume, care au dorit să învețe și să aplice aceste secrete vindecătoare antice.

Dr. Clint este în prezent CEO al "Wisdom of the World Wellness", o organizație de visători și făptași care caută cea mai bună înțelepciune de pe planetă, astfel încât toată lumea să poată beneficia.

El este, de asemenea, administrator al "Fundației Secretele Antice", sprijinind eforturile umanitare pe care Dr. Naram le iubea.

Dr. Clint este pasionat de împărtășirea acestei forme de vindecare mai profundă. Cu toate că nu toată lumea ar alege-o, cel puțin ar trebui să știe că au o opțiune.

BONUS GRATUIT
Descoperă secrete antice de vindecare ce-ți pot schimba viața

Ai tu, sau cineva pe care îl iubești, vreo provocare:
- ✓ Fizică
- ✓ Mentală
- ✓ Emoțională
- ✓ Spirituală

Te-a afectat ceva ani de zile și ai nevoie de alinare?
Site-ul nostru de membru GRATUIT are toate link-urile, videoclipurile și resursele din această carte, ele fiind darul meu pentru tine. Te poți înscrie acum la:

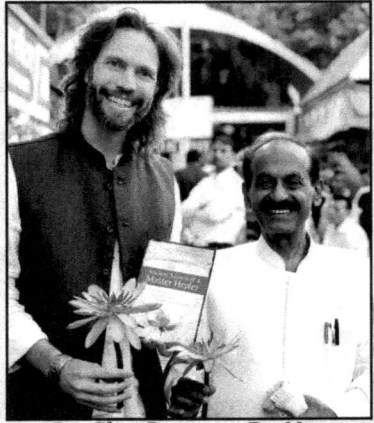

Dr. Clint Rogers și Dr. Naram

www.MyAncientSecrets.com/Belong

În ABONAMENTUL GRATUIT LA SITE, vei descoperi:
- ✓ Cum să-ți reduci instantaneu anxietatea
- ✓ Cum să slăbești și să menții greutatea
- ✓ Cum să îți îmbunătățești imunitatea și energia
- ✓ Cum să-ți ușurezi durerea articulară prin alimentație
- ✓ Cum să-ți îmbunătățești memoria și concentrarea
- ✓ Cum să descoperi scopul vieții tale
- ✓ Și multe altele ...

Vei obține videoclipuri care se potrivesc cu fiecare capitol, demonstrând secretele acestei cărți, astfel încât să te poți ajuta pe tine și pe alții. De asemenea, poți experimenta un joc cu mare potențial, numit "Descătușarea străvechii puteri secrete din tine în 30 de zile." În timp ce joci, vei descoperi cum să aplici imediat secretele antice de vindecare în viața ta. (Notă: Acest joc include un conținut avansat care nu se găsește în carte.)

Descoperă acum la : MyAncientSecrets.com/Belong

www.ingramcontent.com/pod-product-compliance
Lightning Source LLC
Chambersburg PA
CBHW050311120526
44592CB00014B/1870